近现代名中医未刊著作精品集

"赣江姚氏"中医丛书

中医内科学评讲

姚荷生 著

邓必隆 整理

张光荣
朱宇清
占 玮 协助整理
何秉儒
孙寅翔

人民卫生出版社

图书在版编目（CIP）数据

中医内科学评讲/姚荷生著. —北京：人民卫生
出版社，2013
（近现代名中医未刊著作精品集）
ISBN 978-7-117-17961-4

Ⅰ.①中… Ⅱ.①姚… Ⅲ.①中医内科学—研究
Ⅳ.①R25

中国版本图书馆 CIP 数据核字（2013）第 292111 号

人卫社官网	www. pmph. com	出版物查询，在线购书
人卫医学网	www. ipmph. com	医学考试辅导，医学数 据库服务，医学教育资 源，大众健康资讯

中医内科学评讲

著　　者：姚荷生
出版发行：人民卫生出版社（中继线 010-59780011）
地　　址：北京市朝阳区潘家园南里 19 号
邮　　编：100021
E - mail：pmph @ pmph. com
购书热线：010-59787592　010-59787584　010-65264830
印　　刷：三河市宏达印刷有限公司（胜利）
经　　销：新华书店
开　　本：710×1000　1/16　印张：22.5　插页：2
字　　数：438 千字
版　　次：2014 年 2 月第 1 版　2022 年 11 月第 1 版第 8 次印刷
标准书号：ISBN 978-7-117-17961-4/R·17962
定　　价：48.00 元
打击盗版举报电话：010-59787491　E-mail：WQ @ pmph. com
（凡属印装质量问题请与本社市场营销中心联系退换）

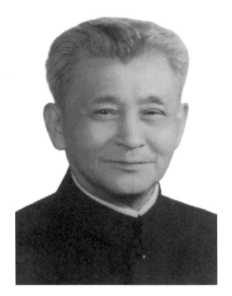

姚荷生先生（1911—1997）

谨以此书纪念中医学家姚荷生先生

作者简介

姚荷生（1911.6—1997.1），曾任江西中医学院院长，中医理论和临床大家。擅长于中医辨证论治，更精于《伤寒》六经辨治，临床疗效甚高。

姚荷生先生自少年时期即跟其叔父名中医姚国美先生学习中医，青年时期（20世纪30年代初）又考入姚国美创办的"江西中医专门学校"学医。1950年争取到中央与地方政府的支持在江西成立了全国第一家中医医院——江西中医实验院，担任该院负责业务的副院长。并号召社会贤达集资创办了全国解放后第一份中医杂志——《江西中医药》，担任实际主编。在江西省及中南地区乃至全国的中医界享有极高的声誉。名医蒲辅周先生称他是"专家的专家"。

姚荷生学术可谓渊博，他精通《内经》、《难经》、《伤寒论》、《金匮》、温病经典，谙熟于金元四大家等众多重要医家的著作，方书、本草、"拾遗"、"串雅"亦广为涉猎，尤为可贵的是他在经典的基础上将众长融通于一炉。由于他精通脏象学说中有关解剖、生理、病理及诊断的学术内容，所以他治疗疾病时，始终围绕着让患者身体回归到生理的平衡状态，做到"以平为期"，结果常常能使许多顽症得以根治。由于他重点研究了《伤寒论》有关证候鉴别诊断的内容，并将此项研究尽可能地扩大到了临床各科病证，总结许多病证的鉴别要点，所以他诊断的正确率极高，疗效甚佳，预判生死的失误率也甚低。他在临床上通过四诊作鉴别诊断时，是围绕病因、病机、病所三方面进行的，所以他的临床实践能与中医的病因理论、病机理论以及脏腑的病理生理学说紧密结合。由于他在临床中对每个病人作出辨证结论的同时，还着重分析该证的发病机理和发展趋势，所以能在理论的指导下判断患者病变的来龙去脉，不但做到"庶可以见病知源"（张仲景《伤寒论·自序》），而且常能"谨守病机"（《素问·至真要大论》），用药不多而屡起沉疴。

姚荷生在医术上精通中医内、妇、儿科，善于解决常见病和多发病，而且尤长于解决时病、急性危重症及疑难杂症。

姚荷生一生，救治危重急症甚众，诊治的时令病和常见病则更多，疗效之高，取效之速，根治之多，确实有口皆碑，同行佩服！连与他会诊过的西医大夫，都高度评价他的中医治疗效果和预后判断的准确性。毛泽东主席就先后请他看过三次病。

姚荷生之所以医术精湛，活人无数，与他中医功底深厚扎实、专业自信心强有着直接关系。他经常说："一个专业，如果用其理论指导实践能取得预期的效果，那这个专业怎么可能是不科学的呢？它当然是很科学的！"他所说的这个专业，就是指中医药学专业。姚荷生常用这句话教育他的学生，同时更是身体力行去贯穿自己的信念，这种实例表现在他常常单纯采用中药治疗他自己、他夫人及儿孙的重症上。

姚荷生不仅有高超医术而且医德高尚。首先体现在他对每一个病人、每一次临诊时他从不马虎草率，只要时间允许，为每个病人看病的时间一般不会少于半小时；对于病情复杂点的病人，常花上 1～2 个小时看一个病。他诊治病人之所以会耗时如此之长，是因为想对病人尽心尽责，因此围绕着分析患者的发病机理和病因病所（位），详细追询其病史、细致地"观其脉证"（《伤寒论》语）并逐一进行鉴别。他认真对待病人，不分男女、老少、贵贱、贫富、洁污，甚至对他本人敬与不敬的，一律同等对待。他如此敬业重德并坚守一辈子，也可能与他另一种思想相关，即他常对子女、学生说的："医生真正的老师是病人，他们会真实详细地告诉你治疗的好结果和坏结果，因而每个医生的本领都是在病人身上练就的！"由此可以看出，姚荷生对病人的尊重和感恩之心是何等之深！姚荷生的医德还体现在他从未收过病人的红包，也从来未私下收过诊金。其实，姚荷生与其叔姚国美，在解放前就坚决不肯在自家诊所开设药房，因他俩均认为开设药房虽更赚钱，但正因为赚钱就难免心思旁骛：一则可能下意识就会开大处方或贵处方，从而增加病人不必要的开支，同时干扰"审证处方"而思想钻入钱眼；二则务必分散精力，影响自己做学问的时间。姚荷生甚至在抗战胜利回到南昌后，就一直坚持半天门诊，半天读书与研究。在看病时，姚荷生从来都力求做到认证准确、治疗正确、处方简单、药价便宜。

正因为姚荷生道德高尚，放弃了许多个人所得，所以才能潜心专注于他的中医，才能达到如此之高的诊疗水平，才能写出大量严谨实用、理论深厚系统、创见甚多的遗著。

纵观姚荷生的一生，主要从事了以下五方面的研究工作，并作出了重大贡献：

第一方面，是疾病分类学。姚荷生的众多遗著中有两本书：《伤寒论疾病分类总目》和《伤寒论有关疾病分类纲目》。第一本《总目》共 500 多页，将《伤寒论》中十余种疾病分类方法分别列目，目下细列相关的《伤寒论》条文（按不同疾病分段，只将与本病相关的段落收入），并逐一注明张仲景之所以如此分类的依据，内中不但有六经分类、八纲分类、脏腑分类、三焦分类、病因分类、病机（包括卫、气、营、血）分类等，还有各种综合分类和杂证分类，几乎是整个中医发展史中各种疾病分类方法的集中展示。由于姚荷生的系统梳理，使"疾病分类学"这门尚未诞生的、而理应是医学科学中最重要的（它的重要性在于它是医学科学诞生的标志——疾病分类——的基础，它是医学水平的集中体现，它是医学基础学科与临床医学之间必不可少的桥梁，它是临床医学的直接基础）学科分支的框架及其子系统，十分清晰地展现于我们的面前，使我们第一次如此清晰理解到"疾病分类"是什么？"疾病分类学"的价值与研究思路，使"疾病分类学"这门医学分支学科的诞生变得很现实。第二本《纲目》，是中医发展史上第一部全部分类和系统列叙《伤寒论》所有证候的书，即清理了所谓"辨证论治"的源头；这本书第一次明确指出，证候分类与病种分类一样，是一种"疾病分类"的方法，只是两种分类法各自的依据有所不同而已；因而该书很容易让人认识到，证候分类与病种分类之间的关系，并非像传统和通常的看法那样——证候分类是从属于病种之下的细化分型而已。

第二方面，是对《伤寒论》的全面系统的整理和研究。这方面的工作共用了 61 年（1937—1997）。他分了七部分来进行此项研究工作：①将《伤寒论》每条条文按不同证候进行分段（极少数几条无具体证候的泛论条文未分段除外），并对每段的证候作出了判断；②对每条条文进行"串解"，即加字于原文之中使之通俗易懂、或突出其中起鉴别诊断作用的脉症、或补充诊断结论与治则方剂，同时对每条的重点进行"申述"，对每条的疑点进行析疑，最终形成《伤寒论串解》一书；③将《伤寒论》中的难解条文单独剔出，对其难以理解的问题逐一进行析疑解难，最终形成《伤寒论难解条文》一书；④对《伤寒论》各经证候的基本"发病机理"、"预后转归"及"传变规律"详加讨论，最终姚荷生将该部分研究内容辑为《伤寒论病理生理学》；⑤著述《伤寒论证候鉴别诊断学》，即分望、闻、问、切与复诊五个部分，分列《伤寒论》中的每一种症状与脉象、体征，再在每一症下分列《伤寒论》中出现了此症的所有证候，然后再论述这些不同证候相互鉴别的要点及其各自的病因、病机、病所；⑥最终写出《伤寒论证候分类纲目》（姚荷生将其命名为《伤寒论有关疾病分类纲目》，实则是对《伤寒论》中的所有条文的证候进行分类，而非对病种进行分类），即以六经分纲，以表里为目（即每一经均分成表证和里证），再以病因病机为子目，分列《伤寒论》中的每一种证候，其每种证候中阐述的具体内容为"相关原文"（即列载《伤寒论》中有关此证的所有条文）、"发病经过"、"临床表现"（分"主症"与"或现症"）、"病因病机"、"鉴别诊断"（分"诊断依据"与"鉴别要点"）、"治疗方法"（分"治则"、"方药"或具体治疗方法）、"护理宜忌"、"预后转归"和"问题讨论"，不但非常详尽实用，而且是首次完整揭示了《伤寒论》所制定的辨证论治准则的内涵；⑦即在前面"疾病分类"中介绍过的《伤寒论疾病分类总目》。如此细致而有系统地研究《伤寒论》，这在中医学术发展史上是极罕见，也可能是绝无仅有的。至于这样做的目的之一，姚荷生说："我之所以将《伤寒论》拆得如此之细来系统研究，是希望将来学中医的大部分人不用花太多时间去读难以透彻理解的《伤寒论》原著。"

第三方面，是系统收集、整理、阐发"脏象学说"。1959 年，为了向建国十周年庆典献礼，姚荷生接受了"江西中医药研究所"的任务——两个月拿出一篇有水平有分量的学术论文来向祖国献礼。为此，他凭借手头的少量文献，把平时自己研究时日积月累的散在卡片与临床资料汇辑，夜以继日地写了一篇《脏象学说的文献探讨——肝脏》，并获得江西省医学科学院论文奖。在此基础上，1962 年姚荷生牵头，联合江西中医药研究所文献室的潘佛巖先生和廖家兴先生，承担了当时中南区（当时江西省行政划归中南区管辖）卫生部重点科研题——"脏象学说的文献研究"。从 1963 年课题计划下达，到 1966 年"文化大革命"爆发的三年多时间内，先后完成了肝（与胆）、肺（与大肠）、脾（与胃）、肾（与命门、膀胱）、心（与小肠）共计五脏五腑的《脏象学说及其诊断应用的文献研究》。其中肝脏与肺脏写得较为简单；从脾脏开始，后三脏均整理得非常全面和系统。经姚荷生设计，每一脏腑均按"生理"、"病理"、"诊断"三大内容，收集了 500 部左右的古代及现代文献，在注明文献出处的同时按内容分章节汇辑成文；在每部分内容中，按具体内容和专题分子目，详细阐发和解释中医有关脏象学说的传统理论以及后世在这方面的发展，不但结合了病证的发病机理大为丰富了基础理论，而且解决了其中许多理论难题（如命门实质考证的"命门考"，三焦实质及其与各脏的关系、"心之积如伏梁"究属何病等，即属例证）；更为可贵的是，通过"诊断部分"的内容阐述，使"脏象学说"的基础理论与临床紧密联系。从其内容的丰富程度和全面性、系统性、实用性等方面，以及文献选择的代表性和全面性来看，姚荷生领衔所完成的"脏象学说"研究，不但前无古人，而且至今也是后无来者的。只可惜，由于"文化大革命"的爆发，课题一直未结题，所有卡片与初稿散失已尽，《肺脏》与《心脏》失窃，现只剩三脏的内部铅印稿。

第四方面，是诊断方面的全面研究。除了上面所讲的《伤寒论证候鉴别诊断学》外，姚荷生完成了《四诊概要》、《证候简释》、《脉学中的一般问题》、《脏腑辨证》、《病因辨证》等著作。在这些著作中，姚荷生对脉学、鉴别诊断及三焦（焦膜病）辨证的贡献尤为卓著。

第五方面，是对三焦腑的研究。即姚荷生从 20 世纪 30 年代开始，到 1971 年就全面完成了三焦实质、焦膜病证分类、焦膜病证与其他脏腑病证的鉴别诊断、焦膜病证治则方药的研究，不但在国内中医界处于领先地位，而且由于他的全面研究，在临床和理论方面均获得了充分的证据，加之他应用自己的三焦研究成果治愈了大量疑难病症。所以我可以确定地说，姚荷生已经解决了近两千年争论不休的"三焦有形无形，有实无实"的理论难题，填补了脏腑辨证中无"三焦腑证候"的空白。

必须一提的是，上述五方面的系统研究工作，不但是他毕生耕耘不辍的结果，也是他不管在任何环境中（当学生、当院长、做个体医生、战乱时期、身处政治逆境、关"牛棚"、生病期间、耄耋之年等等）都坚持读书、临床、思考、研究的结果。而且大部分工作是在 1958 年他被错划为"右派分子"，从业务院长、全国人大代表位置上被撤职（江西中医实验院同期被拆并），至 1980年"右派分子结论"被纠正的 22 年中（此期间他的身影和学术影响几乎在全国学术界完全消失）完成的！

姚荷生不仅自己做到了理论与实践相结合、科研为临床服务，而且把临床经验、科研成果贯穿于中医教学当中，极力提倡"学以致用"，使得课堂教学既生动又实用，深受各级学生的好评。凡听过他课的学生、学者，没有一个不钦佩的。20 世纪 60 年代就是省级指定的"名师带高徒"的老师，80 年代成为江西中医学院中医学第一批硕士研究生导师。由于他中医鉴别诊断清晰、诊治思路缜密，常取得预期效果，使学生能较好地将理论运用于临床，又加上他诲人不倦，甘做人梯，凡是受过他指导的学生几乎都成为临床高手，都成为国家级、省级名中医。

总之，姚荷生的一生，是执着追求认识疾病和探求人类生命奥秘的一生；是怀着崇高人道主义精神、克服疾病和挽救生命的一生；是严谨治学、传承文化和传授技艺的一生；是淡泊名利，甘愿奉献的一生。他不但对中医学的继承发展作出了巨大贡献，而且堪称中医后学的楷模。

姚梅龄谨识
2013. 4. 26

出版者的话

在我国近现代中医界曾经活跃过一大批学验俱丰，在当时享有盛誉、产生过重要影响的中医大家，或蜚声全国，或名重一方，为中医事业的发展贡献了毕生精力，他们在临证之余也多有著述，然而，其中许多著作（如手稿、内部交流稿等）因种种原因在作者生前直至现在都未能出版，以致先贤在长期临床实践和寝馈深思中积累的宝贵学验被埋没、被遗忘，甚至有的已经失传，这应视为中医事业的一种损失。如以"作者生前其作品未能刊行"初步确立未刊的定义，历史上许多名著在一段时间内都曾经是未刊作品，明代本草学家李时珍的《本草纲目》就是一例，因此，中医界的未刊著作应该引起我们的高度关注。

诚然，以实事求是和谨慎客观的态度来考察和分析我社编辑目前搜集到的未刊著作，不能说每一部都是精品，但其中不乏有重要学术价值和临床指导价值者，它们凝聚了先辈一生的学术精华，尊重它们、珍视它们，进而出版它们，是中医编辑工作者的光荣使命，为此，我们策划了"近现代名中医未刊著作精品集"丛书，拟将上述作品在精选的基础上分辑出版，以飨读者。精选的标准为：作品应有较高的理论价值和临床指导价值，其学术观点及临证经验等，系经过作者当时长期的临床检验才得以提炼，既来源于临床实践，又能很好地指导临床实践，以目前的中医发展水平来衡量，仍有其科学性、独特性、实用性，对中医工作者和学习者有重要参考意义，对中医事业的发展有重要促进作用。为确保以上目标的实现，我们对符合上述目标初步入选的作品又分别报送当前中医界知名专家评审，在专家的具体指导下确立最终书目。

鉴于许多中医名家的未刊作品多在其弟子或家人、友人处，另有部分保存在中医临床、科研机构或各地图书馆当中，故殷切希望社会各界人士能提供有关稿件及信息，让我们共同努力，使一批批的未刊著作得以问世，使先贤英名不朽、学验流传、徽音累属、慈惠无穷。

人民卫生出版社
2009 年 9 月

前　言

　　家父的遗著《中医内科学评讲》即将出版，对此我心存感激，感谢众多为这本书的出版而尽心出力的朋友与同事，也感谢人民卫生出版社看中这一选题。有关家父的简略生平、为人处世、治学视疾，我已在"作者简介"中进行了概述，在此就不再重复。仅就本书的成书过程稍加补充，用以说明中医治学之不易，传承之必须。

　　1957 年，家父工作的重心转入书斋，着力进行中医文献的整理与研究，由于家父的中医学术根底和临床疗效在江西省的影响，故被江西中医学院延聘，为本科班讲授《中医内科学》。对家父而言这是培养中医人才的机会，必须努力讲好的。为此，他在完成正常的研究工作之外，奋力备课，针对当时并不完备的《中医内科学》一版教材，旁征博引了 200 多种历代中医内科名著，尤其是增添了大量自己的临床心得体验和案例，以丰富教材内容，并且对教材中的具体内容进行了褒贬。在备课的过程中，他甚至萌发过由他自己来编写一部《中医内科学》的念头。

　　当时的听课者主要是江西中医学院 66 届（1960—1966 年）的本科学生，再就是一部分学院的中青年教师。

　　以家父的学识以及为此而作的准备，一开讲，便顿时引来截然相反的评价，赞赏者大呼"过瘾"，批评者认为脱离了教材，如坠云里雾中，尤其是对教材的针砭更觉不能接受，个别批评者甚至联系到家父当时的"右派"身份。为此，家父经冷静分析，认为如此讲授，确易使初学者难以复习和记忆，遂将扩充和发挥式的讲课方式，改为依教材顺序逐段逐句的评讲，并尽量采用板书的形式，而原先准备的资料则择要融于这种讲评之中。这种讲课方法，被所有听课者欣然接受，并取得了良好的教学效果。

　　家父的课堂讲评终至成书，我在此还要真诚地感谢我的学长邓必隆教授。邓教授当时是那个班里好学用功的学生，后来成为家父的高足和学术传承人之一。他听课中全神贯注，记录下全部的板书以及尽可能的语言叙述。毕业工作后，他又花了一年多的时间，认真整理这些笔记共计三大本。

　　近年，邓必隆教授将这三大本笔记献于成立不久的姚荷生研究室，后又经研究室相关研究人员一年多的努力，这部评讲体中医著作终于呈现于读者面前。

　　我认为，通过对这部著作成书过程的介绍，特别对于中医的传承和教育来说，有四点启示：一是要有饱学而又有为中医献身的好老师；二是要有一群热爱中医，肯学而又较有悟性的学生；三是要有好的教学参考教材；四是要有切合实际应用的好的教学方法。如此，则中医幸甚。

姚梅龄

2012 年 11 月 18 日

目 录

内科范围探讨

　　内科范围为除开外科（痈疽、疮疖、游风、癣、瘰疬、梅毒、虫兽、烫伤……总之为躯体外部疮毒病变，发病机理主要是皮肤、肌肉、血脉壅塞不通所致）、伤科（骨折、脱臼、跌打、金刃，其机制为筋骨血脉受外来损伤所致）、五官科（翳障、聤耳、鼻瘜、龋齿、喉风，统之为清窍局部病变）、妇科（胎、产、经、带、癥瘕、乳癌，统之为与男性比较而言的生理特殊病变）、儿科〔初生病如脐风、胎毒、麻、痘；神气血肉未充如客忤（类似惊风），统之为与成年人比较而言的生理特殊病变〕者。

　　虽然如此，内科要与外、伤、五官、妇、儿机械分割是不可能的，它们之间的关系是十分密切的。尤其是外科，比如有内病外发，《伤寒论》厥阴篇"热气有余，必发痈脓"（332 条）、虚劳痔漏。还有外（科）病影响于内：疮毒心烦便秘（阳毒便秘，阴毒则不然）。临床上的内病外治——敷贴法（《理瀹骈文》为其专著），又如肺痈用外科方犀黄丸，瘰肿用小金丹等；外病内治——补托法，溃脓不起，用大剂黄芪、当归。再比如伤科：老年容易骨折，为其精血空虚衰退。妇科：孕妇闪挫。又如五官科：《伤寒论》厥阴篇，厥阴热盛上攻而为喉痹（334 条）；痈积生翳障在临床上很多见。妇科与内科相关处最主要在于彼此相互影响。小儿科的高热引起惊风等。

　　杂病定义的试述：

　　1. 杂病名称的起源　　杂病为祖国医学中疾病分类里特殊的一种，名称最早见于《灵枢》"杂病篇"。其中隐隐与杂病概念相合的要算仲景自序中的话"为《伤寒杂病论》合十六卷"。自仲景以后的名作如《巢氏病源》、《千金方》、《外台秘要》等仍将伤寒与杂病合在一起，直到王叔和编次《伤寒》与《金匮》时把《伤寒》与《金匮》分作，后世也一直公认《金匮》为杂病专书。其中有一位柯韵伯（琴）先生，在他所著的《伤寒来苏集》里大声疾呼，否定杂病的专书是《金匮》（但并不否定没有杂病），他说："世皆以《金匮要略》为仲景杂病论，则有若之似圣人，惟曾子为不可强乎"（见《伤寒论翼》）。

　　2. 名义不同的看法　　最原始的看法，即仲景自序中的那句话，是说杂病是对于伤寒而言的，柯韵伯说："盖伤寒之外皆杂病"（见《伤寒论翼》）。

　　后世的各种看法：

（1）从病因区别

从三因角度："杂病是对外感之称"即说伤寒为外因，杂病为内因。

从六气角度："伤寒为六气中之一气，其他五气皆未兼及"，这句话对伤寒说来未错，若对于杂病则又错了。还有这句话若对伤寒这一个病种说是六气中之一气是不错，这与后世把《伤寒论》当作一个病种说是六气中只一气就大错了，《难经》云："今夫伤寒者，皆热病之类也。"清代黄元御也认为张机（仲景）主六经以治伤寒从六气，个人以为《伤寒论》的六经提纲即以六经主气为主证。

（2）从病所上区别

六经"外感不外六经之传变，有气可寻，杂病则各自为证，连带者少"这句话说用六经诊断的只有伤寒，杂病就不能用六经辨证。柯韵伯首先反对而且突出，论点精辟。他说："六经为百病立法，不专为伤寒一科"，"伤寒杂病咸归六经节制，六经各有伤寒，非伤寒各有六经"，"六经之为病，非六经之伤寒，乃六经分司诸病之提纲。"

3. 后世看法错误的原因

（1）误以《伤寒论》一书的内容只限于伤寒一种病

汪昂"仲景之书专论伤寒"。朱肱"伤寒论专为伤寒而设"。

柯驳"伤寒之中最多杂病，内外夹杂，虚实互呈，故将伤寒杂病而合考之。"

如结胸、痞证、疟、痢、疸、痹。故《伤寒论》不仅论伤寒一证，其中夹杂很多杂病，仲师《伤寒论》是为伤寒而作，何以有许多杂病夹杂其间，因为仲师不是用静止眼光去写伤寒一证，而由于伤寒变证很多，所以写《伤寒论》述其会传变就可以包括很多杂病。

（2）误以"六经辨证"只限于辨证伤寒一种病[①]

柯驳"仲景六经乃经界之经，而非经络之经。"个人以为经界改为经气更妥。十二经脉何以称为六经，因为两经一气，强弱从化。

柯驳"六经提纲……不为经络所拘，弗为风寒划定。""六经分证，皆兼伤寒杂病。"

所以强调这些，是因为六经辨证为最精确（全面）、最细致的诊断分类方法。

其原因：①六经在生理上外主经脉内主脏腑，整个机体内外联系都靠经脉，体表部位都是靠经脉循行来区分的，所以发病地带，内外相互的传变都应从六经眼光去辨；②六经为上天之六气，下地之五行，因为六经的经脉循行于人身内外，其经气合于天地，因此病因的特性及生克演化的规律也应从六经眼光去看。

既然这样，所以柯韵伯说："仲景约法，能合百病，兼该于六经，而不能逃六经之外。"

4. 错误看法的严重性

（1）影响我们读书，贬低《伤寒论》的价值，或说《伤寒论》专论伤寒，或说《伤寒论》包括所有杂病。姚国美[②]在这点上看得很清楚，在说"伤寒"篇中，规矩说六经伤寒。

（2）影响精确细致诊断方法的不同：六经诊断法倘若不能用于杂病中，就无法认识疾病。现在通行的八纲，仍不能脱离六经。八纲中的阴阳正是六经及气血营卫的分属，寒热正是六气的分纲，否则就不足以指导实践。所以《伤寒论》的诊断法处处都是六经、六气、表里虚实，有时旁及三焦、营卫气血。如柯韵伯说："只在六经上求根本，不在诸病名目上寻枝叶。"

5. 定义的试述　杂病为复杂的病变，乃多经多气，或虚实新久夹杂为病而具有共同的典型症状者。

$$\left\{\begin{array}{l}风寒湿杂至而为痹——多气；六经皆有疟——多经\\虚中夹实——鼓胀；新久相兼——虚劳伤风\end{array}\right.$$

6. 疾病与证候的概念　疾病是一个病种，证候是一个病种所表现的现象，两者既有联系又有严格的区别，而在祖国医学中又有夹杂相列的情况。

疾病在祖国医学概念上，应该是致病因素影响机体失去了生理正常状态而产生的病变。

证候在祖国医学概念上，应该是疾病表现于机体内外自觉与他觉的一系列的象征。一个疾病不止出现一种证候。

临床上不同的疾病也会出现相同的证候，但"相同"这两个字在祖国医学概念中只是相类似。所以说证候绝对不等于疾病，但是通过证候可以去认识疾病。

由于祖国医学在临床中重点是辨证，但限于历史条件，只能利用医师直觉感官去观察搜集病人的证候，把这些观察所得综合起来加以合理诊断，而得出一个临床印象，直到今天仍然如此。虽然为历史条件所限制，但又促进了我们，使祖国医学的特点——辨证方面更加丰富细致。当然，以后仍有发展的必要。

祖国医学中疾病与证候夹杂的情况，虽然是一个缺点，但于祖国医学辨证特点来说，又是一个优点。因为祖国医学不重视病名，而且病名也尚未统一，祖国医学侧重辨证，通过证候可以认识疾病。疾病存在机体之内必定有所表现于外，如古人云："有诸内，必形诸外"。证候的产生不是凭空的，而有它一定的发病机制，这在祖国医学上来说，就不只说明机体上面的变化，还包括了病因特性，影响机体功能与实质。

如伤风咳嗽，咳嗽鼻鸣，流涕吐痰，其则微恶风寒，发热喘息呕恶，咳嗽首先自肺发出，肺主气，肺主皮毛，肺开窍于鼻，故鼻鸣，脾为生痰之源，肺为贮痰之器（肺主敷布津液），故见吐痰流涕。从病因特性来看，风性轻清上浮，"风邪上受，首先犯肺"，肺主呼吸，主气，由于犯肺，肺气机就受到干扰，风性上浮，肺又主气，这样就与病邪冲击而为咳嗽；鼻为肺窍主呼吸，如受到干扰，鼻子呼吸不灵，气机不通畅，阻塞而成鼻鸣；由于肺主敷布津液，当肺的气机不通畅，津液便贮存而为痰，贮存而为涕。从机理结合病因的特性来说这只是功能失常，并未在实质上发生病变。肺主皮毛，主气（诸气及卫外之气都包括在内），风邪犯皮毛，干扰卫外之气，故见微恶风寒发热，肺职司宣降，令肺气不利，故而喘急，呕恶为上焦之气不利带动中焦之气上逆所致。这些都是肺的气机受到风邪影响而咳嗽、鼻鸣或喘急等。

所以，由此看来，每个证候都有它一定的发病机制，这一机制是受了病因特性的影响。这样，我们通过证候可以得出一个印象，可以认识疾病。但于此也只能得出初步印象，知道它是伤风，还不能实际指导临床治疗，因为风有风寒、风热、风火、风燥之分，而光这样仍然无法用药，所以就应该进一步深究，于此也就是祖国医学的特点。如一咳嗽有紧松之分；痰有浓稀之别；鼻鸣是塞还是筑；涕亦有浓稀；甚则有恶风寒较甚或发热较多；喘息有鼻筑气促及鼻塞呼吸不利之分；呕恶有声高甚则不呕或声低之别。倘若咳紧这是偏寒，加上痰稀，鼻塞流清涕，恶风寒较重，喘息是鼻塞呼吸不利，恶逆声低，这因为寒性凝闭，影响肺气不得宣发，故咳紧，"澄彻清冷，皆属于寒"，故痰稀，肺气不宣故鼻塞呼吸受阻（鼻筑能呼吸，只是不通畅，只是由于热性上壅，壅阻而致）。肺气不宣，卫气不能布，故恶寒较甚，或有郁而发热虽高仍不要紧（感冒发热只是郁而为热，速升速降），喘息乃气闭所致，呕恶声低有痰。从这里完全体现了祖国医学的特点，不但通过一系列证候来综合判断，而且通过每一个证候进行具体分析，也只是这样才能丝丝入扣，打中要害。

注：

①本标题原件脱落，据文意补。

②姚国美：本书评讲者之叔父，近代江西名中医，豫章姚氏医学流派创始人，被选入《中华中医昆仑》丛书。详见该书。

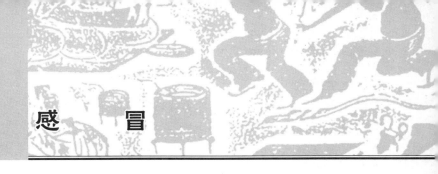

感　冒

概说

感冒一证，四时皆有。而以春、冬二季为多。一般多因感受风寒所引起。有轻重二种，其轻者，即一般所称的伤风感冒；其重者，多因气候反常感染非常之气，而形成广泛流行的。《诸病源候论》说："时行病者，是春时应暖而反寒，夏时应热而反冷，秋时应凉而反热，冬时应寒而反温，非其时而有其气。是以一岁之中，病无长少，率相似者，此则时行之气也。"相当于现在所称的流行性感冒之类。

【评讲】 感冒是以外感风寒为主，或挟热、挟湿，由风气兼挟。

伤风中可有兼挟五气（寒、热、火、湿、燥），也有时谈六经中风，而一般谈伤风，没有涉及经络，往往责重"风邪上受，首先犯肺"。严格说起来，这仅是气分、卫分病，并未深入经络。

讲义的感冒，个人以为包括有伤风、伤寒两种。

流感在临床上，传播迅速，威胁广大人民的健康，特别在厂矿地区，一旦流行，严重地影响了生产。因此，流感的防治工作，乃是当前的重要措施之一。

病因

张景岳说："伤风之病，本由外感，但邪甚而深者，遍传经络，即为伤寒；邪轻而浅者，止犯皮毛，即为伤风。"俞根初也说："冒寒小疾，但袭皮毛，不入经络。"这都是说明感冒是由于天时冷暖不一，偶感时邪，外袭肤表，内合于肺。由于四时的气候不同，大致可分为风寒、风热，及挟暑、挟湿等因素。

【评讲】 在临床上，流感以风寒挟湿或风热挟湿为主，以此着眼！

1. 外感风寒，侵袭皮毛，皮毛为肺之合，故肺亦受邪，以致肺失肃降，表卫闭塞，其病发于冬令为多。

【评讲】 临床上，外感风寒先犯皮毛而再犯肺者很多。而一般伤风，也有先犯肺再牵涉皮毛再牵涉卫分的，还有相当一部分不牵涉皮毛、卫分，而仅在肺的。

寒主凝闭，肺气不宣；热主熏蒸，肺气不降。风很难单独为病，或挟热，或挟寒。

"肺失肃降"应改为"肺失宣降"，而且侧重"宣"字。因为感冒是以外感风寒为主，寒主凝闭，表卫闭塞，以致肺失宣降。否则用"宣"药便无着落。

2. 外感风热，肺与表卫，同时感受，以至肺失清肃。皮肤闭而为热。病发于春令者为多。

【评讲】　热主熏蒸，肺气不降，与上述寒主凝闭、肺气不宣相对待。

"皮肤闭而为热"中的"闭"字非也，因为风热感冒在临床上可见微汗（风胜则动）。倘若"闭"字可用，则应着重"发表"，而辛凉正是助肺清肃，并非着重"发"也。其热是由于"卫气偏强而为热"。

二者之中，皆能挟湿，挟湿者较为缠绵，四时均有之。在夏令多挟暑邪，而暑必挟湿，故在夏秋之交，患流感者，情况较为复杂。至于秋令风燥之邪，其性质属于风热一类，故不具论。

【评讲】　"二者之中，皆能挟湿"，这句话很好！并且暗示流感偏于这一方面。

暑为水火相合之气，既有湿亦有热。燥与风一样，有凉燥和温燥之分，倘若以燥属热之类，未免欠妥。其申述详见"咳嗽篇"燥邪条下的【评讲】。

风火、风燥的流感，不会引起全身病变，往往只会犯肺，不至于有恶寒、发热、骨节痠痛者，故不具论。

从伤风感冒观点来看，病因以风寒、风热为多；又从流感观点来看，则以风寒挟湿、风热挟湿为重。

辨证

感冒的一般症状，是鼻塞声重、多嚏、时流清涕、头痛、恶风、或有发热等，病程大约三至七天。但由于四时气候不同，感邪亦有轻重，因此临床所见，脉症亦有不同。兹为便于辨证施治，分风寒、风热、挟暑、挟湿等四种类型，分叙如下。

1. 风寒　恶寒多，发热少，头痛无汗，鼻塞流涕，肢节痠痛，或兼咳嗽喉痒，苔薄白，脉浮。

【评讲】　感冒的恶寒发热为寒热同时并作，因此寒多热少可以代表一点轻重。

鼻塞流涕，为流清涕。

此以寒热体痛为主，咳嗽喉痒为次。

2. 风热　发热，恶风，汗泄不畅，头胀口干，咳呛，喉燥，或嫩红作痛，鼻衄，便秘，舌苔薄黄，脉象浮数。

【评讲】　其中"口干，咳呛，喉燥"三症有争论：

口干——风热感冒（伤风更不用说）的"干"字是不好写的，渴都是轻微，倘若热邪甚，灼伤津液才会口干，但作为主症是不够确切的。口干作为辨燥证的依据之一才是确切的。一般风热证只能写作：或渴，或干。

口干，不一定引饮
口渴，引水自救 ——热与燥，辨气分证

咳呛（干呛）——祖国医学中多描绘为"劈劈燥咳"，而风热证根本不是如此，反倒咳痰比较轻松易出，于此故应写作：咳嗽痰稠。

喉燥——此不是一般伤风所能引起的，临床上常见还不是"喉燥"，而多为"喉间红肿或喉间红痛"。

其中"鼻衄，便秘"为或然症状。

3. 挟暑　身热有汗不解，心烦口渴，胸闷、溺赤，舌苔薄白或微黄，脉多濡数。

【评讲】　此为风邪挟暑，暑为湿热相兼，有时热重，有时湿重。

暑证发热特点是：无衣则凛凛、着衣则烦。实为恶寒发热之不明显。

脉象濡数——濡读作软，与软同义。它较缓脉稍微重一点，此处数脉并不明显，为指头下有不静之感。

4. 挟湿　发热不扬，恶寒头重，肢体困倦，口淡胸闷，恶心呕吐，腹胀，大便或溏，舌苔厚腻，脉濡。

【评讲】　从流感角度来描绘，此一症状很不够，不突出。流感多数挟湿，应该身重。

便溏为糊状或为粥状，并未泻水。

肢体困倦——这与脾虚挟湿的"困倦"大有区别，此不光困倦，应当注意其身重体痛特甚。

发热不扬——为温温发热状，其实不尽然，在流感中就有高热者，因此应该说成"恶寒发热"。流感在临床上"高热"多于"发热不扬"，其何以高热？流感系风热挟湿，风寒挟湿，以风热、风寒为主，只是挟湿而已，主次不可倒置。这样风湿相搏得很厉害，湿遏于肌表，而风主疏泄，热亦乎此。湿虽能郁遏，但按不住，故其相搏而高热。

外感风湿挟热（流感）与挟暑的区别：

外感风湿挟热（流感）未必自汗，即使有汗，也是汗出不彻；其有体痛，并以为主症；其体温可突然升高，脉濡。

挟暑只是风湿挟热的一种，不可代表一切风湿热，仅仅在夏季才有，具有季节性，其症必自汗、心烦口渴；身灼热但不致高烧，其不以体痛为主，即无体痛也可以；脉虚（虚与濡有别，有时也近似）。

外感的风寒挟湿，风热挟湿，始终以风寒、风热为主，与挟暑有别。

治法

本病由于外感而起，病邪在表，内合于肺，故解表达邪，为治疗的原则。但因有风寒、风热的不同，故用药有辛温、辛凉的区别。由于风寒的，治以辛温解表，用荆防败毒散(1)、香苏饮(2)等；由于风热的，宜辛凉清解，用桑菊饮(3)、银翘散(4)等。

【评讲】　选方是否贴切可以讨论。如银翘散用于本篇风热叙症前半段有疗效，若对于喉红痛、鼻衄等症可不行，此时应进行加味，如或加栀子炭、玄参、茅根（喉红不肿），或加姜黄。

夏令挟暑的，宜清暑利湿，用黄连香薷饮(5)之类；至于挟湿的，又当以疏表化湿为法，用羌活胜湿汤(6)、藿香正气散(7)等，随证选用。

结语

本病属于外感，故治法以解表祛邪为主，先辨其风寒、风热，因之用药有辛温、辛凉之异，挟暑、挟湿，须分别施治。又有体质虚弱之人，往往反复感冒，不应专事疏散，恐正气愈虚，外邪乘虚侵犯。宜于轻剂疏散之中，加入养正之品。

【评讲】　"加入养正之品"后无下文，临床应用如玉屏风散（芪、防、术）或参苏饮（人参、苏叶、葛根、前胡、半夏、茯苓、陈皮、桔梗、枳壳、木香、甘草）之类。

总之，临诊之时，必须照顾到体质，并结合四时病机，方可无误。

感冒虽是小恙，但如果调护不当，往往也会由轻转重，所以在感冒后，除了应及时治疗外，在起居饮食方面，也应予以注意，这样就易于恢复健康。

预防方法：以芳香宣散的药物，煮汤代茶，服用便利，效果良好，可以推广使用。

附方

(1)荆防败毒散：荆芥　防风　羌活　独活　柴胡　前胡　枳壳　川芎　人参　茯苓　甘草　桔梗（原方可去人参，加薄荷、生姜同煎）

(2)香苏饮：香附　紫苏（感冒轻者用之）

(3)桑菊饮：桑叶　菊花　杏仁　甘草　桔梗　芦根　连翘　薄荷

(4)银翘散：银花　连翘　桔梗　薄荷　牛蒡　甘草　竹叶　荆芥　豆豉

(5)黄连香薷饮：黄连　香薷　厚朴　扁豆

(6)羌活胜湿汤：羌活　独活　川芎　蔓荆子　甘草　防风　藁本

(7)藿香正气散：藿香　厚朴　苏叶　陈皮　大腹皮　白芷　茯苓　白术　半夏曲　桔梗　甘草　生姜　大枣

附预防方

(1)藿佩汤：鲜藿香叶一两　鲜佩兰一两　鲜薄荷二钱（如无鲜的，可用干的，但用量宜减半）上药盛于布袋内，用清水 5000 毫升，煮沸后再煮三分钟，盛茶缸内，代茶饮之（可供五人一日量）。此方在 1956 年夏季，上海市流行性感冒盛行，曾推广使用，以作预防，效果良好。

(2)贯众汤：贯众三钱　紫苏三钱　荆芥三钱　甘草一钱半（儿童酌减）上药加水 400 毫升，煎成 150 毫升，一次温服，每日一剂，连服三天，如半月后流感仍流行，可再服三天。

据湖南新化、醴陵、邵阳等地应用此方作重点观察后，认为对预防流感有很好的效果。

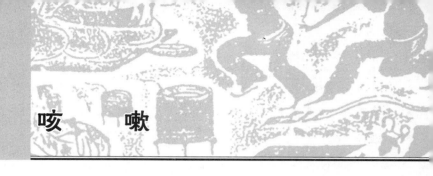

咳　嗽

概说

　　咳嗽一证的发生，主要在肺，但是其他疾病，也能影响于肺产生咳嗽，《金匮》在肺痿、肺痈、痰饮等篇也都谈到了咳嗽。本篇仅就外因方面的风、寒、暑、湿、燥、火和内因气火、湿痰所引起的咳嗽加以讨论。至于其他疾病中所出现的咳嗽，详见各篇。

　　【评讲】　咳嗽仅为一症状，许多疾病都可以发生咳嗽。其原因是由外因六淫及内因气火、湿痰犯肺所致。

　　中医谈咳嗽，分肺自病及他脏传来两大机制。《素问·咳论》云："五脏六腑皆令人咳，非独肺也"，其中"肺之令人咳"仍然是肯定的。

　　在各脏腑中，如大肠咳则遗矢，膀胱咳则遗尿是其特点。然而对咳嗽主体来说，则是它的伴随症状。其中咳则遗尿，于老年人多见，因其气虚不能收摄。

　　咳嗽在中医文献中分咳与嗽两种，其中有声无痰为咳，有痰无声为嗽，但事实上并不尽然，故一般统称为咳嗽。

病因

　　本病成因，可分外感与内伤二类。

　　【评讲】　外感与内伤不如改称为外因与内因。申述见内伤条下。

　　1. 外感六淫之中以风寒为主　《素问·咳论》："皮毛者肺之合也。皮毛先受邪气，邪气以从其合也。其寒饮食入胃，从肺脉上至于肺，则肺寒，肺寒则外内合，邪因而客之，则为肺咳。"这就是形寒饮冷而形成的咳嗽。

　　【评讲】　咳嗽发病在肺，但其邪可先从皮毛入，肺与皮毛相合而入肺。"外内相引"的机制，不仅在咳嗽一证中有，而在新久夹杂、虚实夹杂的其他病证中也有。因为中医有"同气相求，物以类聚"的说法。在人身中当有内六淫偏胜又加上外六淫偏胜，就会产生外内相引。

　　饮冷在胃，何以传至于肺？经文上说是"从肺脉上至于肺。"这是因为"肺手太阴之脉，起于中焦，下络大肠，还循胃口。"因而可以由胃传入肺。

　　本讲义与陈修园都提示咳嗽以风寒为主，一般可以这样说。但严格说来，应以风为主。

至于暑、湿、燥、火之邪，往往挟有风寒，所以陈修园说："言热、言湿、言燥，令不自行，亦必假风寒以为之帅。"

【评讲】 关于暑与热的争论：有的说风寒暑湿燥火，有的说风寒热湿燥火，有的说暑即热也。诚然，暑与热同为水火相交之气，但暑可以肯定它里面有湿。而谈到热（如燥热之热）就无湿，而且要紧之处还在：暑为时令之气，而热则四时皆有。先夏至病暑不见而先夏至病热却有。所以个人以为谈六气，应当是风、寒、热、湿、燥、火。又因为少阴之上，热气治之，而六气为经常之气，暑只是时令之气。少阴之上，非暑气治之。虽伏暑可隔季而发，但并不四时都有。故六经经常之气为风、寒、热、湿、燥、火。

陈修园所说假风寒以为之帅，严格说来应该是以风为之帅。

2. 内伤 除痰饮、气喘、肺痿、肺痈等疾病有咳嗽外，以七情郁结、气火上逆和脾虚湿痰内蕴所致的咳嗽，较为常见。

【评讲】 外感与内伤不如改称外因与内因。因为内伤总会给人以虚证的印象。而下面所举之证又为虚中挟实，并且实多虚少。如其中的湿痰内蕴用二陈汤，至少是偏实。若偏虚则应用六君子汤。

综上所述，外感、内伤之咳，无不关系于肺。肺为娇脏，职司呼吸，外合皮毛，内为五脏之华盖，故外邪客于皮毛，或气火、湿痰侵扰于肺，肺失清肃，都能引起咳嗽。

辨证

1. 外感

(1)风寒咳嗽：咳痰稀薄，多兼头痛鼻塞，喉痒声重，或恶寒发热，舌苔薄白，脉浮。如兼见头胀身重，苔白而腻，乃是风寒挟湿。

【评讲】 风寒挟湿中的"头胀"应为"头闷"。而风热倒为头胀。因为湿性濡滞，蒙蔽清窍，清阳之气不易上升，而头又为诸阳之会。故头会闷，甚则首如裹。

(2)风热咳嗽：咳痰不爽、口干咽痛，或有身热，舌苔薄黄，脉象浮数。如在夏秋，兼见心烦、口渴、溺赤等症，乃是挟有暑热。

【评讲】 风热咳嗽很少见"咳痰不爽"，其与风寒咳嗽的分别之点倒是咳紧与咳松。

此处"口干"并不严重。

于此，我们还可以加上"痰涕俱浓与咽痛"来作鉴别。

挟暑热的那几个症状，如果没有"如在夏秋"为前提，就与风热证无异，因此其独立意义不大。

在暑天有暑瘵（重病）一证：暑天咳血，其因全无，稍微有点胸痛。其他则不足引以为诊断依据，但与清络饮（轻药）可见效。因此，若此条挟有暑热有独立意义的话，则清络饮证较之于鸡苏散证更具独立意义。

（3）燥邪咳嗽：干咳鼻燥，唇燥咽干，舌尖边红，脉多浮数。

【评讲】"燥邪"二字含混。或为内六淫，或为外六淫，或风燥证，或肺燥证都不清楚。而外感风燥证与内伤肺燥证的治法大不相同，虽上述症状属燥无疑，但外感内伤俱有，这在临床上如何鉴别呢？无从知道。

于此补充：

风（闭）燥气，此在夏秋之交尤多。

症状：呛咳，咳声清高，痰少，色白而粘或黄，声略嗄，鼻燥，咽干而痛，甚则微喘、舌尖边红，苔薄白而干，脉多浮数。

治法：辛以润之。这个润，非内伤燥气之滋润。一般辛温，开而不润；辛凉，开不多也不润。唯萝卜汁，辛辣汁多有辛润之义。此处绝对不能用润而闭之的元参等药。

方药：桑菊饮去芦根、桔梗加青菜、萝卜汁、马兜铃。

吴鞠通：感燥而咳者，桑菊饮主之。由于本气自病（秋本气燥，肺气亦为燥金）之燥证，初起必在肺卫。

叶氏亦有燥气化火之证，其方用辛凉甘润。以上为外感风燥而用桑菊饮加味的理论根据。

清燥救肺汤证以燥为主，不能列在外感（绝对不可！），只能列在内因条下，倘以为外感则大错！又以为如陈修园所谓言燥，必假风寒为之帅，则更是相差十万八千里。故在内因条下应加上"津虚肺燥"一条。

此外，肺火内盛，风寒外束的寒包火证，也所常见。其症恶寒鼻塞，咳嗽不爽、口干咽痛，甚则音哑气喘。

【评讲】寒包火为寒风闭火，临床实际存在。在秋冬之交，若秋天很热，冬燥过甚，骤加寒风所致。

症状补充：流清涕而鼻中出气觉热或干燥，咳紧特甚，牵引胸痛，其声重粗，痰不易出，色白而少，久咳或稍挟黄痰，甚则带血，口干不多饮，或喜热饮。

其治方用麻杏石甘汤之类。不过此仅在气分适用，若挟血分则不尽然。

2. 内伤

（1）气火咳嗽：上气，喉间常见有痰，干燥作痒，舌苔薄黄，脉多弦数。

【评讲】本讲义所说"七情郁结，气火上逆"，这句话不够透彻，朱丹溪谓"气有余便是火"。而人身气血不多，不会有余（即便有余也不会成病），反过来在中医营卫气血两大纲中的气也不会有余，其所以有余，是因为病因刺激而成有余的假象（从生理观点看来）。这个刺激分为两种，一是阳性兴奋性，一是阴性抑制性。七情郁结，气火上逆即属阴性抑制性。而这两种都可形成气有余便是火。

叙症中的"上气"为喘之轻者；痰为粘腻。

症状补充——咳嗽胸高气促（方证本没有这样，因为要与后面附方泻白散相衔接）。痰黄而稠，粘腻喉间，咳不易净，干燥作痒如烟熏状，舌苔薄黄，脉多弦数。

（2）湿痰咳嗽：痰多易出，胸闷纳少，苔腻，脉滑。

以下两条为姚氏补充：

（3）津虚肺燥：干咳，劈劈连声，痰粘而艰涩难出，咽干，口燥，脉虚浮。

【评讲】 此以燥为重，不专为津液枯竭。

脉虚是浮而无力，虚脉只在浮部出现（虚从浮见偏大些，弱从沉见偏细些）。《内经》论秋燥的脉是会浮的，"秋毛"，毛为浮而无力。如羽毛状，不及浮洪而扎那样厉害。

方用清燥救肺汤之类以滋阴清肺。

沈目南：先哲言之（燥），皆是内伤津血干枯之燥，非谓外感……时令之燥。

喻嘉言：先哲言之燥病……乃伤于内者，与外感燥证不相及，清燥救肺汤皆……滋阴清凉之品。

（4）气虚受风：咳嗽，痰多泡沫，汗出恶风，见风则咳甚，得温则咳减，脉虚弱。

【评讲】 此证形成原因为误服宣药太过。失治为久咳伤气，还有肺气偏虚，新受外风，但误治、或失治、咳嗽久久不已，与肺气偏虚，新受外风有别。

方用玉屏风散或参苏饮以助气祛风。若咳嗽久久不已，再兼上述症状，仍可用玉屏风散主之。

《内经》云："邪之所凑，其气必虚"，这里包括卫气。卫气虚因而外卫不固，以致空穴来风，倘若再服宣药，这无异自撤藩篱。此时必须助气（芪、术）祛敌（风邪），邪去则表得固。《时方歌括》评玉屏风散"发在芪防收在术"就有这方面的意义。

治法

治咳须分新、久、虚、实。

外感咳嗽多新病、实证。因于风寒的，用疏散风寒，宜金沸草散[(1)]、杏苏散[(2)]、止嗽散[(3)]，随证选用；挟湿的，佐以燥湿祛痰。由于风热的，宜疏风清热，用桑菊饮⁽⁴⁾、或桑杏汤⁽⁵⁾；兼暑的，合鸡苏散⁽⁶⁾同用；因于燥邪，宜清肺润燥，用清燥救肺汤⁽⁷⁾。至于寒包火证，当解表清里，用麻杏石甘汤⁽⁸⁾加减。

内伤一般为久病、虚证。从气火、湿痰来说，每多体虚实证，临床上往往虚实互见。气火上逆，宜清肺降火，用泻白散⁽⁹⁾、黛蛤散⁽¹⁰⁾。湿痰内蕴，宜二陈汤⁽¹¹⁾加减。

结语

咳嗽，其病主要在肺，有时与其他脏腑亦有关系。由于肺是外合皮毛，内为五脏之华盖。所以外感内伤都能引起咳嗽。

外感咳嗽的治疗，重在祛邪，一般分疏散风寒，疏风清热，清肺润燥等。至于内伤咳嗽，又须分辨气火与湿痰，用清肺降火或燥湿化痰法。

本篇仅就外感六淫和内因气火、湿痰所引起的咳嗽作出讨论，至于久咳不已致成虚劳，另详专篇。

附方

(1)金沸草散：金沸草　前胡　荆芥　细辛　半夏　茯苓　甘草　生姜大枣（《局方》金沸草散无细辛、茯苓，有麻黄、赤芍）

(2)杏苏散：杏仁　紫苏　前胡　半夏　陈皮　茯苓　甘草　桔梗　枳壳生姜　大枣

(3)止嗽散：桔梗　荆芥　紫菀　百部　白前　甘草　陈皮

(4)桑菊饮：桑叶　菊花　杏仁　甘草　桔梗　芦根　连翘　薄荷

(5)桑杏汤：桑叶　杏仁　象贝　沙参　栀子皮　生梨皮　香豉

(6)鸡苏散：薄荷　滑石　甘草

(7)清燥救肺汤：桑叶　石膏　杏仁　甘草　枇杷叶　黑芝麻　麦冬　人参　阿胶

(8)麻杏石甘汤：麻黄　杏仁　石膏　甘草

(9)泻白散：桑白皮　地骨皮　甘草　粳米

(10)黛蛤散：青黛　蛤壳

(11)二陈汤：半夏　陈皮　茯苓　甘草

附：清络饮：鲜荷叶边　鲜银花　西瓜翠衣　鲜扁豆花　丝瓜皮　鲜竹叶

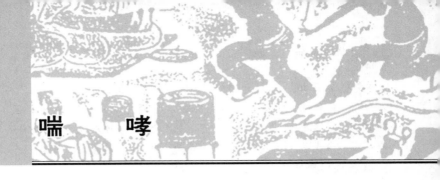

喘 哮

概说

【评讲】 哮喘为一个疾病，而喘、哮为一个症候。历代专论哮者很少，而哮与喘并论很多。上海有《哮喘专辑》一书，内容很好！

哮与喘有连带关系，喘是一个症，而哮喘是一个疾病，所以写成喘哮。

呼吸急促，甚至张口抬肩谓之喘；喘气出入，喉间有声谓之哮。哮证必兼喘，而喘则并不兼哮。《医学正传》说："喘以气息言，哮以声响鸣。"《金匮要略》所说的"喉中水鸡声"，持续常发的即是哮证。

【评讲】《金匮要略》所说的"喉中水鸡声"，水鸡声即蛙（田鸡）声。（据日人丹波氏考证）

哮有热哮、冷哮之分。冷哮多属肺中有寒。热哮则为膈上有热。

【评讲】 哮分冷热可行，因为其致病之因的蓄痰多偏于热，而停饮则多偏于寒。不过，这两者并不是这样机械对立的。如在临床上可见某一个人的病情会冷、热更替出现，这个更替出现的原因现在还未弄清楚。（空白点！）。

个人以为哮以痰为主，不只是有寒（冷哮）、热（热哮）。

喘可分为虚、实两类。张景岳认为"实喘者有邪，邪气实也；虚喘者无邪，元气虚也"；叶天士更补充说："在肺为实，在肾为虚。"此二语可作喘证的辨治纲领。

【评讲】"喘分虚实"这个说法，概念含混。因为没有说明邪气，其邪气很多，涉及六淫、痰、水、血。

诚然，虚喘者无邪，为阴亏阳脱，但临床上这种情况是少见的。

叶天士的说法以为可辨虚实，更不尽然。

本篇内容，首分喘、哮，再以喘证分为实喘、虚喘；哮证则分热哮、寒哮。兹分别讨论如下：

病因

1. 喘证

（1）实喘：肺为华盖，居五脏之上，外合皮毛，职司清肃。若为邪气相干，则肺气胀满，发而为喘。又有痰浊壅滞，气不得降，呼吸不利，亦为喘急。

《灵枢·五邪》篇说："邪在肺，则病皮肤痛，寒热，上气喘，汗出，咳动肩背。"杨仁斋说："惟夫邪气伏脏，痰涎浮涌，呼不得呼，吸不得吸，于是上气促急。"这都说明风、寒、痰、热，皆能导致肺实而发为喘满之证。

（2）虚喘：肺为气之主，肾为气之根，肺虚则气无所主，肾虚则气不摄纳，故虚喘以肺肾气虚为主，外无六淫之邪。

【评讲】　脾虚而运化失常，升降失职，清浊不分，清阳下陷而浊阴上逆致喘，于临床亦可见到。

仅就喘证本身，目前没有规律可循，但其兼挟症状（伴随症状）是有规律可循的。

2. 哮证

（1）冷哮：多由痰喘久延，肺肾阳气日耗，复感外邪所诱发。

（2）热哮：多由痰热素盛，肺气郁滞不宣，痰浊挟热阻塞气道，因而发生本病。

不论冷哮与热哮，其发病多与气候有关；同时，痰气交阻，肺失宣降，亦为形成本病的重要环节，诚如李用粹《证治汇补》说："哮为痰喘之久而常发者，因而内有壅塞之气，外有非时之感，膈有胶固之痰，三者相合，闭拒气道，搏击有声，发为哮病。"

【评讲】　此段小结很好！

辨证

1. 喘证　喘证以呼吸迫促为主，首分虚实。

（1）实喘：实喘以痰为主，常由外感风寒或燥热所诱发。

【评讲】　实喘以痰为主，不尽然。如风寒闭肺之喘就不是。

其特征为气粗而有余。

风寒：胸满喘咳，甚则汗出，头痛恶寒，痰多稀薄，或兼发热口不渴，苔白腻，脉浮滑。

燥热：喘而烦热，咽痛口渴，痰多稠粘，咯之难出，二便赤涩，或兼咳嗽胸痛，舌质红，苔薄，脉数。

（2）虚喘：虚喘以虚为主，但经微劳即喘甚。

【评讲】　其特点为气怯而不足。

肺虚：呼吸短促，或兼咳嗽，言语无力，舌淡神疲，或兼津液亏耗，微热而渴，咽喉不利，或自汗面潮红，舌红苔剥，脉微弱。

肾虚，肾气失于摄纳，动则喘甚，阳虚者喘而跗肿，恶寒肢冷；阴虚者喘咳咽痛，面红烦躁，手足心热。脉微细或沉弱的属阳虚，细数的属阴虚。若有冲气上逆，足冷头汗，喘急躁扰，其脉浮大而无根，或兼见便溏，均是危候。

2. 哮证　哮证以喘息有声为主，发时呼吸困难，不能平卧。一般分冷、热两种。

【评讲】　有方书描绘为如呀（张口貌）呷（闭口貌）有声，较水鸡声更形象。

哮一般分冷、热两种。其中以冷哮为多见。

(1)冷哮：胸膈满闷，痰涎清稀，舌苔白滑，脉象沉紧，如因外感诱发，可见寒热身痛等表证。

【评讲】　二十八脉中的弦与紧很难体会。

(2)热哮：烦闷不安，苔多黄浊，脉急滑数；如因阴虚火旺，则舌质红绛，脉细滑而数；兼有外感，则形寒身疼，发热口渴，成为外寒里热之证。

【评讲】　此一般多见面红、口渴或干，其中"脉细滑"不当，可能为细弦而数，或虚弦而数。

个别病例的典型症状——背部发燥则哮喘，用清燥救肺汤有效。

治法

实喘宜祛邪，虚喘宜培补。冷哮宜用温化或宣散，热哮则宜以除痰肃肺为主。朱丹溪主张在未发时以扶正为主，已发时以攻邪为主。可备一说，作为参考。

1. 喘证

(1)实喘

风寒：邪壅于肺，可用桂枝加厚朴杏子汤(1)或小青龙汤(2)；挟热的用麻杏石甘汤(3)、华盖散(4)、定喘汤(5)等。如无外感，但因痰湿盘踞而肺失肃降，宜化痰降气，用三子养亲汤(6)、葶苈大枣泻肺汤(7)、皂荚丸(8)、苏子降气汤(9)等，随证选用。

燥热：燥热伤肺，宜清金降火，用泻白散(10)，肺阴虚的加花粉、沙参、麦冬、玉竹等。

(2)虚喘

肺虚：宜补气生津，以生脉散(11)为主。

肾虚：肾不纳气，以参蛤散(12)与人参胡桃汤(13)为主；阴虚用七味都气丸(14)或景岳贞元饮(15)；阳虚用金匮肾气丸(16)与二味黑锡丹(17)同用。一俟气喘稍平，可用些紫河车、坎炁等常服调治。

【评讲】　坎炁即脐带处方名。

2. 哮证

(1)冷哮：选用苏子降气汤(9)，兼有外感的，用射干麻黄汤(18)。急则治标，用紫金丹(19)或冷哮丸(20)，但不宜久服。张石顽外治用白芥子涂法(21)往往获效。

(2)热哮：可用玉涎丹[22]为主方。

久病正虚，平时可常用河车粉调补。气促者宜用参蚧散[12]或旋覆代赭石汤[23]加减；阴虚有痰，用金水六君煎[24]为主方。

【评讲】　关于哮证在临床上应用的补充：

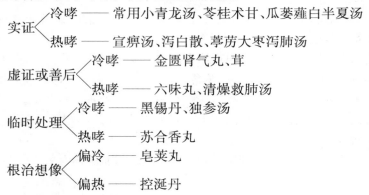

关于黑锡丹与皂荚丸的治理：

黑锡丹可以镇浮阳，纳肾气。于寒哮救急时为纳肾气。

皂荚丸因其辛温偏干燥有洗涤作用，可以劫痰，可以通窍，可以搜络。哮喘主要是痰作怪，寒痰凝闭壅阻，需辛以开，燥以干，所以能通窍，搜经络中之痰。

关于哮证的痰，本来痰并不是原发病变的原始因素，只是一个病理产物。之所以这样强调它，是因为它一旦形成，就会反过来兴风作浪，对原发病变起决定作用，而成顽固性病变，如顽痰固结之类。有人说："痰生怪病。"喻嘉言说"痰有巢囊"，指痰深入经络的偏僻隧道。个人以为哮证为痰在作怪，故在治疗中都应注意到痰。

结语

辨喘的虚实，在于有邪无邪；辨哮的虚实，在于发病新久。总的说来，实者易治，虚者难疗；脉象和缓者可治，急促者难治。大致气盛有邪，脉多滑数有力；正虚无邪，脉必微弱无神；如见浮大无根之脉，喘而便泄，汗出如油，肩息直视等症，都属危候。

所谓实喘治肺，虚喘治肾，是治喘的大法。病情单纯，则立法不难；若病情复杂，寒热互见，虚中有实，又不可执一而论。

附方

(1)桂枝加厚朴杏子汤：桂枝　芍药　甘草　生姜　大枣　厚朴　杏仁

（2）小青龙汤：麻黄　桂枝　细辛　半夏　干姜　甘草　芍药　五味子

（3）麻杏石甘汤：麻黄　杏仁　石膏　甘草

（4）华盖散：麻黄　紫苏　杏仁　桑皮　赤茯苓　橘红　甘草

（5）定喘汤：白果　麻黄　桑皮　冬花　半夏　苏子　杏仁　黄芩　甘草

（6）三子养亲汤：紫苏子　白芥子　萝卜子

（7）葶苈大枣泻肺汤：葶苈子　大枣

（8）皂荚丸：皂荚

（9）苏子降气汤：半夏　苏子　炙甘草　肉桂　前胡　厚朴　陈皮　当归

（10）泻白散：桑白皮　地骨皮　甘草　粳米

（11）生脉散：人参　麦冬　五味子

（12）参蛤散：人参　蛤蚧

（13）人参胡桃汤：人参　胡桃

（14）七味都气丸：地黄　山药　山茱萸　茯苓　丹皮　泽泻　五味子

（15）景岳贞元饮：熟地　当归　甘草

（16）金匮肾气丸：地黄　山药　山茱萸　茯苓　丹皮　泽泻　附子　桂枝

（17）二味黑锡丹：黑锡　硫黄

（18）射干麻黄汤：射干　麻黄　细辛　半夏　紫菀　款冬花　五味子　生姜　大枣

（19）紫金丹：砒（水飞）　豆豉

（20）冷哮丸：麻黄　杏仁　细辛　甘草　胆星　半夏　川乌　川椒　白矾　牙皂　紫菀　款冬花　神曲糊丸

（21）白芥子涂法：夏月三伏中，用白芥子末一两，甘遂、细辛各半两，共为细末，入麝香半钱，杵匀，姜汁调涂肺俞、膏肓、百劳等穴。涂后麻瞀疼痛，切勿便去，候二小时，方可去之，十日后涂一次。如此三次，病根去矣。

（22）玉涎丹：蛞蝓　大贝母

（23）旋覆代赭石汤：旋覆花　代赭石　人参　甘草　半夏　生姜　大枣

（24）金水六君煎：当归　熟地　半夏　陈皮　茯苓　甘草

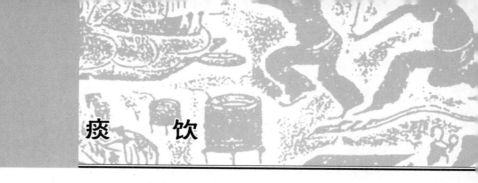

痰　饮

概说

【评讲】　它是中医病源之一，又是以病因命名的病种之一。

痰为稠粘之饮，饮为清稀之痰。当精气在体内游溢的时候，遇阴气则凝聚而为饮；饮得阳气煎熬，则成为痰。故痰与饮实同出一源，本同而标异。

【评讲】　"阴气"改为"阴寒"，"阳气"改为"阳热"更妥。

《内经》有积饮之说，而无痰饮之名。痰饮名称，始见于《金匮要略》，依据水饮留积的部位不同，首先揭出痰饮、悬饮、溢饮、支饮等形证，为痰饮病的纲领。

【评讲】　此说明四饮的分出，是根据水饮留积的部位不同而分。

病因

《金匮要略》指出形成痰饮的原因有二：

1. 新病　如"饮水多，必暴喘满"。这里所指的仅属中阳暴遏，一时水饮未消，是骤然发生的新病。张子和说："因逢暑喜饮寒水，本欲止渴，乘快过多，逸而不动，亦为留饮。"

2. 久病　如"食少饮多，水停心下，甚者则悸，微者短气"。这里指出由于脾胃虚弱，不能游溢精气，日积月累，积久成病。王节斋说："脾土不及，气虚不运，食少化迟而生。"

【评讲】　整个病因以新病久病作提纲不够妥当。

久病中的"脾胃虚弱"是病因之一。

《圣济总录》说："三焦者，水谷之道路，气之所终始也。三焦调适，气脉平匀，则能宣通水液，行入于径，化而为血，灌溉周身；三焦气涩，脉道闭塞，则水饮停滞，不能宣行，聚成痰饮。"这说明水道不利、聚成痰饮的机理，喻嘉言譬为"江河回薄之处，秽莝丛积，水道日隘，横流旁溢，在所不免"。

辨证

水饮停留，首在心下，心下中焦之所居，由此而下流在肠间的为痰饮；旁流在胁下的为悬饮；淫溢四肢的为溢饮；上停胸膈的为支饮。

【评讲】 仲师四饮是根据病之所在而称，独支饮未明文指出，本讲义根据经文精神及前贤文献得出一个结论，认为支饮是水饮上停胸膈。

1. 痰饮 患有痰饮的病人，由于食少饮多，水浆不化，无以外充形体，故"其人素盛今瘦"。它的主症为"水走肠间，漉漉有声"。

【评讲】 此缺乏心下悸、目眩、喘咳、胸胁支满、呕或不呕、渴或不渴、脉弦，而仅以"水走肠间，漉漉有声"，何以能作为诊断依据？

2. 悬饮 "饮后水流在胁下，咳唾引痛，谓之悬饮。"水在胸胁之内，如物悬挂，故名悬饮。其两胁之部，是阴阳气机升降之路，留饮在此，阻抑气机，因此呼吸咳唾都能引起胁下疼痛。如说："留饮者，胁下痛，引缺盆，咳嗽则辄已。""脉沉而弦者，悬饮内痛。"由此可见，悬饮的主症是胁痛，主脉是沉而弦。

【评讲】 此主症主脉归纳得很好！

"咳嗽则辄已。""辄"：成本《伤寒论》为"撤"（《康熙字典》：与掣近，抽也），根据临床也应改为"撤"。

3. 溢饮 溢饮由于"饮水流行，归于四肢，当汗出而不汗出，身体疼重"。这是水饮泛滥，外受寒邪，闭其汗孔，所以溢饮的主症为身体疼重而不汗出。

4. 支饮 水饮上逆，"咳逆倚息，短气不得卧，其形如肿，谓之支饮"。按：支谓支撑之意。凡饮水过多，停积心下，支乘于肺，谓之支饮。

【评讲】 支饮于《金匮》中有明文记载的约占40条中的1/4或1/3，不过，虽其明文称为支饮，但要按病位严格区分则不太可靠。

其形如肿而非肿，为胀急状也。

为了进一步在临证时辨认痰饮的性质，再作如下补充：

辨有饮无饮：

水饮的去路，有从呕吐而出，亦有从大小便而去。欲辨水饮之有无，可从渴与不渴，或心下有无坚满。如"先渴而呕，为水停心下，此属饮家"；"呕家本渴，渴者为欲解，今反不渴，心下有支饮故也"。这就明白指出，呕而渴者，为病欲解的症象。其次，如"病者脉伏，其人欲自利，利反快，虽利，心下续坚满，此为留饮欲去故也"。这节经文，依据"其人欲自利，利反快"，说明水从利去，心下就无坚满之苦。若虽利而心下续得坚满，乃是留饮复注，饮虽未尽，总有欲去之势，故可因其势而导之。又如"胸中有留饮，其人背寒冷如掌大"，"留饮者胁下痛"等，都是辨证的依据。

【评讲】 呕渴：饮证不一定有呕，但多数有呕。饮证作呕有的渴，也有的不渴，有的先呕后渴，也有的先渴后呕。据此，不但可鉴别其饮之有无，还可从中鉴别饮之多少，且还可以鉴别饮之部位，或在上，或在中，或在下，还可以鉴别饮之转归，或趋向于减少，或趋向于增多。

自利：仅是指大便，饮家下利并不多，并且一个机转的重点印象，大便利为水欲去之势。

利反快〈 下利很畅快
　　　　　下利后得到一时性痛快，并未完全松解

此为顺转，但顺中又有不顺。留饮下利，是否有逆转之机呢？有的，如《伤寒论》厥阴篇"下利后脉绝，手足厥冷。"指下利后而阳气下陷。

另外一个机转的重点印象是小便利为水饮欲去之势，故小便利与不利可作痰饮的预后、饮多少的鉴别。

溢饮也应从汗的方面去看。

辨脉：

本病脉多沉弦，《金匮要略》说："咳家，其脉弦，为有水。""脉得诸沉，当责有水。"但微饮轻证，也有脉不沉弦者，如"支饮脉平"、"肺饮不弦"、"浮而细滑为伤饮"等。

【评讲】 脉沉弦肯定得很好！

辨虚实：

痰饮之证，每多体虚邪实，对于虚实之辨，攻补之施，都须因人制宜，随证施治。如说"夫有支饮家，咳烦胸中痛者，不卒死，至一百日或一岁，宜十枣汤。"这里指出，久病而正气未虚，病气有余的，仍可攻逐饮邪。可见攻与不攻，不在病之新久，而在正气之强弱，此因新病未必皆实，久病未必皆虚。

【评讲】 辨虚实，指出本病每多体虚邪实，要言不烦。又根据33条指出病之可攻与不可攻，不决定病之新久，而决定正气之强弱，对指导临床实践有很大意义。

治法

1. 痰饮　如水停心下，则清阳阻遏，症见"胸胁支满目眩"，可用苓桂术甘汤[1]通阳温化。水在肠间，则阳气被阻，津液不能上承，故"腹满口舌干燥"，主以己椒苈黄丸[2]。"虽利心下续坚满"为留饮欲去之象，可用甘遂半夏汤[3]因其势而利导之。水停脐下，则膀胱之气不化，"脐下有悸，吐涎沫而颠眩，此水也"，用五苓散[4]化气行水，使水从小便而出。

【评讲】 "胸胁支满目眩"为痰饮应有主症，若根据仲师"水走肠间，漉漉有声"（这虽然为病位提纲）在临床上作为诊断依据未免不足，所以把胸胁支满目眩引入于此，作为痰饮的重要诊断依据之一。水在肠间一段，衔接己椒苈黄丸有商讨的必要：

水饮停聚，不能蒸化津液上升化气化津，其口也会渴，故水饮证口干口渴是或然症。其口渴为水不化气，不得以里有热伤津同论。根据仲师已椒苈黄丸证是否是这样解释，值得商讨。这里水在肠间，把热饮也罗列于此，值得讨论。

心下续坚满，为留饮欲去，列入痰饮，列入水走肠间，一般可以这样认为。

水停脐下，这是痰饮病位，与心下悸有些不同。

从这些安插可反证出上述症状，除已椒苈黄丸外（因为寒饮与热饮有别）为痰饮（寒饮）应有症状，这比"水走肠间，漉漉有声"更可作为诊断依据。

2. 悬饮　《金匮要略》说："病悬饮者，十枣汤主之。"历来医家治悬饮，均以十枣汤[5]为主方。

【评讲】　凡见悬饮不尽然都用十枣汤，应化裁而用之。

3. 溢饮　治溢饮以发汗为主，故谓"病溢饮者，当发其汗。大青龙汤主之，小青龙汤亦主之。"证属外寒里热，主用大青龙汤[6]，证属内外俱寒，主用小青龙汤[7]。

【评讲】　其中用小青龙汤无释义，证属外寒里热应当追究，证属内外俱寒有语病，因为此与虚证内外俱寒无细致区别。

4. 支饮　治支饮，《金匮要略》立有小青龙汤[7]与葶苈大枣泻肺汤[8]二方。一以温散水饮；一以下气行饮。但病有轻重，治亦各异，《金匮》于此又指出了轻重不同的证治。轻证如"心下有支饮，其人苦冒眩，泽泻汤[9]主之"，"呕反不渴者，小半夏汤[10]主之"，"先渴后呕，为水停心下"与"卒呕吐，心下痞，膈间有水，眩悸者"皆用小半夏加茯苓汤[11]主之。"短气有微饮，当从小便去之，苓桂术甘汤[1]主之，肾气丸[12]亦主之"等。重证如"膈间有支饮，其人喘满，心下痞坚，面色黧黑，其脉沉紧，得之数十日，医吐下之不愈，木防己汤[13]主之，虚者即愈，实者三日复发，复与不愈者，木防己去石膏加茯苓芒硝汤[14]主之。""膈上病痰，满喘咳吐，发则寒热，背痛腰疼，目泣自出，其人振振身瞤剧，必有伏饮。"此证《金匮要略》并未出方，徐忠可拟用小青龙汤[7]治之。

【评讲】　此执笔者为作教材稳当起见，只把仲景四纲作为辨证依据，而把其他似是而非的条文俱插入治法中。

小青龙汤与葶苈大枣泻肺汤有很大的区别，其鉴别之处提示我们应结合《伤寒论》去读。

小半夏汤与小青龙汤有着一定的界限，不能说小半夏汤为轻证。

苓桂术甘汤与肾气丸在临床上应用有根本的不同，此处含糊，当责之于经文。

其中"短气有微饮……"为正当治法。

重证"膈间有支饮……"这条条文列于此处未错，但重的形象如何，转归如何，方药与症状相衔接如何，临床应用如何，值得以后钻研。

"膈间病痰……"这条条文结合《伤寒论》去读不难解决，而且这也为痰饮经常出现的症状（即使把它摆入痰饮最主要地位亦未为过），否则对付痰饮的技术很缺乏，徐忠可拟用小青龙汤，还有商讨的余地。

以上所述，是以《金匮要略》痰饮病篇中的四饮为主要内容，但后世医家在《金匮要略》的基础上，对于痰的研究又有了新补充，认为饮是水液之属，痰是稠浊之物，于是就有老痰、顽痰之说。因饮食高粱厚味过度，以致脾气不和，壅滞为痰，浓厚胶固的为老痰，老痰癖结，攻之不易消克的为顽痰。痰之为病，其状不一，或流注经络，结成痰块；或卒尔眩仆，不知人事；或不思饮食，彻夜不寐；或四肢筋骨卒痛，呼叫异常；或身重腹胀，不便行走；或梦寐奇怪，失志癫痫等等。种种怪病，多由痰之所致，故前人有"怪病多属痰"之说。王隐君创制礞石滚痰丸(15)主治此病。又有痰涎留滞在胸胁之间，以致呕吐，脘腹疼痛，或胸背手足冷痛，不能行走，不可误认为瘫痪，皆由痰涎阻滞、气脉不通而成，《三因方》创制控涎丹(16)逐之，疗效亦著。

【评讲】　此应参考《千金》、《巢源》、《医宗金鉴》。

痰的症状多见于儿科中。

或流注经络，结成痰块，如瘰疬、痰癖等。

或卒尔眩仆，不知人事，如中痰（为中风之一部分）、痫。

或不思饮食，彻夜不寐。

或四肢筋骨卒痛，呼叫异常，个人体会为白虎历节风。

或身重腹胀，不便行走，如肿胀之类。

或梦寐奇怪，失志癫痫，如痰迷心窍之癫痫之类。

结语

本篇主要讨论《金匮》的四饮，以及后世医家所称的顽痰等证治。

四饮中的痰饮，为诸饮之一，但通常亦为诸饮的总称。

痰饮总因饮停不化，脾胃不运。

【评讲】　痰饮总因饮停不化，脾胃不运，其问题出在只抓住王节斋对《金匮》的注解，制水者土也，只有崇其土才能制其水。痰饮为水饮之一，水有余便是土不能克，从理论上说来这是对的，但饮之所以停，尤其于四饮机制中，看其转归、过程、治法，推原求始，脾土不能克水不能说没有关系，然而临床上用这种治法是否能解决问题，且经旨本意是否如此，大有值得商讨之处。总之，完全用这种理论去解释，甚至以此指导临床治疗很不够。

《金匮要略》说："病痰饮者，当以温药和之"，实为饮病治本的大法。正如喻嘉言说"离照当空，则阴凝自散"之意。

【评讲】 水湿之邪当分清浊两种（《金匮》有明文），水饮为水湿之邪，其中浊邪侧重，为有形病源，所以为阴凝之物，因此喻说：离为卦名，☲主火，一定要助其火，先天以乾坤为主，后天以坎离为主，喻说对"温药和之"的解释非常确实。

但是病情变异，每失原状，证有上下内外之殊，治有温利汗下之别，就非独主于寒，专事温和一法。

【评讲】 此提示告诉我们：不必拘泥于从痰饮篇去论治痰饮病。不必拘泥于温和一法，然而本篇却没有显示出上下内外之殊。

本篇所列方法，就四饮的不同症状，作出不同处理。综合各方，可分温散、温和、分利、攻下、发汗，以及消补兼施，温凉并用各法。病变多端，因人制宜，贵在权变。

【总评讲】 本篇作为文献整理材料之一，有它的优点，为理论结合实际提供了范例。如痰饮为一个总称，又是其中四饮之一，其根据仲景四饮提纲作了一些归纳（仲师在《金匮》一书中，第二条是一个个提纲，除此之外，散文不少。而且这些散文所属也未明显提出）。

1. 这里把后世分立于四饮之外的"留饮"、"伏饮"归纳于四饮之中，把留饮近于悬饮，而列于悬饮之下，从而综合得出悬饮的主症主脉，避免了后世医家五花八门乱分的现象。

2. 根据经文精神综合支饮，同时根据前贤文献得出一个结论，认为支饮是水饮上停胸膈（仲师四饮是根据病之所在而称，唯独支饮未明文指示其病之所在）。

3. 另外，从经文中选出了几点鉴别，立了辨有饮无饮、辨虚实、辨脉等纲，这对临床起到了一定的指导作用。

4. 根据综合经文，提出了痰饮的主脉与变脉，认为痰饮的主脉是沉弦，变脉则不然。并提出了治痰饮的常法与变法，常法是当以温药和之，变法则很多。（仲师谈痰饮与后世体会不同，后世是根据水饮来说的，而且侧重于寒饮，这是属于《千金方》中的"淡饮"及经文中病性属寒的饮）。

5. 辨虚实，指出本病每多体虚邪实，要言不烦，同时根据 33 条指出病之可攻与不可攻，不决定病之新久，而决定其正气之强弱，这对指导临床实践有很大的意义。

6. 本文虽属经典文献整理工作，但对后贤文献也作了补充。（后世对痰饮作了有机对比，痰为痰、饮为饮，补充了痰的这一面）特别是补充了痰生怪病，并且附有很多病例，这也有一定示范作用。

7. 对病因，也根据后贤文献提出了脾胃虚弱不能游溢精气，积久成病，及三焦气滞，水道横溢等方面。

本讲义的缺点在于：

1. 对辨证重点没有很好归纳，如痰饮证缺心下悸、头眩、喘咳、呕或不呕、渴或不渴、脉弦，而仅以"水走肠间，漉漉有声"为主症，何以能作为诊断依据？

2. 仅仅株守仲景四纲，为保持病位这一界限而将一些似是而非的条文塞入治法中，如支饮治法，以致证因治不能相衔接。以己椒苈黄丸与葶苈大枣泻肺汤为例。

其实，仲师紧接四饮之后，立即提出了水饮在五脏，隐隐有内外之分。在外部位分为四饮，在内则有五饮（此为以后钻研处）。我个人认为，四饮为在焦膜（引唐容川语）处流行转归，但在焦膜停滞过久，就会内犯五脏，并且于流行之中，病位不同，就隐隐与其所涉之脏相结合。另外，尤在泾说："水饮有挟阴之寒者，亦有挟阳之热者，若面热如醉，则为胃热随经上冲之征，胃之脉上行于面故也。即于消饮药中加大黄以下其热。与冲气上逆，其面翕然如醉者不同。冲气上行者，病属下焦阴中之阳，故以酸涩止之，此属中焦阳明之阳，故以苦寒下之"，此提示有上下之分。

姚荷生教授补充材料

痰饮
（对《金匮》文献的试行整理）

一、饮 停 焦 膜

（一）痰饮

1. 寒饮【整理者按：此篇下标的阿拉伯数字是《金匮·痰饮篇》原文的序号】

水停心下：凡食少饮多，心下悸，短气$_{12}$，（甚则）胸胁支满$_{16}$，喘咳$_{11}$，目眩$_{16}$，脉偏弦$_{15}$，此心下有痰饮$_{16}$，当以温药和之$_{15}$，苓桂术甘汤$^{(1)}$主之$_{16}$。

【评讲】 痰饮，其去路很宽，可由中及下，中及上，停于中最容易犯胃，胃中最容易下流，为水走肠间，再厉害就是犯两胁而成悬饮。

水气犯胃：呕家本渴，渴者为欲解，今反不渴，小半夏汤$^{(10)}$主之$_{28}$。（甚则）卒呕吐$_{30}$，先渴后呕$_{41}$，心下痞，眩悸者，小半夏加茯苓汤$^{(11)}$主之$_{30、41}$。

【评讲】　呕家，今反不渴，小半夏汤主之。服汤已渴者为欲解，此为犯胃轻证。

水走肠间：病者[18]素盛今瘦，水走肠间，沥沥有声[2]，脉伏，其人欲自利，利反快，虽利心下续坚满，此为留饮欲去故也，甘遂半夏汤[(3)]主之[18]。

【评讲】　仲师提纲"水走肠间，漉漉有声"，只2、18两条明显，其他数条（27、29条除外）也均有可能。

这里的有机联系是：或由水停心下→水气犯胃→水走肠间；或水停心下→水走肠间，具有阶段性的发展。

2. 热饮：腹满（胀大）[29、26]（尤在泾注：26条胸满疑作腹满，支饮多胸满，此何以独用下法，厚朴、大黄，与小承气同，设非腹中痛而闭者，未可以此轻试也），口舌干燥，此肠间有水气，已椒苈黄丸[(2)]主之[29]，厚朴大黄汤[(17)]（亦）主之[26]。

【评讲】　腹满为胀满，甚至有形大。

仅从口舌干燥看有二义：一为有热，一为水不化气。于此属于何者？根据方药（苦寒药居多），可见其为热饮。诸腹胀满也有属于热的，近代治热饮有咳喘满——指迷茯苓丸中就有芒硝。

（二）悬饮

饮后水流在胁下，咳唾引痛[2]，或胁下痛（悬饮内痛[21]）引缺盆，咳嗽则辄已[9]，脉沉而弦[21]，十枣汤[(5)]主之[22、32]（咳家，其人脉弦为有水，沉而弦，弦为主脉）。

【评讲】　其中疑义较大。

1. 寒饮　膈上病痰，满喘咳吐，（甚则）发则寒热，背痛腰疼[11]，（脉浮弦紧），当发其汗，小青龙汤[(7)]主之[23]（兼表）。

【评讲】　饮水流行，归于四肢，很多有表象，小青龙汤为溢饮主方之一，而小青龙汤证一定为有表证，有人以为是寒动其水（唐容川语），一般解释为寒水射肺。

原文第11节对于痰饮来说，在临床上经常出现。

2. 热饮　（若更）咳烦胸中痛者[33]，大青龙汤[(6)]主之[23]（兼表）；（若无寒热，胸背痛者[11]），十枣汤主之[32、33]。

【评讲】　前段有寒热，背痛腰疼。

咳烦为寒闭其热（唐容川语）。

（三）溢饮

1. 寒饮　饮水流行，归于四肢，当汗出而不汗出，身体疼重[2]（而寒热咳喘者[11]，小青龙汤[(7)]主之[23]）。（流行四肢）

【评讲】　若仅饮水流行，归于四肢，用防己茯苓汤（防己、黄芪、桂枝、茯苓、甘草）治疗也行。

2. 热饮　胸中有留饮，其人短气而渴，四肢历节痛，脉沉$_{10}$，（若更）喘满，心下痞坚，面色黧黑，其脉沉紧，木防己汤$^{(13)}$主之$_{24}$。（服木防己汤）三日复发，复与不愈者，宜木防己去石膏加茯苓芒硝汤$^{(14)}$主之$_{24}$。（流行四肢）

【评讲】　原文第 24 节条文无归于四肢明文，也无类似症状，若根据木防己汤去诊治，似乎无法扣紧。

而第 10 节条文没有出方，若将木防己汤用于此，便很好扣紧。

（四）支饮

【评讲】　《金匮》中支饮明文条文很多，但按照病位区分只有这四条。

1. 寒饮　病人饮水多，必暴喘满$_{12}$，不能卧，加短气，其脉平$_{14}$（茯苓杏仁甘草汤$^{(18)}$合橘枳生姜汤$^{(19)}$主之）。

【评讲】　此为水饮上犯胸膈，但未出方。（加短气未必喘；脉平不弦，以新饮故在上者多浮，不一定弦）茯苓杏仁甘草汤利肺气行水，橘枳生姜汤利气。治痰先治气，气行则痰消。

2. 热饮　咳逆倚息不得卧，其形如肿，谓之支饮$_2$，脉弦数（有力）$_{20}$者，葶苈大枣泻肺汤$^{(8)}$主之。

【评讲】　此喘咳面红身热。

二、饮犯五脏

（一）水饮在心

1. 水气有余　心下坚筑短气，恶水不欲饮$_3$，（茯苓甘草汤$^{(18)}$主之）。（与痰饮有关）（病人之所喜者，必其所不足也；病人之所恶者，必其所有余也）

2. 心阳不足　心下有留饮，其人背寒冷如掌大$_8$，喘咳$_{11}$，脉弦数（无力）$_{20}$者，（茯苓四逆汤$^{(20)}$主之）。（与痰饮有关）

【评讲】　心系背（唐容川语），肺俞在背（姚语）。

（二）水饮在肾

【评讲】　痰饮从上焦到下焦，一直与四饮中之痰饮有关。故其肾阳虚，命火不足，不能生脾土以制水为最主要原因。

1. 水气有余　假令瘦人脐下有悸，吐涎沫而癫眩，（小便不利或渴），此水也，五苓散$^{(4)}$主之$_{31}$。（与痰饮有关）

2. 肾阳稍虚　心下悸$_7$，短气有微饮（小便欠利而清，小腹不满者），当从小便去之，苓桂术甘汤$^{(1)}$主之$_{17}$。（与痰饮有关）

3. 肾阴阳俱虚 （若更怯寒，小便清长，甚则夜溺多，口舌干燥者）肾气丸[12]主之[17]。（与痰饮有关）

4. 肾阳虚兼表 膈上病痰，满喘咳吐，发则寒热，背痛腰疼，目泣自出，其人振振身瞤剧[11]，脉沉[10]，必有伏饮[11]，（先与真武汤[21]）。（与痰饮有关）

（三）水饮在肝

胁下支满，嚏而痛[6]。（先与十枣汤[5]）。（与悬饮有关）

（四）水饮在脾

少气身重[5]（防己黄芪汤[22]主之。若不欲食，中脘痞闷者，理脾涤饮[23]主之。若腹胀者，厚朴生姜半夏甘草人参汤[24]主之）。（与溢饮有关）

（五）水饮在肺

吐涎沫，欲饮水[4]，苦喘短气[13]，脉浮滑（无力）不弦[15]，（根据脉浮细滑[19]来），其脉虚者必苦冒[34]，（补中益气汤[25]合茯苓甘草汤[18]主之）。（与支饮有关）

三、辨饮之去留（辨有饮无饮）

（一）咳家其脉弦，为有水[32]。

（二）脉双弦者寒也；脉偏弦者，饮也[12]。

（三）先渴后呕，为水停心下，此属饮家[41]。

（四）呕家……渴者为欲解，今反不渴，心下有支饮故也[28]。

（五）细辛，干姜为热药……服之……而渴反止者，为支饮也[38]。

四、饮证预后

（一）夫有支饮家，咳烦胸中痛者，不卒死，至一百日或一岁[33]。

（二）脉弦数有寒饮，冬夏难治[20]。

（三）久咳数岁，其脉弱者可治，实大数者死[34]。

（四）呕家……渴者为欲解[28]。

（五）病者脉伏，其人欲自利，利反快，虽利，心下续坚满，此为留饮欲去故也[18]。

五、病历小结示范

咳逆倚息不得卧，小青龙汤主之[35]。

青龙汤下已，多唾口燥，寸脉沉，尺脉微，手足厥逆，气从少腹上冲胸咽，手足痹，其面翕热如醉状。因复下流阴股，小便难，时复冒者，与茯苓桂枝五味甘草汤[26]，治其气冲[36]。

冲气即低，而反更咳，胸满者，用桂苓五味甘草汤去桂加干姜、细辛，以治其咳满[37]。

咳满即止，而更复渴，冲气复发者，以细辛、干姜为热药也，服之当遂渴，而渴反止者，为支饮也。支饮者法当冒，冒必呕，呕者复内半夏以去其水[38]，（茯苓桂枝五味甘草汤去桂加细辛干姜半夏汤主之）。

水去呕止，其人形肿者，加杏仁主之。其证应内麻黄，以其人遂痹，故不内之。若逆而内之者，必（晕）厥，所以然者，以其人血虚，麻黄发其阳故也[39]。若面热如醉，此为胃热上冲熏其面，加大黄以利之[40]。

附方

（1）苓桂术甘汤：茯苓　桂枝　白术　甘草

（2）己椒苈黄丸：防己　椒目　葶苈　大黄

（3）甘遂半夏汤：甘遂　半夏　芍药　甘草　蜜

（4）五苓散：泽泻　茯苓　猪苓　白术　桂枝

（5）十枣汤：芫花　甘遂　大戟　大枣

（6）大青龙汤：麻黄　桂枝　甘草　杏仁　生姜　大枣　石膏

（7）小青龙汤：麻黄　桂枝　芍药　细辛　干姜　半夏　五味子　甘草

（8）葶苈大枣泻肺汤：葶苈　大枣

（9）泽泻汤：泽泻　白术

（10）小半夏汤：半夏　生姜

（11）小半夏加茯苓汤：半夏　生姜　茯苓

（12）金匮肾气丸：地黄　山药　山茱萸　茯苓　丹皮　泽泻　附子　桂枝

（13）木防己汤：木防己　石膏·桂枝　人参

（14）木防己去石膏加茯苓芒硝汤：木防己　桂枝　人参　茯苓　芒硝

（15）礞石滚痰丸：青礞石　沉香　大黄　黄芩

（16）控涎丹：甘遂　大戟　白芥子

（17）厚朴大黄汤：厚朴　大黄　枳实

（18）茯苓杏仁甘草汤：茯苓　桂枝　甘草　生姜

（19）橘枳生姜汤：橘皮　枳实　生姜

（20）茯苓四逆汤：茯苓　人参　附子　甘草　干姜

（21）真武汤：茯苓　芍药　生姜　白术　附子

(22)防己黄芪汤：防己　甘草　白术　黄芪

(23)理脾涤饮：黄芪　白术　砂仁　白蔻仁　半夏　干姜

(24)厚朴生姜半夏甘草人参汤：厚朴　生姜　半夏　甘草　人参

(25)补中益气汤：黄芪　人参　甘草　白术　当归　橘皮　升麻　柴胡

(26)茯苓桂枝五味甘草汤：茯苓　桂枝　五味　甘草

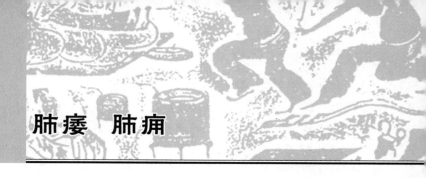

肺痿　肺痈

概说

【评讲】　关于肺本质的问题：

肺为娇脏，易伤难补，畏寒畏热，一物不容。肺主气，主输布津液。以补法于肺来说，倘补气，气有余便是火，而碍津液；若补阴又会碍气，肺就是这样娇。

既然肺为娇脏，易伤难补（汗、吐、下均能伤其气），临床上是否能用重药呢？事实上，不仅药能伤肺，其逗留之邪亦可伤肺。故普通伤风咳嗽，使邪逗留久咳，也可以致肺痿证。因此，失表就等于养痈遗患。

一个普通伤风咳嗽，动手就是止咳，害处很大。若气上冲胸致咳，用止咳、镇咳不为过。若伤风咳嗽动手就止咳，实在不明智。因为咳虽为病患，但也是正气抗邪的表现！应该是疏风宣肺，因势利导，使风寒之邪不致逗留而从外解才好。而且岂止咳嗽而已，其他均如是。

肺本质的病变如肺痿、肺痈之类。

关于阳燥和阴燥的问题：人们每谈到燥总与热相联系。但燥有寒燥、凉燥、阴燥与热燥、阳燥之分。（尽管临床上是以热燥为主），了解燥分为这二点，就会使我们对于肺痿不会只看到其有热燥，而忽视其凉燥一面。因而在治疗上就不会犯本为凉燥仍用滋腻药物，以使病人非闭死不可的错误。

燥热为亢旱叶枯，热灼津液；凉燥如霜降叶枯，气不布津。从燥字本质来看，应以凉燥为主。燥为清金，其气在清肃、在降、在收，故前人论燥为水火不交之气，因此将燥列为阴邪。虽然在临床上燥热证比较多见，这是因为燥总是与津液缺乏与否相关，津液缺乏，热势抬头，所以燥热证多见。但燥热只能算作是客气，凉燥才为主气。

肺痿是肺叶痿弱，犹如草木的枯萎不荣。肺痈是肺部的脓疡，有壅结不通的意思。肺痿、肺痈皆属肺中有热，症状也有相似之处。

【评讲】　肺痿、肺痈皆属肺中有热，为就多数言，肺痿有热有寒，不过以热为主。

两者症状有相似之处（尤其于肺痈初起），应结合《金匮》来谈，以明确其相似之处（如咳嗽、吐浊等）。

肺痿属虚，以热在上焦为主，但也间有虚寒的；肺痈属实，热搏血结，蕴结成痈。两者虚实悬殊，治法各异。

【评讲】 肺痈到死亡转归也会成虚证，但一般是属实证。一虚一实，分辨肺痿与肺痈是对的！

要知道其相似仅仅是表面上的相似而已，由于其虚实悬殊，故其实质是不同的。

喻嘉言在分辨肺痿、肺痈时说："肺痈为有形之血为病；肺痿为无形之气为病。"一般情况当然是这样，但干血痨的转归也有是肺痿的，故肺痿以气分为主，而血分亦乎有。

肺　　痿

病因

肺痿的主要因素，是重亡津液，肺失濡养，日渐枯萎。

【评讲】 为关顾寒热两方面，"肺失濡养"最好改为"肺失充养"。

如《金匮要略》说："热在上焦者，因咳为肺痿。肺痿之病，从何得之？师曰：或从汗出；或从呕吐；或从消渴，小便利数；或从便难又被快药下利，重亡津液故得之。"

【评讲】《金匮要略》说明肺痿成因中应注意肺痿与其他病种相关的地方。"或从消渴"，消渴为一个病种，这其中有一种有机联系。消渴，一般人以为是个渴证，但仲师的本意并不在这里，消渴与脾肾有关，但主要还是伤津液所致。消渴本身伤津液多，故肺痿可以由消渴转归而来，甚至有消渴与肺痿合并发生，临床上又难治（消渴禁肥甘的问题）。

从《金匮》看来，好像肺痿均为外因，实在也有因肺阴、肺气不足所致。在临床上是否有纯属内因而又未经误治的呢？是有的，如房劳伤肾就是未经汗、吐、下而形成的。因此临床上有纯属内因所致的，不过这应联系劳损去看。

此外，外因冬燥、秋燥亦可形成肺痿。

但亦有肺中虚冷，气不化津，而成肺痿。在《金匮要略》中并提出肺中冷的症状与治法，有别于热在上焦的肺痿证。

【评讲】"气不化津"不如改为"气不布津"。

总之，肺痿成因是热伤津液，又有因误治重伤津液，也有因寒性的。

辨证

1. **虚热**　肺痿的特征是咳嗽，有浊唾涎沫，脉虚而数，如《金匮要略》说："寸口脉数，其人咳，口中反有浊唾涎沫者何？师曰：为肺痿之病。"同时由于津液亏耗，肺失濡养，而见阴虚内热的症状，如行动气喘，形体消瘦，神疲乏力，饮食减少，皮毛干枯，甚至潮热失音，则属濒危之兆。

【评讲】　虚热证中主要是津液虚，若从肺痿与其他病种的转归来看，还有血虚、精虚。

"行动气喘……潮热失音"此说明肺痿的最后转归，虚寒性的转归亦乎如此。不过，虚寒性者，向神疲乏力、饮食减少这方面发展得很快，而且整个过程都可见到；而虚热转归则是向皮毛干枯、潮热失音这方面发展快。

2. **虚寒**　肺痿多数属于虚热，亦间有虚寒的。《金匮要略》提出肺中冷的证候作为鉴别，如"肺痿吐涎沫而不咳者，其人不渴，必遗尿，小便数，所以然者，以上虚不能制下故也。此为肺中冷，必眩，多涎唾"。指出虚寒肺痿的特征，是多涎唾而不渴、不咳。

【评讲】　凉燥证的肺痿不咳不渴问题：凉燥证的肺痿是有冷咳的。

渴与干：干关乎津液、血分，肺痿口干为无津，这不仅热燥有，凉燥亦乎有。

肺痿为劳损的转归，而劳损俱不能离开血，燥热吐血会口干，而血闭虚劳（干血劳、肌肤甲错）亦然口干。

因此，二者的区别，可从吐涎沫的多少，咳与不咳及口渴与否为辨。

【评讲】

鉴别：
- 虚热 —— 咳，吐涎沫少，口渴
- 虚寒 —— 不咳，吐涎沫多，不口渴

肺痿的吐浊唾涎沫正是与肺痈及其他病种鉴别惑人之处，要注意！

肺痿证的浊唾，有的如米粥状，有的黄而浊，这两者肺痿均有，而燥热的为黄而干涩或灰而浓厚，甚至有虚劳转归来的肺痿浊唾是白如银丝，涎沫为清稀而粘；虚寒肺痿浊唾不多，但涎沫并不是没有，吐时是吐白沫（接连不断）。

治法

肺痿属于热伤津液的，当以养肺清金为主。惟其反有浊唾涎沫，故应于清润法中，略加化浊之品，以麦门冬汤[1]为主方，喻嘉言之清燥救肺汤[2]亦可选用。

【评讲】　这是在常例上的用法。若肺痿由于虚劳引起者，则选用参芪膏，而阴阳两虚者可用炙甘草汤。

麦门冬汤中的半夏问题：半夏苦温，易伤津液。这在仲师也有明训"渴者去半夏加花粉"（详见《伤寒论》小柴胡汤后加减），故麦门冬汤于其浊唾涎沫应用，在常例上，但又不能死于常例之下。如竹叶石膏汤中的半夏也用于口渴证。因此，后世名家说《伤寒论》方后加减非仲师之意，应为后世所添。

在麦门冬汤中，若以化痰而论，应用润性贝母。此却偏选燥性半夏，由此可以了解肺痿固且为津液伤了，然津气两者密不可分，用半夏着眼于气分，因而既要知常，亦要知变。

属于肺脏虚寒的，则宜甘温调养，以甘草干姜汤[3]为主方，再加温养之品。

【评讲】 温养之品如六君子汤之类。

肺　　痈

病因

肺痈之病，由于外感风热，或饮酒过多，酒热蕴结，热聚于肺，血瘀热壅，遂成痈疡，故以实热为主要因素。

【评讲】 或风热，或饮酒。总括乎俱以实热为主。

内有积热，多风寒所郁不得发越。这多见于纯是风热的病因，蓄结蕴酿入血分而成痈。

醇酒炙烤（煎炒）厚味，辛辣形成积热。

注家也有主张肝肾亏损的，但临床少见，原发肺痈因实来非因虚来，这虚只是一个转归而得。

辨证

肺痈的症状是咳嗽、胸痛、吐脓血腥臭，但病程的阶段有所不同，兹分述如下：

【评讲】 根据临床事实把肺痈划分为两大阶段是常见的，但又不是绝对的。

初起呼吸不利，有明显的咳嗽、胸痛现象，或有发热，脉浮而数，颇似一般外感症状。这时病尚轻浅。

【评讲】 初起呼吸不利，却没有明显的喘满。

初起发热，应有恶寒发热无汗。

此处胸痛，注意与外感伤风咳嗽重时有牵引作痛及痰饮中的胸痛相鉴别。

其与纯属伤风咳嗽的鉴别：

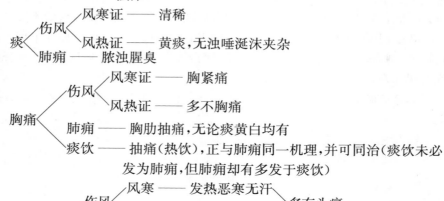

脉浮而数固且与临床经验相似，但与《金匮》条文（脉反滑数）稍有出入，值得商讨。

由于初起颇似一般外感症状，倘若作了外感处理，不会犯很大的错误，只会有些附带作用。

继则咳逆上气，口干喘满，咽燥不渴，时时振寒，痰浊腥臭，脉转滑数或数实，为气血壅结，痈脓既成之候。张仲景说："热之所过，血为之凝滞、蓄结，痈脓吐如米粥。"此时病的发展甚速。

【评讲】　文献中的咳逆有两种看法：

(1)无下文说喘，可包括咳嗽气喘。

(2)也可以包括咳嗽呕逆，至少可说咳逆上气。

其中"咽燥不渴"为一鉴别点！其机制有二：一为津液受伤过甚，燥证初起伤津，这在肺痈中有，且常见；一为热蒸血分，也会燥而不渴，有的只是自觉性燥，伸出舌头有水，这于肺痈也常见。

"时时振寒"的发病机理：气为热壅，血为热结于内，而不能正常营卫于外。

注意"时时振寒"与外感恶寒发热的区别！恶寒发热为外感的特征，非为"振寒"，举凡一切外科局部化脓，局部病灶均有此种机理。

肺痈溃脓可见吐出脓血，或如米粥，胸胁烦满而痛，舌质红，苔多黄腻，脉滑数，均属实热之象。如迁延日久，脉转虚数，舌质干绛，形体消瘦，乃是脓疡未除，正气已虚之候。

【评讲】 前段为排脓时期，后段为转归时期。

中医的习惯说法，每读到绛，总会想到绛如镜面无苔的含义（见于温病学说中）。

两种转归
{
良好转归 —— 脓腥臭减,脓转稀,咳喘渐平,烦满渐减,
　　　　　　脉势转静
不良转归 —— 脓腐败如臭肉,不可近前,喘急声嘎
}

明乎此，就不至拘之乎《金匮》条文"脓成必死"这四个字。

肺痿与肺痈的特征：肺痈属实热，热搏血结而成痈，故咳吐浊痰腥臭，并见脓血；肺痿多属虚热，热伤津液而成痿，浊唾涎沫，并不腥臭。两者甚易鉴别。

【评讲】 肺痿发展到最后阶段的浊唾——白如银丝，有腥无臭，应视作例外。

治法

肺痈的治疗，宜清热化浊，以千金苇茎汤[4]为主方，

【评讲】 早期治法——可用麻杏石甘汤加射干、前胡。

关于千金苇茎汤：

作用——下热散结通瘀（尤在泾语），行水即所以排脓（唐容川语），唐还说脓即水之类。

使用期——痈脓将成时有效，即第一大阶段、第二小阶段（口中劈劈作咳，胸中隐隐作痛，浊唾涎沫至不腥臭，未见脓血）。

脓即水的机理解释于治肠痈的薏苡附子败酱散（脓已成）也适合。

外科中往往喜欢用贝母，这里喜欢用葶苈、薏苡，虽其能行水除痰，实取其排脓。

如浊唾腥臭，咳吐不尽，可并用葶苈大枣泻肺汤[5]，或桔梗汤[6]，以排脓解毒。日晡潮热，可加青蒿、白薇等药。

【评讲】 若于痈脓已成，临床上似有浊唾涎沫与脓血多之分，可能前者为痰偏多，后者为热偏多。痰偏多者用葶苈大枣泻肺汤，热偏多者用犀黄丸。

使用葶苈大枣泻肺汤时无须拘于脉数实。数实固然有好的一面，说明邪实，但也有坏的一面，为正气虚脱假强之象"实大数者死"。

犀黄丸《全生集方》：

犀牛黄　麝香　乳香　没药

其中犀牛黄能除痰沫，清热解毒，麝香可窜络，乳、没可定胸痛。

倘实证转虚，气阴亏耗的，宜清热养阴，用景岳桔梗杏仁煎[7]，重者宜益

气养阴，用济生桔梗汤⁽⁸⁾。

　　据目前临床经验报道，病人正气未虚，有用桔梗白散⁽⁹⁾见效的，但病例不多，尚待进一步研究，且巴豆性烈必须审慎使用。其他如鱼腥草及单方陈芥菜露治疗肺痈亦有报道，均有研究价值。

　　【评讲】　单方陈年芥菜露很有效，将其埋入行人地底下，取其清如泉水，大剂服。尤其陈年不可忽略，防其太咸凝血，又可防其太辣。

结语

　　肺痿、肺痈都是肺部疾患。肺痿是由于阴虚肺热，枯萎不用，以咳嗽、吐涎沫、脉虚数为主症，治法宜生津润肺。肺痈由于风热或酒热蕴结于肺，热搏血结而成痈疡，以咳嗽吐浊痰腥臭，胸痛，脉数实为主症。脓未成宜清热散结，脓已成宜解毒排脓。又如肺中冷的吐涎沫，并有上虚不能制下的遗尿症，则宜用甘温补养之法。

附方

　　(1)麦门冬汤：麦冬　半夏　人参　甘草　粳米　大枣

　　(2)清燥救肺汤：桑叶　石膏　杏仁　甘草　枇杷叶　黑芝麻　麦冬　人参　阿胶

　　(3)甘草干姜汤：甘草　干姜

　　(4)千金苇茎汤：苇茎　薏仁　桃仁　冬瓜仁

　　(5)葶苈大枣泻肺汤：葶苈子　大枣

　　(6)桔梗汤：桔梗　甘草

　　(7)桔梗杏仁煎：桔梗　杏仁　甘草　阿胶　金银花　麦冬　百合　夏枯草　连翘　贝母　枳壳　红藤

　　(8)济生桔梗汤：桑白皮　桔梗　贝母　当归　栝蒌仁　生黄芪　枳壳　甘草节　防己　百合　苡仁　五味子　地骨皮　知母　杏仁　葶苈

　　(9)桔梗白散：桔梗　贝母　巴豆

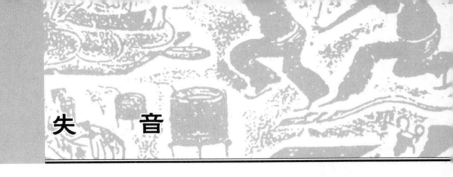

失　音

概说

失音，《内经》称"瘖"，《医学纲目》称为"喉瘖"。即语音嘶哑之症。杨士瀛《直指方》说："肺为声音之门，肾为声音之根。"于此可知，失音的发生与肺肾有密切的关系。

【评讲】失音为一症状，许多疾病如肺痿、虚劳之类都可能发生。

"瘖"包括喉瘖与舌瘖两种。喉瘖为声音难出（即失音）；舌瘖为语言难出。

本讲义专谈喉瘖。

病因

外感风寒，或痰热交阻，以致肺气不宣；或高声呼叫，讲话太多，耗及肺气；或肺受燥热，津少失润。都能导致失音，而病变主要在肺。叶天士说："金实则无声，金破碎亦无声。"其属于肾的，则多由肾阴不足，水不上承所致。

【评讲】外感风寒如寒包火之类，在失音一证中多见。

耗及肺气致瘖，乃肺主津气之故。

叶说"金实"为外感，"金破碎"为内伤。〔"金实"指邪壅于肺，"金破碎"指肺肾虚（气血津液不足）〕。

失音实证机理：《灵枢》："人卒然无音者，寒气客于厌，则厌不能发，发不能下。至其开阖不致，故无音"，此即会厌为客邪所障。

失音虚证机理：喻嘉言说："津液不输，肺失所养，转枯转燥……肺中小管日窒，咳声以渐不扬。"此即肺本脏受伤也会失音。

辨证

本病着重分辨虚证、实证。实证多由外邪阻肺，虚证多由津气不足。故张景岳说："瘖哑之病，当知虚实。实者其病在标，因窍闭而瘖也；虚者其病在本，内夺而瘖也。"兹分虚实二证简述如下：

1. 实证

(1)外感风寒：音哑不扬，寒热咳嗽，鼻塞声重，脉浮，舌苔薄白；若兼口渴喉痛，舌苔薄黄，脉浮数者，则为寒包火证。

【评讲】 寒包火在失音一证中多见。

(2)痰热交阻：音声重浊不扬；痰多稠黄，口苦喉干，舌苔黄腻，脉象滑数。

【评讲】 此于"喉蛾"中比较多。

2．虚证

(1)肺燥津少：口燥咽干，喉痒喉痛，或干咳无痰，声痹不出，舌质红，脉小数。

【评讲】 肺燥首段（口燥咽干，喉痒喉痛）叙症属于燥热多，为燥热偏实的症状，可加"骤然声嘎"。后段干咳上可冠以"久病"二字。久病后的一段，与肾阴虚，脉细数无异。

肺燥到了内伤，脉象小数，就要牵涉到虚劳，并且为虚劳不好预后的突出一点！（参考痨证所讲）

(2)肾阴不足：咽燥音痹，虚烦不寐，腰膝痠软，甚则兼见耳鸣目眩，手足心热，舌质红绛，脉虚细数。

【评讲】 "腰膝痠软"后应加"遗精"。

肾阴不足成失音证，劳损皆乎有，脉象细数，关乎预后，不要轻看。

由于肾阴不足而成嘶哑的可早预防，如见说话无后音，吐字一出，嘎然而止，这时并不见声哑，但一旦声音嘶哑形成，则由肾及肺，由下损及上，这时要挽救很难！远非七味都气丸所可胜任。应注意早期预防。要注意培补肾阴，不要光见肺治肺。

治法

肺为邪郁，宜疏散风寒，用金沸草散[(1)]；寒包热，用桔梗汤[(2)]加桑叶、蝉衣、胖大海、前胡、射干之属。痰热交阻，宜清肺化痰，用二母散[(3)]加菖蒲、牛蒡、桔梗之类。肺燥津少，宜清咽宁肺汤[(4)]加凤凰衣、木蝴蝶，重者用清燥救肺汤[(5)]。

【评讲】 凤凰衣、木蝴蝶为开音专用药。

肺燥有偏虚偏实，偏实为燥热多，偏虚为津液少。

肾阴不足，宜用七味都气丸[(6)]。此外，有由高声呼叫，或语言太多，伤于肺气，而致声哑失音者，亦可用桔梗汤[(2)]，或用胖大海泡茶呷服，或用铁笛丸[(7)]每日含化一二枚。

结语

失音之证，总不越乎肺肾，大抵暴痹多实，久痹多虚。实证都由外感风寒，或痰热交阻而引起，虚证则由肺燥津少，或肾水不足，阴液不得上承所致。

在治疗方面，风寒则宜辛散，寒包热可用清疏，肺燥则用清润，均属暴病，易愈。久瘖之属于肾水不足的，则每多缠绵，当以滋阴降火为法。

附方

(1)金沸草散：金沸草　前胡　荆芥　细辛　半夏　茯苓　甘草　生姜　大枣（《局方》金沸草散无细辛、茯苓，有麻黄、赤芍）

(2)桔梗汤：桔梗　甘草

(3)二母散：知母　贝母

(4)清咽宁肺汤：桔梗　前胡　桑白皮　贝母　甘草　知母　黄芩　栀子

(5)清燥救肺汤：桑叶　石膏　杏仁　甘草　枇杷叶　黑芝麻　麦冬　人参　阿胶

(6)七味都气丸：六味地黄丸加五味子

(7)铁笛丸：桔梗　甘草　薄荷　连翘　诃子肉　砂仁　大黄　川芎　百药煎　为细末，鸡子清蜜为丸。

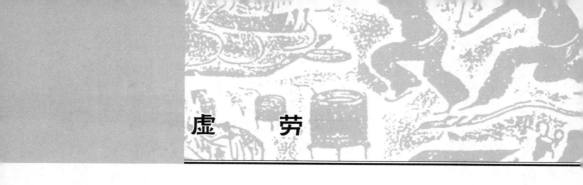

虚　劳

概说

【评讲】　虚劳主要是一个内伤病变，也与外感有关，它牵涉范围很广（兼受感冒，与五脏六气有关）。

历代文献对此分类各有不同，五劳都为公认，但劳的范围，损的范围，瘵的范围没有分得很清楚。

损证有的合并劳说，或分开说，瘵亦然。

此讲义在劳损合并说中，阶段转归及相互转归很不明显。

虚劳诚然是一个病，劳的前奏阶段还是虚，并不是劳，虚的转归是劳，这样说来，虚、劳为两大部门。瘵是独立的，在文献上与劳合并讲，损也为一个大部门。

中医文献以为劳瘵有虫，而虚劳没有虫。

名义：劳今作痨，《正字通》："积劳瘦削为痨病"。劳有时为病名，有时又为起因。

《千金方》："五脏为邪所伤，六腑因而生六极。"痨无论气虚、血虚，或阴虚、阳虚，其中都挟有火，因而其有久咳不已，有挟血证的，阳虚之火导致吐血为龙雷之火所致。治疗应以热药引火归原，其时血一阵涌吐，面白、肢冷、脉沉微欲绝，这种止血应用独参汤，甚则附桂或黑锡丹（阴虚、阳虚一阵涌血，用独参汤无误，用附桂、黑锡丹则应慎重）。

虚劳即是五劳、七伤、六极的总称。

【评讲】　五劳、七伤、六极此句有问题：

个人体会"伤"为虚的阶段，"极"为损的阶段，"劳"诚然为劳，即病的最后阶段。这说明痨有三个阶段——虚、损、劳。

姚国美对痨病治疗比较深入，他同意这种看法，认为虚、损、劳是这样三个阶段。

个人还以为劳未必为损的最后转归，因为有的到损这一阶段就死了。

附劳之发展与转归示意图：

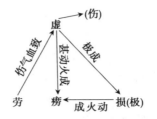

《难经》中有虚损的记载，并立治法。《金匮要略》将虚劳列为专篇，更有进一步的阐述，对脉证的辨别以至处方用药，均指出了新的途径。

【评讲】 所谓新的途径，是《金匮》对《难经》更加具体化了。

金元时代，李东垣、朱丹溪二氏，对劳倦内伤之症，各具独到见解，前者长于甘温补中，后者善用滋阴降火。

【评讲】 李东垣、朱丹溪二氏分别对阳虚（特别是气虚）与阴虚（特别是血虚）有很清楚地认识，对虚劳来说，确实能作为代表，以后可适当选其著作来读。

"热之不热，是无火也；寒之不寒，是无水也。"对朱丹溪来说后句适用，此也为内伤证之一般规律。清虚火正是应从这里去体会，若光用苦寒药去折之，不仅不见效，反而会有副作用。

此后，更出现很多著作，如元·葛可久的《十药神书》，明·绮石的《理虚元鉴》，清·吴澄的《不居集》等，使虚劳的理论和治法，更为丰富。

【评讲】 虚劳中最易兼外感，《理虚元鉴》对此谈得比较清楚。

《十药神书》对劳证的血病有特别的贡献。

病因

虚劳病因虽多，归纳之，不外秉赋不足与劳伤过度两大类。

【评讲】 劳若分成虚、损、劳三个阶段，则虚容易感冒，于此病因比较欠缺。病因的这种归纳未错，但以此却不足以指导临床治疗，应该是以五脏为纲，以虚、损、劳作为转归阶段来分述才好。

这里把瘵分开后，其劳则重在没有多大火象的劳。俗话中的虚劳与痰火劳也是分开的。

1. 秉赋不足　系指受生时父母年老体弱，精血不足；或妊娠期失于调摄，致使胚胎营养不足等。何氏《虚劳心传》指出："有童子患此者，则由于先天秉受之不足，而秉于母气者尤多。"所谓童子劳者，由于先天不足，往往在发育过程中出现骨软、痿弱等现象，如不早为调摄，可以发展成为虚劳。

【评讲】 童子劳——疳证。并非先天带来，而为小孩出生后饮食不节所致。其一般性的症状是：嗜食，喜欢吃香东西，但能吃而不能消，小儿久泻与此有关，最后肚胀，饮食不为肌肤而四肢消瘦，严重的为骨瘦如柴，俗称"疳积劳"。（这其中往往有虫，是否属于瘵的范围？）

发展过程中出现骨软、痿弱等现象，临床上是有，而且比较常见。这在儿科中列为五迟、五软中。而对于骨软、痿弱，中医并不以为劳，也并不一定等到劳之后为转归不良。因此，此与其在劳中算数，不如说在损中算数。

劳的原始病名为瘵，但注家常注解为劳也。

2. **劳伤过度**　系指五劳七伤，日渐月积，乃成本病。如《内经》宣明五气篇："久视伤血，久卧伤气，久坐伤肉，久立伤骨，久行伤筋，是谓五劳所伤。"《千金要方》论述七伤，包括了内因和外因。它以大饱伤脾；大怒逆气伤肝；强力举重，久坐湿地伤肾；形寒寒饮伤肺；忧愁思虑伤心；风雨寒暑伤形，大恐惧不节伤志为七伤。在巢氏《诸病源候论》上，五劳是指：心劳、肝劳、脾劳、肺劳、肾劳；六极是指：气极、血极、筋极、肌极、骨极、精极。七伤，一般所谓七情之伤。可以补充前人之说。《医家四要》载："劳、伤、极症，皆不离乎五脏之据。"可谓得其要领。

【评讲】《内经·宣明五气》篇中着重在"久"一字，而此劳为不正当的劳。

《千金要方》还包括有情志方面的问题——"娇弱易怒"和"作伪心劳日拙"等。

概括地说，幼年患虚劳者，以先天为主因，成年以后患虚劳者，多属素体虚弱及饮食劳伤所成。《医宗金鉴》把虚劳病因，综合成"阳虚外寒损肺经，阴虚内热从肾损，饮食劳倦自脾成"这几句话有助于对本病的识别。

【评讲】《金鉴》的那三句话，在虚劳上有其原因，不过，所有的虚劳并不只是关乎肺、脾、肾，而且于临床上也未见得较多，这决不可视作为虚劳中所有病因的总结。

总之，外因为超过了耐受能力，内因与情志有关。

劳证中的火证不少。一为欲火，一为怒火。解放前的富贵人的劳多与欲火（房室、利欲熏心，及情志，还有酒）有关。当然形体劳伤也能形成劳病，其中两种：一为久劳，一为负重荷。

还有虚火：

《十药神书》："瘵证……因……酒色耗散精液……火刑金位。"在临床事实中比例很大。

徐灵胎谓：古人谓虚劳皆是纯阴无火之证，临床不乏此例，《金匮》有所侧重，酸枣仁汤证（心烦不得眠）未尝不注意虚火。

对阴虚、阳虚之火的治疗，都应该是见火休治火，否则一剂可以送命。

还有瘀血：

干血痨以瘀血为主，妇科较多。男科则以负重荷或外伤为多见。瘀血起因于气郁血滞，发展过程中失血前后往往形成。

失血前——用压力留住将要离经之血（以冰棒、柿子等）

失血后——用压力留住已经离经之血（以止血药等）

因而形成瘀血

在治疗血证时，要注意养血化瘀（如当归之类），不可一味止血，因而造成停瘀。

矽肺据我们观察，有瘀阻成分（瘀血斑点、白眼珠亦有，有刺痛，咳不痛）。

外感六淫，尤其是凉燥、热燥应该注意。

辨证

虚劳的证候甚多，在《内经》《难经》以及《金匮要略·血痹虚劳篇》中都有记载，后世在它们的基础上更有所发挥。现将临证常见的主要证候，分条加以说明，以资辨别。

(1)时寒时热、自汗盗汗：卫气虚则外寒，营阴亏者往往出现手足烦热，而且在午后傍晚出现身热，如潮有期，故称潮热。

自汗是醒时出汗，属阳气虚而卫外不固者居多；盗汗是寐中出汗，醒而止汗，多属阴血虚而营不内守，但也有属于阳虚的。至于《金匮要略》所说的"脉虚弱细微者，善盗汗也"，已属于阴阳两虚了。

【评讲】 时寒时热，并非症状的先寒后热，寒热往来，此种症状多出现于虚的阶段，此时尚未成劳。自汗盗汗为在虚阶段出现，并未成劳。"卫气虚则外寒，营阴亏者往往出现手足烦热"，这只是解释营卫不和，尚为虚劳初起的机理。而正式的"潮热"当在成劳阶段出现，这时不好牵涉言营卫，为其言之过浅。

虚劳的阴虚阳虚均有自汗盗汗，其鉴别是：

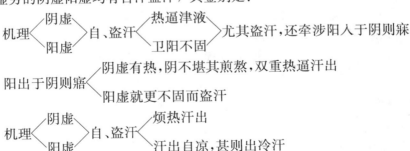

(2)眩晕、耳鸣、耳聋：眩晕、耳鸣，在虚劳病中，都属上下俱虚，如《内经·海论》说："髓海不足，则脑转耳鸣。"肾虚精亏者可见耳聋，如《决

气》篇说:"精脱者耳聋。"

【评讲】 清窍俱靠清阳之气上升,清阳之气靠肾精蒸发。故曰:髓海不足,则脑转耳鸣。其不足处为虚火谈得不够。脑为髓之海,精为气血之源,诸窍不灵,归之为肾精空虚。但其中也有虚风,虚火上扰清窍所致的。否则于临床治疗时只一味补而不会见效。

(3)惊悸、怔忡、健忘、失眠、多梦:惊悸常发生于肝虚、心虚的患者,惊即生悸,悸是心跳的意思。怔忡在程度上较惊悸更甚。

健忘、失眠、多梦,多由于心肾虚而上下不交,神志不宁,也有由于肝胆虚而偏于阴虚的。《金匮要略》:"虚劳虚烦不得眠,酸枣仁汤主之。"便是指偏于阴虚有热的失眠症。

【评讲】 肝虚心虚,总的为血虚。

惊悸有血虚,也有为心气空虚者;而怔忡属肝风,虚风上扰的也有,但应侧重血虚来讲。

悸为悸动的意思,其在病人说来,有心慌,摆荡如悬钟之描绘,此俱不得以怔忡论,因为是临时发作的;怔忡为有规律的心跳,其在病人说来,有如舂米状,在程度上与惊悸有轻重的不同。有时有惊而悸,而怔忡则无须乎在惊前后。

健忘、失眠、多梦,为心肾虚,其既有阴虚,也有阳虚,但阳虚者较少。

【又评讲】 上述三条,阴、阳虚俱有,但要注意其有所侧重。

(4)咳血、气短、喘促、咽干、失音:肺气上逆则咳呛,肺络损伤则咳血,主要属于肺脏虚损。气短、喘促属肺气或肾气虚。喘促较气短为甚。最后阴液枯槁,金碎不鸣,乃致咽干失音。

【评讲】 咳喘为气机不畅,"肺主气,肾为气之根",归之为肺肾有理。

阴液不足有阴燥、阳燥之分,但是殊途可以同归。

(5)食少、便溏、腹痛、里急:脾胃虚寒则食少、腹痛、便溏。甚则肾火亦衰,导致下利清谷,小腹里急,较诸便溏更为严重。

【评讲】 腹痛里急在虚劳证中不太常见。不可视之为主要症候。

食少为虚劳主要症状 ⟨ 阳虚、气虚 —— 最初就有,而且自始至终都有
阴虚 —— 反有消谷,最后至食少则预后不良

便溏多为阳虚,不过也有从阴虚转归过来的,而且从阴虚转归过来的便溏预后多不良。

肾火衰微,临床上可见到五更泄泻,而下利清谷列于虚劳证中则有问题。

"小腹里急"倒不如改为"小腹弦急",因为这在临床上常见。房室不节至于肾亏有小腹弦急一症(自觉症状),这是肾亏的一个主症。

（6）腰痛、遗精、阳痿：腰者，肾之府，内伤腰痛多主肾虚。遗精多为心肾两虚，有梦而遗为相火妄动，无梦而遗是精关不固。阳痿则是肾阳衰微。

【评讲】 遗精多为心肾两虚，但也未必尽然。

肾阳衰微致于阳痿，这从虚劳角度来说是对的。

虚火妄动，性欲旺盛，容易冲动，易举易泄。至于阳痿多为阳虚，而应注意阳痿也有因湿热而致的。

在虚劳中还有这种转归——挺长不收，为阳强不痿。（《内经》称之为肝热）

（7）亡血、肌肤甲错、消瘦：失血过多，乃称亡血，久而不复，亦成虚劳。肌肤甲错是指肌肤枯槁，甚则如鱼鳞状，同时肌肉消瘦，说明血液不能营养肌肤所致。《金匮要略》："内有干血，肌肤甲错，两目黯黑"，这是指兼有瘀血内停之象。

【评讲】 此特别为干血劳所设，与一般虚劳不同，其中有虚实夹杂。而一般虚劳只有虚。

一般虚劳的阴虚有肌肤甲错，但未必如鱼鳞状。一般虚劳仍有亡血、消瘦，但结合肌肤甲错，则只有干血劳才有。

《金匮》中的血痹虚劳篇说明血亏可以转劳，在干血劳中突出有瘀血，而一般虚劳在血证（血证是指吐血前后）前后都要注意瘀血问题。这虽然未必个个都有，但是个个都有可能。

劳证有干血的转归，而干血也有虚劳的转归。

虚劳一般都会消瘦，但营养条件好也不致瘦，反会胖，而干血劳就一定会瘦。

因为虚劳在血证前后瘀血的后遗，所以干血劳证转归瘀血内停是其专有症状。

虚实夹杂："不足者补之，而不足之中，未必不兼有余之病，下陷者应升，而清气下陷者未必绝无浊气之在上"，这在看待一切病都应具这种眼光！

吐血由阴虚火旺而来，又挟有瘀血；虚劳又兼外感等等，都为虚实夹杂，而且虚中夹实随时存在。

虚劳——虚中夹实，这是临床治疗的很大课题！

根据上述各症（包括五脏虚劳与全身衰弱），可归纳为气虚、血虚、阳虚、阴虚四类。

【评讲】 讲义分为气、血、阴、阳虚，对虚劳分类可谓得其要领。但是却无法显示出其为何脏之虚。姚国美氏的《诊断治疗学》能补充这一点，否则初学者无法选择方药。

这两种分类方法都不机械，临床现症也并不这样单纯。单纯虚很少出现，若成为损与劳，而为气血两亏或阴阳两虚，其中亦有所侧重。不过，这两家都未谈到由气及血、由血及气（此在《理虚元鉴》上有！），由阴及阳、由阳及阴的情况，而明确此点，就可以预见病的发展。"上工治未病"，"早期发现治疗"即此之谓。

中医对劳的认识，有肺本脏的劳，亦有从他脏传来的劳，而本脏劳很少。

个人以为应该是以五脏为纲，以虚、损、劳为转归阶段来分述为好。

气虚：面色萎黄，倦怠，时寒时热，自汗，气短喘促，脉象软弱；如气虚已极（即是阳虚），脉常转为沉小。

【评讲】　黄而滞，黄而少神者谓之萎黄。

这里气虚是侧重脾肺之气不足，肾虚就不一定面色萎黄，或淡黄，或㿠白，而且多在虚劳的初起。

气短喘促要暴露其虚，不如"少气不足以息"更明显，但要注意其中有虚实夹杂的情况。

血虚：面白不泽，目眩，头晕，惊悸，怔忡，肌肤干涩，舌淡，脉细，血虚甚则现芤脉。在女子则有月经涩少、闭阻等症。

【评讲】　虚劳对虚火现象描绘太少，这里血虚是结合了现代医学的贫血现象，而中医的一种血亏（阴虚火旺）就不是如此。

这里只是着重心脾两虚的症状描绘，其中除面白不泽（"血不华色则面白"），舌淡肯定为贫血症状外（阴虚火旺的血亏证中就没有），其他症状则均有。

肌肤干涩——气虚很甚而且略兼干血。

血虚的月经停止，中医不能称为闭经，因为闭经在治疗时是要行其血的，故不能称为闭阻，而只能称为停经。

补充——肝火刑金（责重血亏肝旺）：

症状：面红（非实证，一天到晚俱是，或在午后，或在傍晚），目眩、头晕、惊悸、怔忡、肌肤灼热、舌质较红、脉细弦，其应有症状：胁痛易怒、失眠、呛咳、出血，在女子也是月经涩少但色紫（紫与暗黑不同 $\begin{cases} 血水 —— 暗黑 \\ 血稠或有块 —— 紫 \end{cases}$），甚则停经。

血虚应分血阴虚（木火刑金、血亏火旺）与血阳虚（心脾两虚），现代医学所称的贫血是属于血阳虚，虽然这两种俱要补血，但补血方式方法不同，要注意严格区别。

阳虚：面色苍白，头晕目眩，倦怠，少气，懒言，纳少，便溏，恶寒，肢末常不温，阳痿，舌淡白，脉象微弱或沉迟。

【评讲】　少气懒言最后归之为气虚，此处应改为"动则气喘"。

阳痿后可加腰脚无力，精关不固（滑精、梦遗俱属此）。

阳虚中有冷咳。

这里是侧重在肺、脾、肾虚（阳）。

阴虚：有时颧频潮红，烦躁易怒，失眠，咳嗽，失音，潮热，盗汗，舌燥，咽干，舌质红，或有剥苔，口舌碎痛，或生口疮，大便燥结，多见失血、遗精等证，脉象细数或弦数。

【评讲】 此侧重在肝肾不足。

有时颧频潮红，为在午后或夜晚。

潮热为阴虚多，若阳虚为时寒时热。

或有剥苔——苔剥落（中心舌苔剥落光亮），前贤有"舌心光绛"的记载，但并非全在舌心，其原因为水亏，血亏肝旺。

口舌碎痛，或生口疮，在《伤寒论》中为少阴热证，此处亦然。为阴虚火旺，这在小儿疳积劳中就更多。

大便燥结，此为阴虚劳证中的虚中挟实之一，不可援用燥结有屎的急下存阴之法，这在临床上有鉴别之处：阴虚便秘为十日不大便仍无所苦，诊断仍可用伤寒眼光，与阳明实证潮热谵语神昏的便秘大有区别。其实，虚劳不只是阴虚有便秘，就是气虚也会便秘，阳虚亦会有便秘燥结的，这就要依靠佐证而定。

脉象弦数或细数有问题：细数关乎预后。

$$\text{劳损的病因} \begin{cases} \text{动火——劳——脉必细数} \\ \text{未动火——损——脉但微细而不数} \end{cases} \rangle \text{虽则两者俱虚到极点}$$

劳证前奏为虚，或说在脉微细时断其为劳无可无不可，而中医习惯诊断要确定其为劳，一定要发展到脉细数才肯下这个诊断。这个虚已经是气血两亏，虚极火动，所以脉细数。

张景岳云："凡损在形质者，总曰阴虚。"又云："凡病有火盛水亏而见营卫燥津液枯者，即阴虚之证也。"体内津液精血等皆属于阴液范围，因而阴虚是包括血虚在内，以及体内津液枯燥，阴精耗损等阴液不足、虚火上炎的证候。阳虚是包括气虚在内，但阳虚却较气虚为甚，由此可以辨别浅深轻重。

【评讲】 景岳所说的形质，在外面消瘦固然是，而内面肺痿亦属于损其形质。营卫燥即为营卫不足。

阴虚为普通的概括的分类方法，其中应分清楚是津液、精、血等，只有这样才能很好地指导临床。

阴虚在很多地方是用作为统括性的代名词，但真阴也是有它的本质的。例如真阴枯竭，就不是指代名词，而为天一之水。

真阴枯的单独症状——舌根下无水，语言不顺利，苔润不渴不燥，这在虚劳转归中有这样一些症状单独出现。

肾阴不足，虚火上炎，为龙雷之火，与血亏肝旺（肝风、肝火旺）的症状有区别。

总之，虚劳见证虽多，若能以阴阳气血诸虚为经，以五脏虚候为纬，提纲挈领，自可得其梗概。到了虚损的最后阶段，大都阴阳两虚，而以阴损及阳为多见。所谓阴损及阳，先是阴虚的证候，后来因为阳气浮越，汗出肤冷，或真元欲绝，下利喘逆，此为正虚欲脱，危在旦夕，必须急救欲脱之阳；如阳回汗出，又当维护垂绝之阴。

【评讲】　虚损为虚到极点，归之为阴阳两虚。

阴损及阳和阳损及阴的比例多少，容后待考。

对阳损及阴的认识，容后补充。

徐灵胎亡阴亡阳论云："汗出太甚，则阴气上竭，而肾中龙雷之火随水而上，若以寒凉折之，其火愈炽，惟用大剂参附，佐以童便、牡蛎之类，直达下焦，引其真阳下降，则龙雷之火反乎其位，而汗随止。"指示亡阳之汗的原因、治法，最适宜于阴损及阳的虚脱危候。至于运用时的机巧灵活，还须多在临证实践中潜心体会。

【评讲】　上面那种和徐说的这一种都是阴损及阳。但临床上也有真阴枯竭，而不现阳脱而死的。

若单独看阴损及阳，上面两段话都很对！

本病的预后，《难经》指出："一损损于皮毛，皮聚而毛落；二损损于血脉，血脉虚少，不能荣于五脏六腑；三损损于肌肉，肌肉消瘦，饮食不能为肌肤；四损损于筋，筋缓不能自收持；五损损于骨，骨痿不能起于床。从上下者，骨痿不能起于床者死；从下上者，皮聚而毛落者死。"

【评讲】　引《难经》原文五损转归作为虚劳的转归预后非常不够。

刘河间云："损自上而下，过于胃则不可治；损自下而上，过于脾则不可治。"

【评讲】

过胃不可治 —— 不纳谷
　　　　　　　　　　　＞虚损皆是，虚劳亦然
过脾不可治 —— 泄泻

虚损一证，若现阴阳偏虚，或滋或温，尚能挽救。如过脾过胃，化源涸绝，亦足以致死，不必再转为劳。

虚损过脾过胃不可治（虚劳同），这种不治真的不能治吗？于此为一空白。

虚劳证首重脾胃中气，脾胃中气败者预后不佳。

【评讲】　经云："得谷者昌，失谷者亡。"

在治法方面，应根据具体情况而定，虚证当补；若虚而不能受补，如劳嗽音哑、喘促、羸瘦至大肉已脱，多属难治。

【评讲】 虚证当补，而虚劳就有不受补的，如虚实夹杂，气血夹杂。这时治疗实在棘手。

寒凉热药于虚劳证都很难用。及而言之，就是补都是十分困难的。

在脉象方面，张景岳云："无论浮沉大小，但渐缓则渐有生意；若弦甚者病必甚，数甚者病必危。"说明弦数之脉，是严重之象。

【评讲】 弦数之脉，犹在可救之列。

脉细数为大问题，关乎预后。

虚劳，脉未现细数，但现微细，则正虚而邪未猖狂。若现弦数不细，则邪盛而正虚未极，仍可及早图治。如症见五劳败象（于肺则失音；于心则汗出如油；于脾则泄泻，大肉尽脱；于肝则撮空理线；于肾则大骨陷下），加之脉现细数，此为真阴将竭，邪气有余。于此，欲救其阴，则脾胃不胜其腻，饮食益减，泄泻益甚，而欲救其阳，则精血不堪其耗，虚火愈炽，精血愈枯。

临床上，肺痨失音而脉又细数，较其他四脏败象能拖一个时期。

【又评讲】 劳证有从阴败，从阳败的现象。但虚劳往往则最后阶段都现阳虚。临床实际只能说是这种转归多，而且仅限于临危之时。若于平时则多见阴败之象，因而它有两种转归，而这两种转归都说明病已濒危。

(1)从阴败——颧红、潮热、汗出如油、烦扰、呓语、失音、肌削、胸陷。

其中：汗出如油——平时及濒危时有，此为真阴外现。

呓语——在临死才有，普通以为谵语，其实不然，谵语为打开眼睛说乱话，而呓语为在似睡非睡中说乱话。有类郑声。

肌削——为贴骨瘦。

(2)从阳败——喘汗如珠、恍惚、泄泻无食欲。

其中：汗如珠——临死时才有，平时偶尔有，为汗如水珠不易流，这时脸色会灰败。

恍惚——有些人用谵语去形容，不恰当！为仿佛还有人知道自己说错了话。这一症状比谵语、呓语更严重。不独于虚劳，就是任何病若见恍惚一症，都应特别注意，可用参抢救。

另外：阳分人——开明爽朗，热情忠诚，此种人得到痨病预后好。

阴分人——沉默忧郁，偏急尖刻，此种人得到痨病预后不好。

【又评讲】 早期发现：

劳的前奏未有不虚，当虚发展成为劳时，既非太虚，又非太实，而为虚实夹杂，邪正混为一家，非常复杂，很难诊治。故早期发现很要紧，姚国美说："病至劳损，极深且危，防微杜渐，必当慎之于虚。"

症状——咳嗽（《红炉点雪》）

咳嗽一症为亡津液之肇基，早期发现应特别治其咳嗽，但外感风寒亦有咳嗽。姚国美认为可从病史与素质两方面去鉴别：

病史方面：容易感冒咳嗽，但感冒时不现感冒突出之脉（脉浮或寸脉较浮），而为虚细，或无热而脉不静（不静为稍快而不稳定）。

素质方面：一为面色薄白，沉默少神，或此人易怒易喜，红颜娇弱。世人只见吐血，便谓之劳，其实未必尽然。吐血之因甚繁，大概血止仍咳者为成劳之渐，血止不咳未必尽转为劳。

治法

本病的治疗原则，《内经》提出"损者益之"、"劳者温之"（温是温养的意思）；《难经》谓："损其肺者益其气；损其心者调其营卫；损其脾者调其饮食，适其寒温；损其肝者缓其中；损其肾者益其精。"这是治虚劳的大法。在《金匮要略》虚劳篇除补虚而外，还提出驱逐外邪，消除干血的治法，于是更为完备了。

【评讲】肝无补法，不好用温补之法。很好读《伤寒论》可以补其不足。

损其肝者缓其中，实在为治脾。

虚劳发展到精亏则无不是气血两亏，《难经》的说法为治虚损的方法，若用于治虚劳则未必如此。

虚劳易感，故治虚劳者还要善治外感。

个人以为，虚劳应懂得巧妙地选药。

干血劳、虚劳血证前后的瘀血都为虚中夹实。

用伤寒法治虚劳为一大课题！如凉燥肺痿。

以下选方中一般还好。

兹根据气血阴阳之辨，结合五脏虚证，分别治法如下：

1. 益气　气虚用四君子汤[1]加味，气虚下陷用补中益气汤[2]，表虚汗出兼用牡蛎散[3]。

2. 养血　调肝养血用四物汤[4]，益气生血用当归补血汤[5]，气血并补用人参养荣汤[6]。

【评讲】贫血解释血亏，偏于血的方面。倘血亏肝旺，木火刑金者，应用大定风珠（生龟板　生鳖甲　牡蛎　生白芍　阿胶　鸡子黄　干地黄　麻仁　五味子　麦冬　炙甘草）

3. 滋阴退热　用拯阴理劳汤[7]，黄芪鳖甲汤[8]等。

4. 扶阳益气　用拯阳理劳汤[9]，引火归原用金匮肾气丸[10]。

5. 补肾益精　用六味地黄丸[11]加味、左归丸[12]、景岳大补元煎[13]等。

如肾虚足痿用河车大造丸(14)。

6. 补肾助阳　用右归丸(15)、龟鹿二仙膏(16)，少腹弦急，精关不固，用桂枝加龙骨牡蛎汤(17)、金锁固精丸(18)等。

【评讲】　龟鹿二仙膏助阳不够，只能补肾填精，作为善后之用。

用桂枝加龙牡汤要有自己的鉴别能力。

7. 补脾健胃　温中止痛，用小建中汤(19)加味，滋养胃阴用叶氏养胃方(20)，脾虚泄泻用参苓白术散(21)。

【评讲】　它在医学史上打破了一定的界限，总结了前人的经验，并有一定进步。

前人只知道补脾，自叶氏以后才知道补胃。李东垣说补脾即可以补胃，其实临床应用是不同的。

养胃多为养胃阴，而又不好使用滋腻药物，其巧妙也就在这里。

参苓白术散与理中汤在虚与偏寒上有区别，这正好补充了仲师的不足。

8. 补肺滋阴　润肺止嗽用紫菀汤(22)，咳血肺伤，用百合固金汤(23)，久咳不愈，用琼玉膏(24)。

9. 补心宁神　健忘失眠，用天王补心丹(25)，失眠偏阴虚的，用酸枣仁汤(26)，偏血虚的用归脾汤(27)，心动悸、脉结代，用炙甘草汤(28)。

【评讲】　此未必尽然。

10. 补肝养血　用当归补血汤(5)加血肉有情之品。

【评讲】　中医血虚并不一定是贫血，如血阴亏，血肉有情之品于补血阴虚有用，景岳对此有贡献。

11. 扶正祛邪　虚劳患者，易感外邪，足以贼伤正气，用补必兼驱邪。《金匮要略》："虚劳诸不足，风气百疾，薯蓣圆主之。"风气是指外邪，薯蓣圆(29)为补虚祛邪之方。

【评讲】　此为大问题，这里用经方作挡箭牌，薯蓣圆固为助正祛邪，但不是一般虚劳外感所能动辄使用的。

12. 活血行瘀　干血不去，足以碍新血而生化不周。《金匮要略》说："五劳虚极，羸瘦，腹满，不能饮食，食伤，忧伤，饮伤，房室伤，饥伤，劳伤，经络营卫气伤，内有干血，肌肤甲错，两目黯黑，缓中补虚，大黄䗪虫丸(30)主之。"用濡润活血的药物，使经络营卫气血流通，而瘀血自行。《千金要方》小品方陈大夫百劳丸(31)亦仿此意，兼治妇人经闭等症。

【评讲】　干血劳的主方为大黄䗪虫丸。

【又评讲】　治法小结，本讲义为一般对付常规举例，还兼顾了一点巧妙选药，个人以为治虚劳应懂得巧妙性选药。

【又评讲】　再作以下补充：

投鼠忌器——此为虚劳虚实夹杂、气血阴阳虚实夹杂时有。

产生原因：

1. 病位　肺为娇脏，五脏俱有劳，要发即在肺，发病机制如此，治疗亦乎如此。

2. 病因　主要是虚，"邪易除而虚难复"。其次为夹杂，包括虚实夹杂、气血夹杂、阴阳夹杂。

葛可久《十药神书》："痨证……耗散精液……火刑金位……医者不究其源，不通其治，或大寒大热之药乱进……大寒则愈虚其中，大热则愈竭其内。"由此说明在临床上应"见寒休治寒，见热休治热"。

慎柔和尚："阳虚不可偏用辛香丁附之类，阴虚不可用苦寒。"阳虚、阴虚俱为联系虚劳来说。

过温过热会动其血，于虚劳特别灵感，过凉过寒就会伤其阳气，动血而伤阴，伤阳而使清气下陷，以致碍其消化使得气血无生化之源。

以上俱为原则，又不可死于句下。

建设性意见：

《内经》云："形不足者温之以气，精不足者补之以味。"

形不足 —— 指阳虚方面，助其气，如黄芪、党参之类

精不足 —— 指阴虚方面，补其味，如阿胶、熟地之类

后贤补充"温之以气，补之以味"都不可用得太板、太重，只适可而止，不可一意孤行。

"热之不热，是无火也；寒之不寒，是无水也"。

"阴虚生内热，阳虚生外寒"。

一个虚，虚难复，故王节斋云轻者数十日，重者要几十年。前贤认为应用轻剂、缓剂，缓用，这样就延长了其疗程。

以上为谈虚的情况。

李梴："今人有贪补而不依证用药，反增痰火者有之。"

斐一中："进滋补之药者，当时时以饮食进退为消息。"斐说何独于滋补乎?! 平补、温补俱亦然也。

以上为气血阴阳夹杂者。

楼英《医学纲目》："体虚最易感于邪气，当先和解……从其缓而治之，次则调之，医者不知邪气加于身而未除，便行补剂，邪气得补，遂入经络，至死不悟。"

有一种病人，有一种医者，于虚劳感冒进解表剂，屡进屡效，殊不知这样做反愈宣愈虚，或以打扫战场而为有效，又拘行此，亦乎大错。

姚国美："治虚劳如养兰花，过燥则叶枯，过湿则霉根，""宜置于向阳通风之地，耐心调剂其干湿"。

以上为虚实夹杂者。

认病要清，论治要严，选方要确，用药要精。这不独虚劳然，其他病亦乎如此！

选药宜精举例：

当归、阿胶、首乌三味俱入肝补血，而当归补血阳、阿胶滋血阴，虚劳有时用当归嫌其温，用阿胶嫌其腻，而首乌则比较刚柔合度。

白术、黄精、怀山三味俱补脾。

黄芪、沙参、紫菀三味俱补肺。

最后提示：学内伤杂病最困难：一为痼疾，如哮喘之类；一为虚证，虚劳可作代表，所以虚劳应强调。

对于虚劳应平补、缓补，而上面谈的那些清规戒律，只是病情上的需要，不是主观上的需要，一定要在论证上认识到病有这样复杂，倘从自己的地位、名利得失着手，因而因循误事，庸医杀人。

结语

虚劳证以元气耗损为特征，张景岳说："但伤元气则无非虚损病也。"虚损即是虚劳。

【评讲】 此未免武断。

虚劳病原因虽与先天的强弱有关，但饮食起居能否慎摄却起着决定性作用，本病由内因引起者居多，在外因中由外感渐致虚劳者，吴澄称为"外损"。

气虚、血虚、阳虚、阴虚，包括五脏虚损是虚劳证的辨证纲领。内伤挟外感，挟瘀血，在辨证中也当注意。

《内经》、《难经》为虚损治疗指出方向，《金匮要略》补虚治法偏于阳虚、气虚者居多，并提出了祛邪、行瘀的治法。后世在阴虚治疗方面则有更为突出的成就。

虚劳治法甚多，不可拘于一家之说，要在详察病机，因证施治，方法自不嫌多，不可专恃药物，气功锻炼、针灸、按摩都可配合使用，而生活起居的调摄，却直接影响预后和疗效。掌握补虚的方法和时机，是治疗虚劳的关键所在。

附方

（1）四君子汤：人参　白术　茯苓　甘草

（2）补中益气汤：黄芪　白术　陈皮　升麻　柴胡　党参　炙甘草　当

归身

（3）牡蛎散：牡蛎　黄芪　麻黄根　浮小麦

（4）四物汤：当归　川芎　白芍　熟地（凉血用生地，活血用赤芍）

（5）当归补血汤：当归　黄芪

（6）人参养荣汤：人参　黄芪　白术　当归　炙甘草　桂心　陈皮　熟地　五味子　茯苓　远志　白芍　枣　姜

（7）拯阴理劳汤：人参　麦冬　五味子　当归　白芍　生地　龟板　女贞　薏苡仁　橘红　丹皮　莲子　百合　炙甘草　汗多不寐加枣仁，燥痰加桑皮、贝母，湿痰加茯苓、半夏，咳嗽咯血加阿胶，骨蒸热深加地骨皮。

（8）黄芪鳖甲汤：黄芪　鳖甲　天冬　地骨皮　秦艽　茯苓　柴胡　紫菀　半夏　知母　生地　白芍　桑皮　炙甘草　人参　肉桂　桔梗　加姜煎。

（9）拯阳理劳汤：人参　黄芪　炙甘草　白术　陈皮　肉桂　当归　五味子　恶寒加附子，泄泻加诃子、肉蔻、木香。

（10）金匮肾气丸：六味地黄丸加附子　桂枝

（11）六味地黄丸：熟地　山萸　山药　丹皮　茯苓　泽泻　敛肺止咳加五味子名七味郁气丸，加麦冬、五味子名八仙长寿丸。相火旺加知母、黄柏名知柏八味丸。眩晕、目力不佳加枸杞、菊花名杞菊地黄丸。肝血虚加当归、白芍名归芍地黄丸。并见肺虚加人参、麦冬名参麦六味丸。合生脉散名生脉地黄汤。

（12）左归丸：即右归丸去附子、肉桂、当归、杜仲，加龟板胶、茯苓、牛膝。

（13）大补元煎：人参　山药　熟地　杜仲　当归　山茱萸　枸杞　炙甘草

（14）河车大造丸：紫河车　党参　熟地　杜仲　牛膝　天冬　麦冬　龟板　黄柏　茯苓

（15）右归丸：鹿角胶　甘杞子　菟丝子　熟地　山药　山茱萸　杜仲　当归　附子　肉桂

（16）龟鹿二仙膏：鹿角　龟板　枸杞　人参

（17）桂枝加龙骨牡蛎汤：桂枝　芍药　甘草　生姜　大枣　龙骨　牡蛎

（18）金锁固精丸：芡实　莲须　潼蒺藜　龙骨　牡蛎　莲子粉糊为丸

（19）小建中汤：桂枝　芍药　甘草　生姜　大枣　饴糖　卫气虚加黄芪，营血虚加当归。

（20）叶氏养胃方：麦冬　生扁豆　玉竹　甘草　桑叶　沙参　此方生谷芽、广陈皮、白术　麻仁　石斛、乌梅俱可加入，燥极加甘蔗汁。

（21）参苓白术散：人参　茯苓　白术（土炒）　陈皮　山药　炙甘草　炒扁豆　炒莲肉　砂仁　苡仁　桔梗

（22）紫菀汤：人参　紫菀　知母　桔梗　川贝　茯苓　阿胶　五味子　炙甘草

（23）百合固金汤：生地　熟地　麦冬　贝母　百合　当归　芍药　甘草　玄参　桔梗

（24）琼玉膏：地黄四斤　茯苓十二两　人参六两　白蜜二斤　先将地黄熬去渣，入蜜炼稠，再将参苓为末。和入，瓷罐封，水煮半日。白汤化服。瞿仙加琥珀、沉香各五钱。

（25）天王补心丹：生地（酒洗）　人参　元参　丹参　茯苓（一用茯神）桔梗　远志　酸枣仁　柏子仁　天冬　麦冬　当归　五味子　蜜丸弹子大，朱砂为衣，临卧灯心汤下一丸（一方有菖蒲）。

（26）酸枣仁汤：酸枣仁　知母　川芎　茯苓　甘草

（27）归脾汤：人参　白术（土炒）　茯神　枣仁（炒）　龙眼肉　炙黄芪　当归　远志　木香　炙甘草　生姜　大枣

（28）炙甘草汤：炙甘草　人参　桂枝　阿胶　生地　麻仁　生姜　大枣

（29）薯蓣圆：薯蓣三十分　当归　桂枝　神曲　干地黄　豆黄卷各十分　甘草二十八分　人参七分　芎劳　芍药　白术　麦冬　杏仁各六分　柴胡　桔梗　茯苓各五分　阿胶七分　干姜三分　白蔹二分　防风八分　大枣百枚为膏，右二十味末之，炼蜜和丸，如弹子大。空腹酒服一丸。

（30）大黄䗪虫丸：大黄十分（蒸）　黄芩二两　甘草三两　桃仁一升　杏仁一升　赤芍药四两　干地黄十两　干漆一两　虻虫一升　水蛭百枚　蛴螬一升　䗪虫半升　右十二味末之，炼蜜为丸，小豆大，酒饮服五丸，日三服。

（31）陈大夫百劳丸：绵纹大黄四钱　乳香　没药　当归各一钱　人参二钱　桃仁（去皮尖另研如泥）　䗪虫　水蛭各十四枚　右为极细末，炼蜜丸桐子大。

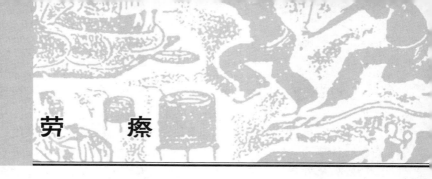

劳瘵

概说

劳瘵是具有传染性的慢性虚弱疾患，古时称之为"传尸"、"尸疰"等。有关劳瘵的症状和治疗，早在《内经》、《难经》及《金匮要略》中已有记载，但那时都包括在虚损或虚劳等篇中论述；后来，《肘后方》认识到此病的传染及变化无端，而与虚劳有所区别，论曰："累年积月，渐就顿滞，以至于死，死后复传之旁人，乃至灭门。觉此候者，便宜急治之。"可见此时对劳瘵的传染及预后已观察甚详，并指出了早期治疗的重要性。

《千金要方》把尸疰等列入肺脏病篇，《外台秘要》骨蒸传尸等篇，对劳瘵的病因病理、症状变化、治疗、预后、摄养之道，都有进一步的发挥，并客观地认识到此病无问长少都易传染。《济生方》论劳瘵说："夫劳瘵一证，为人之大患。"更指出"五劳六极之症，非传尸骨蒸之比。"至此，已非常明确地把虚劳与劳瘵划分了界限。

【评讲】 劳瘵往往是虚劳的转归，它与虚劳的不同在于传染性，至于虚劳有无传染性，还待今后观察。

从概说中可以看出，劳瘵与虚劳为初合而后分，到晋、宋、元时才比较明确具体。

疾病范围问题：

疰：崔知悌《崔氏别录》："骨蒸病者，亦曰无辜（疰）……无问少长，都染此疾，婴儿之流，传注更苦。"

《外台》："小儿得此病，更为痛苦。"

以上俱为疰积劳，而为劳瘵应有一症，是否与面红颧红合并出现，未敢肯定。

痰火：《红炉点雪》"夫痰火者，劳瘵之讳名"。因此痰火具体症状，即为劳瘵的具体症状。而我们一般认为痰火劳为痰与火相合，有咳有喘，其老痰固结相当浊厚，但不腥臭，与肺痈不同，甚至有生瘰疬、嗜食（沉于高粱肥甘）而消瘦，此在劳瘵中亦有，但不敢肯定为瘵证。

病因

1. **瘵虫** 关于劳瘵的病源，自宋元以来，已有瘵虫之说，如《直指方》云："瘵虫食人骨髓。"《医学入门》有"传尸、蛊瘵之证，父子兄弟，互相传染，甚至绝户"的记载。

2. **气血虚弱** 古人认为气血虚弱，是导致本病的根本因素。造成虚弱的原因很多，有伤于七情，有情欲无节，酒色太过，或病后失调等。本病往往内外因互为因果，身体衰弱的人，就容易传染，《古今医统》说："凡此诸虫……人将气绝，则从九窍肤腠飞梭而出，着于怯弱之人，日久成劳瘵之证。"这种说法，与《内经》"邪之所凑，其气必虚"的理论相符合。

【评讲】 气血虚弱，作者隐隐侧重在色欲方面。

着于怯弱人的机理——《内经》："勇者气行则已，怯者则着而为病。"

【又评讲】 补充瘀血问题：

苏游："传尸之候……死在须臾，而精神尚好……干皮细起，状如麸片。"其中干皮细起，为《金匮》中主治干血劳的大黄䗪虫丸的主症肌肤甲错的另一描绘，由此可见，传尸（即劳瘵）的病因之一是有瘀血。

喻嘉言："虚劳之证，《金匮》叙于血痹之下，其机理为劳之极而血痹不行者，血不脱于外，而蓄于内，蓄之日久，周身血走之隧道，悉痹不流，唯就干涸……气之所过，血不为动，徒蒸血为热，或日晡，或子午，始必干热，俟蒸气散，微汗而热解，热蒸不已，瘵病成焉。"这里《金匮》叙虚劳于血痹之下，大指为：虚劳→干血→骨蒸→瘵病。日晡潮热，实证虚证俱有，而子午潮热，只有虚劳才有。这也可见瘀血与劳瘵分不开。

姚国美："若因血痹而生虫者，则又名传尸痨，以血痹不行，新血不生，瘀积发热，热蒸腐化，虫得蕃殖。"姚氏以血痹为瘵虫的繁殖条件。

辨证

关于类似劳瘵症状的记载，如《内经·玉机真藏论》曰："大骨枯槁，大肉陷下，胸中气满，喘息不便，内痛引肩项。"

【评讲】 其症劳瘵有，虚损有，虚劳亦有之。

《金匮要略》："马刀侠瘿者，皆为劳得之。"

【评讲】 据考据，马刀为生于腋下的瘰疬；侠瘿为生于项旁的疱瘤。

记载较详的，则首推《外台秘要》，如救急骨蒸候说："初著盗汗，盗汗以后，即寒热往来；寒热往来以后，即渐加咳；咳后面色白，面颊见赤如胭脂者，团团如钱许大，左卧则右出，唇口非常鲜赤。"这不但指出劳瘵的典型症状，并说明了它的发展过程。

【评讲】《外台》叙症中，盗汗、寒热往来，虚劳亦乎有。寒热往来后即渐加咳（先寒热往来而后咳），这一叙症如果比较确实的话，那么，从文献看来，就与虚劳（此为先咳而后潮热）有别。这样，瘀血一因就更有加的必要。

劳瘵有往来寒热，应当解释为气血不和。但也有属临时外感而营卫不和的，其中虚劳气血不和应当从血弱气尽（虚偏多）去体会；而瘵证则应当从瘀阻气机则寒，气蒸血分则热去体会。

面白颧红，唇若涂朱。虚劳发展至阴虚有火时亦乎有，但不及劳瘵明显、突出。是否是劳瘵初起就有而虚劳发展至最后才出现，临床上也似乎是这么一回事，还应留待以后观察。

左卧则右出，在临床上也可留意。

又引《崔氏别录》说："其为状也，发干而耸，或聚或分，或腹中有块、或胸后近两边有小结，多者乃至五六。"这又进一步描述了劳瘵病的症状。

【评讲】《崔氏别录》所叙症状在劳瘵中是有，而且临床多见，但个人以为在无辜疳中更多，然痨瘵是否与无辜疳有关，据文献记载看来好像无辜疳就是劳瘵。

上面《外台》所叙症状，与此所叙是否会合并出现呢？个人以为颧红唇赤则未必发干而耸，而发干而耸也未必颧红唇赤。

葛可久《十药神书》说得更为全面，如"呕血吐痰，骨蒸烦热，肾虚精竭形羸，颊红面白，口干咽燥，小便白浊，遗精盗汗，饮食难进，气力全无"等。

【评讲】葛氏叙症中的"呕血"：劳证的大出血甚至因出血而致的窒息这在临床上多见。这是否为涌吐出血，而呕血在临床上则少见。其中形羸一症，劳瘵较虚劳出现要早而且突出。

小便白浊：一为尿后出精；一为尿如脂膏；一为尿如米泔。结合劳证有消渴，因而小便变化有可能。而小便白浊到底为上述哪一种，留待以后观察。

这里叙症中，骨蒸、形羸、颊红面白，为劳瘵主症。

虚劳兼现消渴亦乎有，但非主症，而劳瘵若以小便白浊为主症，则消渴会合并虚劳，个人不敢肯定。

劳瘵的主要症状，如潮热、盗汗、咳嗽、咯血、失眠、消瘦等。表现为阴虚火旺之象，所以朱丹溪说，"劳瘵主乎阴虚。"喻嘉言说，"阴虚者十之八九，阳虚者十之一二而已。"

【评讲】此叙症状是为劳瘵的主要症状。但虚劳亦乎有，据此无从与虚劳相鉴别。

劳瘵的突出症状应为骨蒸、羸瘦、面白、颧红如胭脂、唇若涂朱，另外发干而耸，瘰疬较多。（特殊症状：骨蒸、羸瘦、干皮细起，状如麸片）。

其中骨蒸：《巢源》列为五蒸之一，并认为其根在肾，其兼症为"齿黑"（参考材料）；崔知悌认为骨蒸病是附骨热毒之气；苏游认为骨髓中热，称为骨蒸。

朱氏、喻氏二语，符合临床事实。

兹特辨别如下：

1. 辨咳血失音　劳瘵病人，每多干咳咯血，渐至声嘶，为肺阴亏损，金碎不鸣之象。《张氏医通》云："阴虚劳嗽，声怯而槁，先急后缓，或早甚，或暮甚，清痰少气而喘乏也。患者咳血频作，淹缠难愈，劳热失音，相继而来。"

【评讲】　咳血失音，虚劳亦有，但劳瘵出现较早较多。

《张氏医通》中所说的"声怯而槁"，槁为干咳，干咳本应声音高亢，而今反声怯，为进入失音阶段，即无后音了。

"淹缠难愈"：此症虽虚劳中有，但在劳瘵中特别突出，精神忽好转忽困顿，不过也有至死精神如常者。

2. 辨劳热骨蒸　劳瘵发热，往往在午后，所谓日晡热，骨蒸潮热，其初触之不热，久之热感渐甚，与一般潮热，初按皮肤觉热，久按则热反减轻，有所不同，渐至形体日瘦，大肉尽脱。

【评讲】　骨蒸潮热与一般潮热是有区别，在临床上也有事实证明。

骨蒸为劳瘵所特有！而当发现骨蒸就说明其转归为劳瘵则不敢肯定。

3. 辨自汗盗汗　《不居集》说："自汗者属阳虚，腠理不固……则表虚自汗而津液为之发泄也……盗汗者阴虚，阴虚者阳必凑之，故阳蒸阴分则血热，血热则液泄而为盗汗也。"劳瘵患者，一般以骨蒸盗汗为多见，如盗汗不止，阴液大伤，以致眩晕、怔忡、失眠、腰痛、遗精、食少种种虚弱之症，层见迭出，病势日渐恶化。

【评讲】　从劳瘵角度来说，盗汗属阴虚是应有的。

骨蒸盗汗，确为劳瘵证中突出的症状。

《不居集》的解释机理也较好。

治法

劳瘵的一般治疗，当以补虚为主，同时参用杀虫，《医学正传》提出的治疗原则是："一则杀其虫以绝其本，一则补虚以复其真元。"杀虫药如雄黄、麝香、獭肝、百部之类，在临证上更宜重视补虚治法，而补虚治法中，又偏重于养阴方面。

【评讲】　百部用于劳瘵方面有较好的效果。（个人只是在虚劳方面使用过，有效果）。

獭肝，个人在学习时对此产生过信念，但临床上未用过。省肺结核防治所于近四五年来对月华丸进行了实验观察，情况不清楚，而月华丸中就有獭肝。

麝香，个人以为劳瘵病因中之所以要加瘀血，从内科眼光看来，劳瘵脱离不了瘀血，甚至为其主要原因。所以麝香就不专用在杀虫方面，就是对于瘀血来说仍可推荐。

雄黄，文献明文都有杀虫记载，但在阴虚劳损证中就不好用，然而又不能因此说它不合用。

补虚治法中偏于养阴方面，非常合理！

兹录主要方法如下。

1. 滋阴润肺，止咳化痰法　月华丸[1]为主方，主治体弱干咳带血者，《医学心悟》说："滋阴降火，消痰，祛瘀，止咳，定喘，保肺，平肝，消风热，杀尸虫，此阴虚发咳之圣药也。"并可酌用保和汤[2]、太平丸[3]、润肺膏[4]等方。

【评讲】　月华丸治阴虚火旺劳证有效果，而对于劳瘵就似乎更合理，因为方中有獭肝、百部，故对杀尸虫就更有道理。

2. 滋阴清热，退蒸敛汗法　秦艽鳖甲散[5]、当归六黄汤[6]为主方，主治劳热骨蒸，颧红盗汗，或兼有自汗；但脾胃虚弱，食少便溏者慎用。

【评讲】　此两个主方显得一般化，其缺点在于：秦艽鳖甲散中的地骨皮、鳖甲对于阴虚火旺、似疟非疟合理，但嫌其滋阴力薄弱；当归六黄汤为治阴虚盗汗名方，但不一定要全部请到，因为对虚劳来说，并不一定能全部接受吸收。

又如补肾益精，补脾健胃，补心宁神，补肝养血等法，均宜适当配合使用（方详虚劳篇内），并可酌用白凤膏[7]、补髓丹[8]等，为调补脾胃之法。

【评讲】　补虚与虚劳一样。

白凤膏在临床上疗效并不大。

此外，劳瘵除药物治疗外，宜重视休养，《医学入门》指出："不幸患此疾者，或入山林，或居静室，清心静坐，专意保养，节食戒欲，庶乎病可断根。"这说明了劳瘵患者要多注意饮食起居，精神等保养之法。同时，也必须重视营养疗法，多食鳗鲤、雌鸡、鸭子、羊肉、羊肾等血肉有情之品。

【评讲】　劳瘵应重视休养，虚劳亦乎如此，其中入山林效果尤著。

对劳瘵的预防，历代医家也早已重视，如《古今医统》："最不可入劳瘵之门。"另有雄黄擦鼻以防传染之法。

【评讲】　补充崔氏灸法：

崔氏："又骨蒸病者……纵延时日，终于殂尽。余昔忝洛州司马，尝三十日灸活一十三人，前后差者数逾二百。"苏游谓膏肓俞，崔氏穴法，"若闻早灸之，可否几半，晚亦不济也。"

结语

有关劳瘵的文献记载，在古时大多包括在虚损等篇中，自《肘后方》始以其有传染性，从虚损中划分出来。

劳瘵的病因，外因以传染为主，内因以气血虚弱为主，但劳瘵之得病，二者往往互为因果。

劳瘵的治疗，以补虚杀虫立法，并重点介绍《十药神书》的方药，以备选用；同时应注意营养及生活起居，善自调摄；并可结合针灸、气功等疗法。

附方

(1)月华丸：天冬　麦冬　生地　熟地　山药　百部　沙参　川贝　阿胶　茯苓　獭肝　三七

(2)保和汤：知母　贝母　天冬　款冬花　天花粉　苡仁　杏仁　五味子　甘草　马兜铃　紫菀　百合　桔梗　阿胶　当归　地黄　紫苏　薄荷　百部　水煎，入饴糖一匙调服，食后服，日三次。

(3)太平丸：天冬　麦冬　知母　贝母　款冬花　杏仁　当归　熟地　生地　黄连　阿胶　蒲黄　京墨　桔梗　薄荷　白蜜　麝香　为细末，和匀，先下白蜜搅匀，入麝香，略熬二三沸，丸如弹子，每日三食后细嚼一丸，薄荷煎汤，缓缓化下。

(4)润肺膏：羊肺一具　杏仁　柿霜　真酥　真粉　白蜜　先将羊肺洗净，次将五味入水，灌入肺中加水煮熟食之。

(5)秦艽鳖甲散：秦艽　鳖甲　柴胡　当归　地骨皮　青蒿　知母　乌梅

(6)当归六黄汤：当归　黄芪　生地　熟地　黄柏　黄连　黄芩

(7)白凤膏：白鸭一只　大枣二升　参苓平胃散一升　陈煮酒一瓶　将鸭去毛，取出肠杂，拭干，次将枣子去核，每个中纳入参苓平胃散末，填满鸭肚中，以麻扎定，用砂瓮置鸭，文火慢煨，将陈煮酒三次添入，煮干，然后食枣子，阴干随意取用。

(8)补髓丹：牛脊髓一条　羊脊髓一条　团鱼一枚　乌鸡一只　四味制净，去骨存肉，用酒一大碗于砂瓮内煮熟擂细，再用大山药五条，莲肉半斤，京枣一百枚，霜柿十个，四味用井水一大碗，于砂瓮内煮熟擂细，与前熟肉一处，用慢火熬之，加入阿胶四两，黄蜡三两，研成膏子，和平胃散末、四君子末、知母、黄柏末各一两和匀，入白蜜熬为丸，如梧桐子大，每服百丸，不拘时，枣汤送下。

关于肺痨的补充材料（提纲）

1. 概说　肺痨包括在虚劳中，虚、损、劳三者关系密切。
2. 病因　分内外因两种：外因——劳虫；内因——体虚；七情因素；房室问题。
3. 肺的生理病理　肺主气，司人之呼吸功能。
4. 肺与各脏腑的关系

肺与心：肺主气，心主血，故劳瘵临床症状会有心悸、失眠、心烦、盗汗、健忘。

肺与脾胃的关系：脾气散精，上归于肺。故肺痨临床症状可见到肌肉消瘦、大肉下陷、面色㿠白、少气懒言。处治可用补土生金方法。

肺与肝的关系：肝藏血，故肺痨病吐血比较常见，其吐血有为肝阳旺盛所致。临床上可用平肝养阴药。

肺与肾的关系：肾藏精，而精来源于五谷精华又赖肺的化生，故肺痨病人临床上可见两颧红、骨蒸劳热。

肺与大肠的关系：互为表里，临床上也是如此，治大肠可以间接治肺。

5. 肺痨的生理病理

劳损病理：一为从下传上，一为从上传下。

上损：①肺；②心；③肾。　　　下损：①肾；②肝；③脾。

6. 肺痨的临床分期

初期——临床表现轻微，没有什么自觉症状，但有些感觉疲乏，精神不太爽快，食欲减少，再进一步干咳，咳嗽无痰或痰粘，胸痛、潮热、心悸、渐瘦，咳嗽中带血丝，面色不太润，妇女月经不调。

中期——临床症状明显，经常性咳嗽，痰多很稠，甚至黄色块状，潮热很明显，食欲不太好，咳血次数较多，胸痛、盗汗、失眠，临床体征消瘦，妇女月经闭止（肺两侧有较多的病变，甚至有很多空洞）。

末期——身体更瘦，呼吸急促，动则气喘，大肉消脱，声音嘶哑，大便溏泄，食欲很不好，脉细数。

7. 肺痨的诊断

望：脸瘦、额纹、眼睛血丝改变，眼内上皮血丝增多，神色萎靡，面红仅在两颧，唇红如涂朱，舌质绛红干，舌中间有些纵沟。

闻：声音嘶哑、咳嗽、喘息，语言不很有劲（晚期）。

问：主要问其是否与慢性咳嗽病人接触，其次既往健康情况，时间很重要，再次感冒是否经常发作，经常是否咳嗽，经过什么治疗检查，问临床症状胸痛、发热、咳嗽。

切：从整个情况来看，很难讲。肺痨脉细弱，有时会数，弦数有力，还有浮芤脉。

8. 辨证论治

(1)肺痨的辨证分型：A. 阴虚　B. 阳虚　C. 阴阳两虚

阴虚（肺阴虚）：喘咳痰血，黄痰块状，咽干、胸痛

肺痨活动阶段——以阴虚为主　静止阶段——阳虚较多

(2)肺痨的治疗原则

A. 扶正 { 甘温益气 —— 参、芪

甘寒滋阴 —— 沙参、玄参、生地、麦冬、阿胶、石斛、花粉、熟地

补脾、补肝、补肾

B. 祛邪①

9. 经验体会

(1)黄连素：苦寒清热泻火解毒，临床上对初中期特别在阴虚火旺的情况下效果较好，服药后还可增进食欲。

(2)白及：性味和平，适用于治肺结核，于肺痨末期止血作用显著。

注：

①原件补充材料脱失。

血证（吐血 衄血 便血 溺血）

概说

【评讲】 唐容川的《血证论》论述丰富，值得参考！

凡血液不循常道，而溢出于体外的疾患，称为血证。因此，血证的范围很广，本篇仅以口、鼻、二便出血为主作出讨论，不包括虚劳病中的血证。

【评讲】 书中的定义，只为血证的一部分，即失血。

不循常道在概念上可概括为不循经脉这一常道，溢出体外只是血证一部分，并非血证全部都是溢出体外的，如癥瘕痞块就不如此。

虚劳病的咳血为慢性病的转归，故咳血中有因阴虚火旺的原因，此处说不包括虚劳的血证，仅仅是因为此是临时性产生，不如虚劳作为慢性转归而致。

血证的范围很广，此处是除外伤、妇产各科，为专指失血，而且还仅限于常见疾患。

血为水谷之精气，运行经脉之中环周不息；倘脉络有所损伤，则血溢于外，妄行于上，见于口、鼻、耳、目；流注于下，出于二阴。

【评讲】 血溢于外，可理解为溢出经脉之常道，并不一定要排于体外。

故《灵枢·百病始生》篇说："阳络伤则血外溢，血外溢则衄血；阴络伤则血内溢，血内溢则后血。"

【评讲】《百病始生》篇中的那两句话成为后世医家谈血证机理的根据，阳络伤而致衄血，其实呕血、咳血亦然。可见读经典著作，决不可死于句下。阴络伤而致后血，后血为大便出血。

然血属于阴，非阳气不能运，气为血帅，血随气行，

【评讲】 历代医家均相沿上说，所谓"血不自行，因气而动。"气行血行，气滞血瘀，此为人身的一般常例，若外伤的血瘀阻而气滞则是例外。又相传的点穴法，其越是高明，越会阻气。

故张景岳指出血证之由，惟火与气，谓"动者多由于火，火盛则迫血妄行；损者多由于气，气伤则血无以存。"

【评讲】 张氏"血证之由，惟火与气"这两句话，包括内容很大，需要明确。

中医致病因素很多，如外感六淫、内伤七情，还有病理产物，如痰、饮

等，而他却武断认为只有火与气，同时历代医家都同意这一说法，由此说明它的概括性是很大的。外感六淫中只取火，而其他几淫在临床均可产生血证。

如：寒证血证——表寒闭热会衄血。

热本身会出血。

湿证血证——火为湿遏可以出血。

燥——肺燥也可以出血。

阴虚——肺阴虚会咳血。

阳虚——龙雷之火妄动，血出而涌，吐血成块，喉间漉漉，需用肉桂引火归原。

气虚——远血证的黄土汤（气虚不能摄血）。

因此，无论六淫、七情，均要联系到火才可致出血，虚证阴虚有火，阳虚也要牵涉到龙雷之火妄动。

气虚不能摄血，其中火比较不明显，故提到惟火与气。

唐容川氏对血证研究得很好，其钻研结果，首先强调到气，气为血生化来源，气为血之动力，气脱血亦脱（气不能摄血）；血脱气亦脱（血脱气无以依附），以此明确张景岳"气伤则无以存"这句话，就可以知道补血当首先补气，行瘀亦要行气的道理，因而更好指导临床医疗实践。

血证也有属于虚寒的，《千金要方》说："亦有气虚挟寒，阴阳不相为守，荣气虚散，血亦错行，所谓阳虚者阴必走是耳。"就临证所见，血证总不外阳盛阴虚，属于热者为多，至于虚寒之证，一般较为少见。

【评讲】 阳虚者，阴必走，为气虚无以摄血，则血无以依附。

临床中属热者居多，虚寒证比较少见，然困难倒在于辨，若阴虚火旺者则易辨难治，而虚寒出血者则为难辨而易治。

在临证中有面红，身大热，反欲近衣，脉浮大而虚（空），彻夜不寐，一派热象，其实大寒（抄者按"证象白虎烦渴甚，脉大而虚宜此煎"，当归补血汤可否针对于此）。

一、吐　血

病因

凡离经之血由口而出的均称为吐血，其血或来自肺；或来自胃；或来自咽喉，可分咳血、吐血、咯血三种。

1. 咳血　由于外感风邪，肺有燥热，气失清肃，或暴怒气逆，木火刑金，导致肺络受伤而咳血。

【评讲】　上述两种(外感风闭燥热及木火刑金)虚劳证亦可有,只是在病史上有别:一为产生于短暂,一为慢性转归。

2. 吐血　由于酒食过度,胃有积热,或怒气伤肝,肝横乘胃,导致胃络受伤而吐血。

【评讲】　酒食伤胃,包括煎炒厚味。

3. 咯血　由于肺热,心包火旺,或阴亏虚火上升所致。

【评讲】　这其中隐隐包括了历代医家两种不同的说法:

(1)肺燥咽干会咯血(浮热为出咽,较浅)

(2)少阴肾阴不足(浮躁为出肾,严重)

这里前者说得太轻,而后者又说得太重。

辨证

1. 咳血　以血从咳嗽而出或痰中带血为主症。

【评讲】　咳嗽而出是指咳出之物尽是血。

(1)外感风邪,肺有燥热,喉痒咳嗽,或痰中带血,口干鼻燥,有头痛发热等外感症状,脉象浮数。

【评讲】　"喉痒咳嗽"后,加"或咳尽血"。

喉痒咳嗽——此为风邪特征。

口干鼻燥——此为燥邪特征。

上述症状并不一一俱有。

(2)肝火犯肺,肺失清肃,咳嗽痰中带有血,胸胁牵痛,头痛火升烦躁,但无发热现象,脉象弦数。

【评讲】　胸胁牵痛——为肝木乘肺的主症。也就是肝气不疏的主症。以肝为主的病变主症是——胁痛、脉弦。

2. 吐血　以血从呕吐而出为主症。

(1)胃有积热,兼见脘闷或痛,唇红口臭,嘈杂便结。舌苔黄,脉滑数。

【评讲】　以胃为主的病变——唇(胃主唇,经脉挟口还唇)红口臭、嘈杂、脘闷或痛。

(2)肝火乘胃,心烦善怒,口苦胁痛,少寐多梦。舌质红,脉弦数。

【评讲】　肝与心包同经故心烦。

肝志为怒。木生火故口苦。

3. 咯血　以一咯即出为主症。

时时咯血,或略有咳嗽,火升面热,咽喉干燥,有阴虚火升之象。舌质红,脉细数。

【评讲】　补充一点为痰中带血珠或带血丝。

上面叙症未分原因。

脉细数为阴虚火升，若浮躁、浮热则未必出现。

浮热可见全部面红。

肾阴虚——颧红，出血，咳嗽并不费劲，但不咳则已，一咳则很费劲。

咳血与咯血较为近似，张景岳说："咯血在于喉中微咯即出，非若咳血、嗽血费力之甚也。大都咳嗽而出者出于脏，出于脏者其来远；一咯而即出者出于喉，出于喉者在其来近。"则咳血与咯血之鉴别，主要以咳而费力者为咳血，一咯即出者为咯血；前者血来自肺，后者血来自喉；但也不可拘泥，必须全面辨证，才能作出确诊。

【评讲】 上面只能作为大致说法。

治法

1. 咳血 外感风邪，肺有燥热的，宜祛风清肺，凉血止血，用桑杏汤[(1)]、四生丸[(2)]等。如肝火犯肺，宜平肝清肺，前方加黛蛤散[(3)]、丹皮、黄芩等。

【评讲】 这与感冒、虚劳中所谈的没有重复，因为机理相同，故治法亦同。

2. 吐血 胃有积热的，宜清胃泻火，用金匮泻心汤[(4)]，肝火乘胃的宜兼泻肝火，前方加龙胆草、丹皮、山栀等。同时，均可用十灰散[(5)]以止血，如不止者用花蕊石散[(6)]，《金匮要略》有："吐血不止者，侧柏叶汤[(7)]主之。"此方寒温同用，引血归经，如吐血不止，阴伤及阳可以斟酌应用。

【评讲】 用花蕊石散为其血证前后，往往有瘀停留。

血证在中医来说，并不勉强去止，如大脱血用独参汤，这与其说是以为止血，不如说是助气以摄血。热伤阳络也是用清热止血。

一般大法，如寒者热之，热者寒之，应该明白，只有这样，才可做到可与立，亦可与权。

侧柏叶汤一般说为寒温并用，火伤阳络何以用热药炮姜炭呢？而且这种配合少量的炮姜炭于大队凉药中仅起反佐作用，不得以寒温并用论。然即使就以为是寒温并用，其理由何在？应该说这是属于寒温并用，因为吐血出于中焦，而脾胃居中焦属土脏，其喜燥而恶湿，火伤阳络，脾虚不能摄血，非温脾不可，还有火被湿所郁，也需要辛开苦降才能发生作用，否则其火反大，所以一定要辛开。准此，干姜芩连人参汤辛开苦降，寒热并用，是一个止血好方。

3. 咯血 属于肺热的，宜清疏风热，用桑菊饮[(8)]加减，如心包火旺，前方加黄连、山栀等。属于阴虚火炎的，宜滋阴降火，用沙参麦冬汤[(9)]加生地、丹皮、海浮石等。

【评讲】 黄连在血证中是一味好药，栀子炭亦是。

肾阴虚火旺而咯血的，到虚劳证中去找方。

此外，如藕节、茅根、竹茹、仙鹤草等凉血止血之药，均可随证加入。又如暴吐血，血出如涌，色鲜红的属血热，宜清热凉血，用犀角地黄汤(10)，同时服京墨汁及藕汁等，并以参三七研细末调服；外治用附子饼贴涌泉穴亦可。血出过多而见脱象，急服独参汤(11)以图挽救。

【评讲】 这里仅仅是指出一些止血比较有效的药。

三七可以化瘀，而止血不可不注意化瘀这一问题。

二、衄 血

衄血有鼻衄、齿衄、耳衄、舌衄、肌衄等，其中的鼻衄、齿衄为常见。

病因

1. 鼻衄

（1）肺素有热，或风热所侵，迫而为衄者为最多。

（2）饮酒过度，或阳明热盛，亦能迫血妄行。

（3）肝阳素旺，或肾水不足，水不涵木，因而随火上升。

【评讲】 病因（3）于临床上较少。

过去根据经文把它归纳为太阳、阳明两证，这未免教条。

但鼻为肺窍，而太阳、阳明均与鼻有经脉循行的直接关系，所以在经典著作中有它的历史性和局限性，只说到太阳、阳明机制多。温病家出现后，从《内经》出发成为一大派。"鼻为肺窍"才为多数温病家援引出来，这种说法，较以前只谈太阳、阳明机制更切合于临床实际，而且由于鼻为肺窍的解释，就把过去太阳、阳明的机制解释也忘掉了。

鼻为肺窍，因肺热引起鼻衄是比较多，但太阳（如寒闭其热）、阳明（如普通风热、风燥）经脉病变引起的鼻衄亦乎不少，所以二者不应偏废。

其间区别 ⎰ 肺热 —— 咳嗽、鼻筑、涕浓或鼻中觉热
　　　　　⎨ 太阳 —— 兼太阳证
　　　　　⎩ 阳明 —— 兼阳明证

2. 齿衄

（1）胃火上升，或兼感风邪，血随火动，发为齿衄的，最为多见。

（2）肾水素亏，虚火上浮，扰动阴血，亦有齿衄之症。

辨证

1. 鼻衄 以血从鼻出为主症。

（1）属于肺热的，症见鼻燥口干，或有咳嗽；倘肺热感风，可兼见头痛恶风，脉浮数等症。

【评讲】 太阳风闭热——太阳主证（大青龙汤证一部分，恶寒……桂枝证亦有）。

（2）属于阳明热盛的，症见口渴鼻燥，口臭，大便闭结，舌苔黄，脉浮数。

【评讲】 阳明表证并不会有口臭、便秘等，甚至还有头痛。

（3）属于肝阳素旺的，症见头痛眩晕，口干，善怒，脉弦数。如属水不涵木，每见心烦少寐，舌红等症。

【评讲】 心烦少寐，舌红等症在肝阳素旺中亦乎有，而其主要特征是脉细。

2. 齿衄 以牙缝渗血为主症。

（1）属于胃火上升的，症见口臭便秘，齿龈红肿疼痛，衄血鲜红，舌黄，脉数。

【评讲】 便闭未必尽然，临证上甚至有溏而灼热的。

（2）属于阴虚火浮的，症见齿龈红，口不臭，牙浮动，或微痛，衄血淡红，脉细数。

【评讲】 此大多数指肾阴虚火浮。

衄血淡红，确是多见。但也未必尽然。其实最能鉴别的在于：牙根咬下去就酸软，此为肾虚齿痛（实火与虚火尤其是肾虚的鉴别），而无须乎计较血之淡红否。

肾虚有时齿龈并不红。

治法

1. 鼻衄 上焦风热，宜辛凉清解，桑菊饮⁽⁸⁾加丹皮、茅根之类。肺热而无风者，前方去薄荷、桔梗，阳明热盛，宜清热凉血，用玉女煎⁽¹²⁾加减。肝阳素旺，宜清肝泻火，用龙胆泻肝汤⁽¹³⁾去柴胡、车前，如兼阴虚的，再加元参、麦冬之类。鼻衄见于外感热病，往往得衄而解，也称红汗，在伤寒、温病讲义中已经谈到，不再赘述。

【评讲】 龙胆泻肝汤证——肝经风火上升，而柴胡有上升性，故应去掉！否则浊邪乘热上扰清窍而耳聋，这是温病家最怕的。薄荷可代柴胡用，似乎可以疏肝。而若肝有郁火，因郁而发之，故不仅不能去柴胡，而且还要加重，这就要特别注意鉴别。

在鼻衄中，民间验方用丝线扎中指有效。

2. 齿衄 胃火上升，宜清胃降火，用玉女煎⁽¹²⁾加减，便秘加大黄、芒硝微利之。如属阴虚火浮，宜滋阴止血，用茜根散[14]。如鼻衄、齿衄，出血多而不止，其势甚急，可用犀角地黄汤[10]。

【评讲】　一般常规便闭才用大黄，而尤其说是止鼻衄并不一定要等到便闭才用，大黄可以降火，而且非常快，但一定要是实火才行。（大承气之威力在于大黄、芒硝兼用枳朴，而并不是大黄、芒硝本身）。

出血不止，于热证用犀角地黄汤，行；而于虚证亦可用独参汤。肾虚的牙齿痛、齿衄，骨碎补、补骨脂是二味好药，合二味用有好处。

三、便　　血

便血者，血由大便而下，《金匮要略》有远血和近血之分，后世都称为便血，也有肠风、脏毒之名。在临证上就下血之鲜红紫暗，以辨远近，较为切实。

【评讲】　远血和近血在临床上辨别有意义。

病因

1. 虚寒　《金匮》以先便后血为远血，景岳指出："血在便后来者其来远，远者或在小肠，或在于胃。"其病理主要与脾不统血，肝不藏血有关。

【评讲】　这种鉴别很好！

其病理脾不统血，肝不藏血就隐隐含有正虚邪实的问题。

2. 湿热　《金匮要略》以先血后便为近血，景岳指出："血在便前来者其来近，近者或在广肠，或在肛门，"有因于肠热下迫的，亦有属大肠湿热的。肠风、脏毒也归于这类。

【评讲】　解释亦相当贴切。

肠风、脏毒归之于实证，而肠风下血也有虚证的。

辨证

1. 下血紫黯，先便后血为远血。血色或紫或黑，晦而不泽，面色少华，神疲懒言；或兼腹痛，舌淡脉细。如下血鲜紫并见，而症状如前，舌质红，苔薄黄腻，乃属脾虚有寒，肠中兼有湿热。

【评讲】　个人体会：以血质浓为紫，血质稀为暗。紫为浓为热；暗为稀为虚寒。

2. 下血鲜红，先血后便为近血，舌苔黄腻。脉象濡数。如血下如溅，不杂大便，亦称肠风，实为肠热下迫所致。若下血污浊，亦称脏毒，当与痔漏有关，乃属湿热下注所致。

【评讲】 肠风虚实俱有，如症见肛痒、面色少华、脉虚软、血色未必暗，甚至色鲜红或淡，此为肠风属虚者。

治法

1. 属于肝脾统藏失职，宜归脾汤[15]加减，脾寒肠热，宜黄土汤[16]，气陷肛坠，宜补中益气汤[17]。

2. 属于肠热的宜清热凉血，如赤小豆当归散[18]、槐花散[19]等，挟湿的可与苍术地榆汤[20]、脏连丸[21]等。

【评讲】 举得还好。

四、溺　　血

小便出血不痛者为溺血，痛者为血淋，虽溺血有时也会作痛，但不若血淋的滴沥涩痛。本篇以叙述溺血为主，血淋则另详癃闭篇。

【评讲】 血淋除外得好。

病因

1. 下焦有热，《金匮要略》五脏风寒积聚病篇说："热在下焦者，则尿血。"《医学入门》说："溺血乃心移热于小肠。"这是说溺血为心与小肠之热。在临证上也有兼阴虚的。

【评讲】 病因显示有热，热在下焦，心属火，小肠也属丙火，心有热时，脏病传腑，在机理上是顺的，心虽受病，而自己不留着（《内经》"心不受邪"）以移热与自己相为表里的腑——小肠，这个尿血是属热。

尿血只能说是偏实，实并不大，心移热于小肠，从临床或资料看来往往是暑喜伤心，而"邪之所凑，其气必虚。"因此可以看出此时"心"是比较弱的了。临床突出表现为脉象虚软或虚数，由此也可体会到尿血算心移热于小肠比较实，但此实仍为偏实，若移热于膀胱会尿血，但成实证则已经就成血淋了。

尿血虽然假道膀胱而出，但其来源是不同的，它是从肾传来较多。

临床上亦有兼阴虚与上述所谓暑喜伤心就有一气一血之别。暑喜伤心，为心气心血两俱不足，若非夏令时则多属阴虚火旺（非气火旺，倘火旺又为血淋了）。

2. 脾肾内伤，脾虚气陷，不能统摄，则血不归经，甚至下元虚惫，肾气不固，则血从下渗，而患溺血。

【评讲】 虚证有两大纲：一为脾虚不能摄血，一为肾关不固（肾为二便之关）。虚证中牵涉到肾多，而脾虚不能摄血比较少见。讲义中着重谈肾阳虚，因为肾阴虚火旺又会发展成血淋了。

辨证

1. 凡溺血兼有心烦失寐，面赤口渴，或口舌生疮，兼有尿道刺痛的，苔薄黄，脉多数，乃属心移热于小肠；如舌质红绛，脉细数的，兼有阴虚之象。

【评讲】　主要联系少阴证来谈。

关于少阴证的问题：有人把少阴证完全理解为阳虚是错的，甚至解释少阴证以阳虚为主，阴虚为变证，亦乎错误。少阴的主证应该是以热为主，最低限度是寒热各半，少阴寒热是并驾齐驱，不过虚寒证容易被认识罢了。少阴的热除理解为急下存阴的实热证外，而理解为虚热则在临床上是很多的。

此处心烦不寐，即为少阴热证（少阴虚热），一般到了心烦不寐，除了具备急下存阴证外，于此完全理解为少阴证是没有错误的。少阴机制中的口舌生疮不少，伤寒中的喉疮，小儿中的舌疮，牵涉少阴绝非少数，甚至简直就为少阴主症。（如猪苓汤证，这无论从临床或材料看来，只有联系少阴虚热才会清楚用下——少阴水脏中虚火妄动。另外，导赤散中，既用生地，又用木通，这亦要联系少阴虚热。）

附：谢双湖①一案：

×××：症见面赤、口干、口眼㖞斜、心烦不寐、小便坠胀不堪，脉细弦而数，治以白头翁汤。

其妙在白头翁一味熄风。

2. 凡溺血兼有食欲减退，精神疲惫，舌淡，脉象虚弱，乃脾虚气陷；如形衰气怯，脉来无神，下元亦虚。

【评讲】　下元亦虚的症状稍欠，补充——腰痠痛，若兼阴虚则有抽掣感。

治法

1. 心移热于小肠，宜清心凉血，用小蓟饮子(22)等，兼阴虚的，宜滋阴止血，用大补阴丸(23)、茜根散(14)等。

【评讲】　小蓟饮子——尿如苏木汁，因而有的干脆就用苏木。

固涩药如鹿角霜（兼行瘀）、桑螵蛸，若专从固涩药角度来谈，有一血一气，一通一固之效。

2. 脾虚气陷，用补中益气汤(17)，至于下元虚惫，宜补摄肾气，用无比山药丸(24)。

【评讲】　可作参考。

结语

本篇讨论了血证中的吐血、衄血、便血、溺血四症，名虽各异，总由于血不循经而妄行，阳络伤则血外溢，阴络伤则血内溢。出血过多，大都色泽不荣，故《灵枢》说："血脱者，色白，夭然不泽。"且亡血之人，因血去过多，则气无所附，而气亦虚，其脉来浮大中空，此名曰芤。失血之脉，细弱和缓者易治，数大弦急者难治。

【评讲】"出血过多……难治"这一段应谨记！

解释芤脉的机理一般可以。浮大——气越虚越上浮；中空——血虚。浮大中空无根——阴盛格阳。

最后两句对于预后很好！这两句不仅可作关于整个病情的预后结论，而且还应有机转的预见性。倘脉象尚有弹指之势或不静（躁而不静 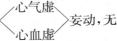 固定数象）这时就考虑其出血未止，从而选方用药时应照顾出血，作出慎重处理。

缪仲淳有这样的说法：

（1）"宜行血不宜止血"，行血乃使血循经络，不致瘀蓄。

【评讲】说明大出血虽宜止血，但可不要一味尽止血之能事。

（2）"宜补肝不宜伐肝"，伐肝则损肝之体，使肝愈虚，而血不藏。

【评讲】伐肝、平肝、养肝之间的区别，这尤其在妇科中界限应当明确。

一切血证固在说不离乎火，但很大多数亦不离乎虚，故缪氏有此说。

伐肝——"苦寒折火"，苦以折之、苦以泄之（还包括破气很甚之义），如青皮、龙胆草之类；

平肝——如石决明、珍珠、白芍等。

（3）"宜降气不宜降火"，气有余便是火，故降气即是降火。

【评讲】此想避免"苦以折之"。

这些经验，在临证上颇有参考价值。吴鞠通根据血随气行之说，主张调治无形之气，尤其在血脱宜益气之时，更足以证明调治无形之气的重要性。

【评讲】治血为什么不能忘记治气，中医对气的认识为原动力，很着重！

附方：

（1）桑杏汤：桑叶　杏仁　象贝　沙参　栀子皮　生梨皮　香豉

（2）四生丸：侧柏叶　生地　生艾叶　荷叶

（3）黛蛤散：青黛　蛤壳

（4）金匮泻心汤：大黄　黄连　黄芩

(5)十灰散：大蓟　小蓟　侧柏叶　薄荷　茜草根　茅根　山栀　大黄　丹皮　棕榈皮

(6)花蕊石散：花蕊石

(7)侧柏叶汤：侧柏叶　马通汁　干姜　艾叶

(8)桑菊饮：桑叶　菊花　杏仁　甘草　桔梗　芦根　连翘　薄荷

(9)沙参麦冬汤：沙参　玉竹　生甘草　桑叶　麦冬　生扁豆　花粉

(10)犀角地黄汤：犀角　生地　丹皮　赤芍

(11)独参汤：人参

(12)玉女煎：石膏　地黄　麦冬　知母　牛膝

(13)龙胆泻肝汤：龙胆草　黄芩　木通　车前子　当归　生地　柴胡　甘草　泽泻　栀子

(14)茜根散：茜根　黄芩　阿胶珠　侧柏叶　生地黄　甘草

(15)归脾汤：人参　白术（土炒）　茯神　枣仁（炒）　龙眼肉　炙黄芪　当归　远志　木香　炙甘草　生姜　大枣

(16)黄土汤：白术　附子　甘草　干地黄　阿胶　黄芩　灶中黄土

(17)补中益气汤：黄芪　白术　陈皮　升麻　柴胡　党参　炙甘草　当归身

(18)赤小豆当归散：赤小豆　当归

(19)槐花散：槐花　侧柏叶　炒荆芥　枳壳

(20)苍术地榆汤：苍术　地榆

(21)脏连丸：猪大肠　黄连

(22)小蓟饮子：小蓟　炒蒲黄　藕节　滑石　木通　生地　当归　甘草　栀子　竹叶

(23)大补阴丸：黄柏　知母　熟地　龟板　猪脊髓和蜜为丸

(24)无比山药丸：山药　苁蓉　熟地　萸肉　茯神　菟丝子　五味子　赤石脂　巴戟　泽泻　杜仲　牛膝

注：
①谢双湖：已故江西著名中医。

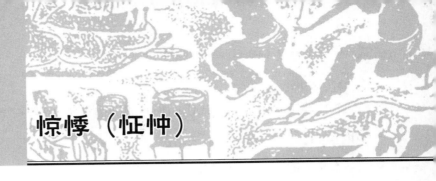

惊悸（怔忡）

概说

【评讲】 此为一个症状，但也可以作为一个专门病种——因惊而悸，这样局限性很大，因为其他原因致悸的不得名惊悸，此仅为悸证中的一种。

悸与怔忡有别（在于有无规律性），怔忡只限心证，悸可心肾并出。

本篇讨论内容心跳（血亏，水饮——心下悸），若专谈怔忡，则水饮包括不进去。

惊悸怔忡，历来医家多认为属于心主不安，与精神因素有关。

【评讲】 就惊悸言，可以归纳为与心主（心包络）有关，也可直接与手少阴心有关，若包括怔忡而言，从中医角度来看就有问题，心主就包括不了。

《伤寒论》中悸、惊悸有明文记载，《金匮》中则专谈惊悸，以前文献没有怔忡一词，所以古典文献中有时悸为怔忡，而有时谈惊悸更为怔忡。

仅就惊悸而言，与精神因素有关。

诚如虞抟《医学正传》说，"或因惊气入胆，母能令子虚，因而心血为之不足；又或遇事繁冗，思想无穷，则心君亦为之不宁。故神明不安，而怔忡惊悸作矣。"

【评讲】 虞氏将怔忡、惊悸相提并论，其中因果关系不够全面，因为大多数只有心血虚而易招致惊悸发作。虽然临床上也有因惊悸引起心血不足的，但骤然大惊，并不因心血虚而发生的惊悸于临床少见。

从怔忡角度来看，操劳过度，思想无穷是对的。

偶因惊恐而心悸，其证为暂为浅。怔忡本无所惊，自觉心中惕惕动而不宁，其来也渐，其证较深。但惊悸怔忡有时难作严格区分，因惊可生悸，而悸者易惊，怔忡亦有因惊悸日久而成者，故二者常有密切的联系。

【评讲】 惊悸与怔忡的发病机理是一又是二，偶因惊恐而心悸，然怔忡本无所惊，故两者是有区别。不过，两者机制有时大多数都关乎心血。

从悸一证来看，偏重气血两虚、心脾两虚，而怔忡则偏重心血虚，因此病之深浅比较未必都尽然。

在临床上，尤其于妇科中，因悸易惊比因惊而生悸要常见得多，由此可见，虞氏那段话的因果关系只说到一部分。明白这点，临床用药就不致一味镇心（如用龙、牡、朱砂、琥珀等），还应兼顾养血。

惊悸日久而成怔忡，有这样一回事；但亦有怔忡与悸两者分家的。

病因

本病之成因，可分为下列几点：

1. 心血不足 阴血亏损，血少则心失所养，神气不宁而成悸，是以《济生方》说："夫怔忡者由心血不足也。"《丹溪心法》说："怔忡者血虚，怔忡无时，血少者多。"

【评讲】 上文说悸，下文引怔忡，因为古典文献未有怔忡一词，故两者往往混用。

所引机理至产生持续性怔忡即可，而悸亦有心气虚者。

怔忡无时——为不持续性怔忡。

2. 阴虚火旺 肾水素亏，水不济火，以致心肝之火上升，扰乱心神而为悸。

【评讲】 只涉及肾脏水亏火旺而不着重心时，往往发生悸，而不致发生怔忡，虚火上下，或作或止，故怔忡与悸的轻重之别未必尽然。

3. 阳虚饮逆 心阳不足，因虚而悸；或心虚而饮邪上逆，水乘火位而为悸。故《金匮要略》说："凡食少饮多，水停心下，甚者则悸。"成无己说："其停饮者，由水停心下，心为火而恶水，水既内停，心不自安，则为悸也。"

【评讲】 这与怔忡、惊悸不是同一机理，虽然心包受到扰乱，但其扰乱因素不同。

结合痰饮只能把它作为心下悸的病因，而不能作为惊悸的机理，更不能作为怔忡的机理。

《金匮》的那段话并不能解释心阳不足，因虚而悸，而只能作为解释心虚、饮邪上逆的机理。

成无己的那段话，亦是解释水气凌心的心悸，并非解释心阳不足，因虚而悸的机理。

心阳不足，因虚而悸的理论根据见《伤寒论》条文：

"发汗过多，其人叉手自冒心，心下悸欲得按者，桂枝甘草汤主之。"

"汗家，重发汗，必恍惚心乱，小便已阴疼，与禹余粮丸。"

4. 突受外惊 突受外惊，得之耳闻大声，目见异物，或遇险临危之后，惊惶不定。《内经》所说："惊则心无所倚，神无所归，虑无所定，故气乱矣"，大率指此。

【评讲】 这是一个规规矩矩的惊悸，其余的很难作惊悸论，只不过是血虚易产生惊悸而已了。

【又评讲】 怔忡、惊悸、痰饮上逆心，心气空虚，突然遇险，俱应分清楚。

辨证

《金匮要略·惊悸吐衄下血胸满瘀血篇》曰："寸口脉动而弱，动则为惊，弱则为悸。"《医宗金鉴》释为："盖惊自外至，惊则气乱，故脉动而不宁；悸自内惕，悸因中虚，故脉弱无力。"这是从脉证辨别惊与悸之不同，亦可作为辨证上之参考。

【评讲】《金匮》中所提到的动脉与后世所说的动脉（滑疾相兼）有别，此处就不一定滑疾相兼，只可解释为不静。因为滑疾相兼则必有力（但又非像鼓指那样），而动而弱就不一定滑疾相兼，不静为一时出现的数象。不过，不静往往从两方面言：一从至数言，一从脉来势言，倘惊恐太过而血又不虚，可见滑疾相兼有力，还有因惊恐太过而引风痰入心包，也会出现滑疾相兼的动脉，然而这两者在临床上均少见，因为卒受惊恐的在临床上究竟少见。临床上往往多见的是血虚而受惊悸的。《金鉴》的解释好！它说明悸的诱因很有力，而受因的又往往为血虚之人，因此，有力的刺激会扰乱心神，然心血虚又往往易受惊，从而联系起来说明了血虚易受惊而发悸的发病机理。

兹从上述病因，分列其症状如下：

1. 心血不足　其症心悸不安，夜寐不宁，面色无华，舌质淡红，脉多细弱；甚则心动悸、自汗出。

【评讲】这实在为心脾不足、气血两亏，因为光心血不足，临床上会有火旺的情况，而此处却无，这是笔者从贫血角度来理解这一问题。

夜寐不宁——并非张目不眠，而为易醒多梦等情况。

面色无华——或有淡黄。

甚则心动悸，此为心血虚，包括炙甘草汤证在内。

2. 阴虚火旺　其症心悸健忘，头晕，目花，耳鸣少寐，舌质红绛，脉象细数。倘虚中挟痰则见舌苔黄腻，脉象滑数。

【评讲】在阴虚火旺中很难插入痰一因，因为一虚（脉细数）一实（脉滑数）相差甚远。

临床上有心悸、健忘、头晕、目花、舌苔黄腻、脉象滑数等症状的，此为风火挟痰蒙蔽心包。

阴虚证中的舌红绛，绛色未必有，只有红就行，绛少见。

3. 阳虚饮逆　其症面白少气，食减体倦，自觉心中空虚，惕惕而动；甚则形寒肢冷，舌淡白，脉虚弱无力；倘水气凌心，则头眩心悸，口渴不饮，小便短少，胸脘痞满，脉多沉紧。

【评讲】面白少气，食减体倦一症可有可无。

自觉心中惕惕而动，不如改为"欲叉手自冒心"。

此叙症前段为心气空虚，其中甚则形寒肢冷等症还有关肾虚成分；后段倘水气凌心以下等症为痰饮心下悸。

4. 突受外惊　其症惊悸烦乱，坐卧不安，饮食无味，寐中多梦，常惊魇而醒，脉象弦滑。

【评讲】　此叙症一般还好。

饮食无味一症可有可无。

其脉弦滑，包括有本不血虚而卒遭大惊或惊恐太过而引痰入心包的成分。

治法

本病一般以虚证较多，实证较少。

【评讲】　对怔忡、惊悸说来，虚证较多、实证较少是对的。

在治疗上，如心血不足的，宜养血安神，用归脾汤[(1)]、镇心丹[(2)]等；倘脉来结代，心惕不安，宜养血益气，辛润通脉，用炙甘草汤[(3)]；阴虚火旺的宜滋阴清火，如天王补心丹[(4)]、朱砂安神丸[(5)]等；阳虚饮邪上逆，宜通阳蠲饮，用茯苓甘草汤[(6)]；

【评讲】　阳虚与饮邪上逆的方药未分清楚，茯苓甘草汤能胜任饮邪上逆的一证，但却不能胜任阳虚所致之证。

如卒然受惊，宜镇惊安神，用桂枝加龙骨牡蛎汤[(7)]；

【评讲】　卒然受惊用桂枝加龙骨牡蛎汤不好，因为此汤证为误治后所致之证，而此为卒然受惊。

挟痰热上扰者，用温胆汤[(8)]。

【评讲】　这更糊涂。

结语

惊悸、怔忡都是神志不安的疾患，有感而心动的曰惊，无惊而自动的曰悸；动跃不安，不能自主为怔忡。虽有轻重的不同，但二者有时难作严格区分，固惊可生悸，悸者易惊，怔忡亦因惊悸日久而成。

【评讲】　这是对的。

致病之因，由于心血不足、阴虚火旺、阳虚饮逆、突受外惊，引起心神不安，致成惊悸、怔忡之证。

治疗原则，除上述方法之外，须着重镇心安神如朱砂、枣仁、龙齿、磁石、琥珀等均可随证选用。

【评讲】　治疗原则着重镇心安神，只能指导临床一个方面，却不能解决心血不足这一方面。枣仁是否可理解为养心呢？

朱砂、琥珀、磁石、龙齿四者均为镇心药，其间区别：

朱砂——纯尽为镇心安神；

琥珀——镇心作用小于朱砂，然安神力量却与朱砂同俱，而且还兼有行水作用，在临床上见心虚易惊、梦多，使用朱砂。若脉细软，心虚易惊，浅而频繁，那就只能用琥珀。

另一种心虚，但又见一点小便不利（如肾脏炎又是小便不利者）用琥珀较朱砂好得多。

有肝病的人用朱砂有伐肝之虞，但肝病往往见心神不安的，这时仍可用朱砂。

朱砂与磁石有上下之分：朱砂所镇为心，磁石所镇为肾，纳肾气，合用能使心肾相交，所以在磁珠丸中并用。

龙齿有点涩性，能镇心，若心包不安，重用龙牡亦可。

附方

(1)归脾汤：人参　白术（土炒）　茯神　枣仁（炒）　龙眼肉　炙黄芪　当归　远志　木香　炙甘草　生姜　大枣

(2)镇心丹：酸枣仁　车前子　五味子　麦门冬　白茯苓　白茯神　天冬　熟地　远志　人参　山药　肉桂　龙齿　朱砂

(3)炙甘草汤：炙甘草　人参　桂枝　阿胶　生地　麻仁　生姜　大枣

(4)天王补心丹：生地（酒炒）　人参　元参　丹参　茯苓（一用茯神）　桔梗　远志　酸枣仁　柏子仁　天冬　麦冬　当归　五味子　蜜丸弹子大，朱砂为衣，临卧灯心汤下一丸（一方有菖蒲）。

(5)朱砂安神丸：川连　生地　当归　甘草　辰砂

(6)茯苓甘草汤：茯苓　桂枝　甘草　生姜

(7)桂枝加龙骨牡蛎汤：桂枝　芍药　甘草　生姜　大枣　龙骨　牡蛎

(8)温胆汤：竹茹　枳实　半夏　橘红　茯苓　甘草

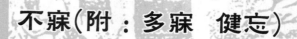

不寐（附：多寐 健忘）

概说

不寐，即一般所谓失眠症。它的症情不一，有初睡即不能入眠；有初睡尚安，半夜即醒；有睡而易醒，时时中断；甚则转侧不安，整夜不能入眠。

【评讲】 甚则一句，指时间短暂而言，但也未必尽然，有时有几个月之久或达一年之长的。

不寐的发病原因虽然比较复杂，但景岳则以"有邪"、"无邪"以括其余，

【评讲】 景岳的这种概括是可以的，即失眠有虚证和实证两大纲，如明显的阳明经燥结证——张目不眠；而虚如心神不安或血不养心或心神浮越等。

他认为："寐本乎阴，神其主也。神安则寐，神不安则不寐。其所以不安者，一由邪气之扰，一由营气之不足。"

【评讲】 他的解释"寐本乎阴"犹言"咳嗽皆出于肺"一样，不得以阴证论。

不寐的原因很多，总的为关乎心神，多寐与不寐俱关乎心神这一主宰。

其营气不足的营气，即是所说本乎阴的问题，因此，营就包括属阴的其他方面（如真阴、血等），而且它还有营卫昼行于阳二十五度，夜行于阴二十五度的这一根据。

肝藏血即为肝藏魂的物质基础，这藏魂、藏血关乎"营卫昼行于阳二十五度，夜行于阴二十五度"的问题，肝不藏魂，则心神不安。

他所说的"邪"，主要的是指痰火、饮食等；"无邪"，主要是指忿怒、悸恐、思虑等。这些都是引起不寐的原因。

【评讲】 所指的痰火、饮食，其局限性比较大些，若分为火（以此代表热，如风热、或风闭热，它们都可能出现心烦，都可以不同程度影响睡眠的安定性）、痰、饮食（如燥结），这样，局限性又似乎小了些。

无邪的"悸恐"疑为"惊恐"。

中医的六淫当作外感的具体分析，内伤七情当作内因的具体分析。而无邪根据这点是就内因来说的，所举的也就是七情，这样局限性就很大（如喜也会失眠），但作为病因来说应该是对的。

个人以为虚，如气虚、血虚、阴虚、阳虚、津血虚、精液亏是当作内因，故于六淫七情之外，还把虚当做病因来记载。而七情可致令虚，虚亦可致令七情易

动，两者是相互因果的，这样就更能实际指导临床。因此，与其在七情中分析，莫若指出其某脏虚更实际、更方便，更好指导临床。

【又评讲】 饮食、二便、睡眠，这无论外感、内伤却一定要问，从这里可辨人体对病邪的抗受力，个人以为"十问"无代表性，没有指导意义，它投伤寒家胃口。

本篇把它总赅为心脾不足、阴亏火旺、心胆气虚、胃中不和与病后虚弱五者加以叙述。

【评讲】 本篇的总赅分为那五个是有事实，不过这里面也包括了作者的习惯性，如心脾不足叙述为贫血，阴亏火旺就关乎肾等，这也大概是对的。

在上述五大纲中，只胃中不和比较容易代表有邪，病后虚弱是指何脏不明确。

病因

1. 心脾不足 张景岳说："劳倦思虑太过者，必致血液耗亡，神魂无主，所以不寐。"林羲桐说："思虑伤脾，脾血亏损，经年不眠。"因为思虑太过，损伤心脾，伤于心则阴血暗耗，神不守舍；伤于脾则食少形瘦，血虚难复。由于血不养心，故成不寐。

【评讲】 心脾不足关乎肝之魂，这又是五行生克问题，因为脾不足则肝木旺（假强），肝木旺则魂不藏。

脾血亏损属于心者多，心不能生血，脾亦无所统，因此脾血分不够，然脾虽统血，但作用以气为主。脾阴不足，一到血亏，直接原因牵涉肝心多，故说脾血生疏。

"因为思虑太过……故成不寐"，这段机理解释得好！分开心脾，有主有次，一为消耗，一为补充。

2. 阴亏火旺 徐东皋说："有因肾水不足，真阴不升，而心火独亢，不得眠者。"沈金鳌又说："又有真阴亏损，孤阳漂浮者，水亏火旺。火主乎动，气不得宁，故亦不寐。"所以，阴虚则志不宁，心火盛则神不安，心肾失交，形成不寐。

【评讲】 此为关乎肾谈真阴、真阳问题：

徐说即为心肾不交，这其中又有着重，一为心火独亢，一为肾水不足，视其谁为主要，时方中的磁朱丸为心肾不交的规矩方，中有神曲以借中土作媒介，很妙！黄连阿胶汤只照顾了心肾不交中心火独亢的一方面。

沈说的孤阳漂浮，只着重在阴虚火旺一边，孤阳漂浮有阴盛格阳的，这不仅不眠，而且躁扰可怕，脸色铁青，小儿则见两头爬（即在床上爬来爬去），这时证情严重，倘用凉药则死如反掌，即使需要反佐，那也应在临床上格拒不受之后，决不可妄用。

沈氏始终只说到阴虚火旺，不但未完全突出心肾不交，而且还未分清其为心火偏亢抑为肾水不足？

【又评讲】　少阴热证很多，连温病亦不能尽少阴之热证，岂但伤寒乎？故只认为少阴为虚寒，其局限性太大了。

3. 心胆气虚　心胆气虚，常为导致不寐的重要因素之一。形成心胆气虚之因有二，一为体质柔弱，心胆素虚，故遇事易惊，夜寐不安，正如《沈氏尊生书》所说"心胆俱怯，触事易惊，睡梦纷纭，虚烦不寐"；一为暴受惊骇，渐致胆怯心虚而不寐。二者每每相互为因。

【评讲】　心血虚易惊，胆气虚就比较怯怒，两者每每相互为因果。

4. 胃中不和　《素问·逆调论》说："胃不和则卧不安。"《张氏医通》说："脉数滑有力不眠者，中有宿滞痰火，此为胃不和则卧不安也。"由此可知饮食不慎，宿滞痰火停留胃中，致胃气不和，也能使人不寐。

【评讲】　此为唯一的有邪因素，而仅以此代表有邪局限性大。

睡眠不安关乎心神，心神不安为有邪气扰乱所致，纵有心血不亏，胆气不虚，仍然不寐。

六淫中的热也会致令睡眠不安，比较严重的则属于内因了，为由表及里。不同的六淫也会干扰，但不严重，而严重则应从内因来说。其机理是胃络上通于心，故胃不和也可以干扰心神，而胃不和又因为中有宿滞与痰火所致。

停留于胃，首先为宿滞较多，其次为胃热、胃火，其局限性就在于：若脾胃有湿，心下有痰饮，即使胃中无热、无火（诊断不足表现），甚至还有寒湿征象，也会阻隔心火，不能下达，从而使心肾不交而卧不安（因为心肾相交，要借中土作媒介），如《内经》中的半夏秫米汤就无火象，而痰饮则有之（病人会主诉睡不着，但又不烦躁）。

宿滞应分宿食与燥结，宿食阻隔，无什么火象而夜寐不安，往往用苦降辛通或温通之法以通其阻滞；燥结则不然，有火象，如三承气汤证。

5. 病后虚弱　《古今医统》说："病后及妇人产后不得眠者，此皆血气而心脾二脏不足。"又《证治要诀》有"病后虚弱，及年高人阳衰不寐"之说。是皆由气血虚弱，心神不宁所致。

【评讲】　病后虚弱一般现象可以是这样，若要指导治疗就要明确指出其为气血虚或某脏虚，故讲义列病后虚弱为一病因又不足以指出其为病因。

老年人及一些神经衰弱之人，会有不当睡而睡，当睡而不睡的，这样就不好称作为不寐或多寐。

《证治要诀》阳虚不寐中的阳虚，非不寐直接原因，只能说明精神不振，倘直接解释则为阴盛格阳的躁扰不安，此为气血两虚，血亏则神不守舍，气虚而又精神不振，气为血帅，血为气母，其中又有因果的关系。由此可以看出，病后虚弱不好指出其为病因，而老年人的不寐为生理衰退，是正常的。

综上所述，导致不寐之因虽多，总以心脾肝肾为主，因为心生血，脾统血，肝藏血。若思虑忧郁劳倦过度，心脾肝三脏血液俱亏，易成本证。肾藏精，精舍志，若肾阴一亏，或恐惧伤肾，精亏而志不定，则能形成顽固性的不寐证。

【评讲】 这段综合，以血分占极大多数，故从心肝来解释不寐是比较直接，脾则较间接一些，而肾则区别对待，至于说肺，则又间接得多，如虚劳虚烦不得眠是主症，若光从肺的机制不牵涉心肝或血分阴分去解释是很难谈的。

肾精亏往往为气血两亏，肾精亏则水亏，水亏就不能上济心火。

本篇所讨论的，是以不寐为主症的，其并见于其他疾病过程中的不寐，不属本篇范围之内。

辨证

1. 心脾不足　面色不华，体倦神疲，饮食无味，健忘心悸，脉细或涩。

【评讲】 所叙症状比较恰当。

脉细为血亏，涩脉有，但不为主脉。

心脾虚弱其脉多见虚弱、虚濡或弦（脾虚肝旺）。

脉细弱可为主脉，但细弱之外的虚濡或弦仍属多见。

2. 阴亏火旺　头胀头眩，耳鸣心烦，口干津少，或有梦遗，舌质红，脉细数。

【评讲】 此叙症差不多牵涉虚劳上去了，所欠缺者即为咳嗽或盗汗，这里表明阴虚火旺在笔者来说，只着重肾水亏，而于肝旺则不着重。

头胀、头眩、耳鸣之症见于纯属肾亏的有，如龟鹿二仙膏证的头胀，但究竟比较少见。头胀往往在用脑子时出现，也是龟鹿二仙膏证，然也有兼挟肝风所致的，其间区别在于脉弦与脉细弱。

耳鸣为耳若蝉鸣，可直接从肾脏发病机制（督脉与脑髓海）去理解，用磁石去治耳鸣、聋，则牵涉肝脏比较少，这时肝风、肝火并不旺。然少阳有经脉通路，肝肾为母子关系，临床上很难割裂开，如水亏则木旺多见。

耳鸣有嗡嗡作响的，则兼挟肝风多。

舌质红若仅认为肾精亏损是不太好解释的，只有牵涉到肝火才为舌质红，若仅仅肾阴亏火旺，舌质是不太红也不淡，而舌根干，若牵涉心则舌尖红。

3. 心胆气虚　经常胆怯心慌，触事易惊，梦多，寐易惊醒，脉弦细。

【评讲】 此叙症描绘好！

梦多为肝不藏魂。

4. 胃中不和　由于痰火壅遏的，痰多目眩，口苦胸闷，二便不畅；由于食滞不消的，脘胀嗳气，舌苔薄黄而腻，脉滑数。

【评讲】 痰多目眩，或为清阳不得上升，或为火扰。

二便不畅，若为坠胀则太重，便秘则无。小便或有点不利，此升多则降少。

食滞不消为伤食偏热证，非阳明燥结证，若一般伤食，则脉滑数不一定常见。所举为停痰宿食，以胃为主，紧扣胃不和，并不错误。

5. 病后虚弱　病后虚烦不寐，形体消瘦，面色㿠白，容易疲劳，舌淡，脉细弱。亦有由于病后血虚生热，症见意乱心烦、不得安寐、舌红、脉细数。老年人气血渐衰，夜寐易醒，但无虚烦等症状。

【评讲】　此为心脾两虚，气血均未恢复。

病后血虚生热的症状描绘重了一些，应着重血虚而气并不虚，故心烦意乱不多见。病后或往往为余热未清，或为血虚未复，此不会过分意乱心烦，只睡得不太安定，舌红也描绘重了一些，脉象也更不细数。

老人夜寐易醒是对的。

治法

1. 心脾不足的宜补益心脾，用归脾汤(1)或养心汤(2)。

【评讲】　心脾不足的方药于临床多见。

2. 阴亏火旺的，宜滋阴清火，如黄连阿胶汤(3)、朱砂安神丸(4)、天王补心丹(5)均可选用。

【评讲】　黄连阿胶汤于阴亏火旺中偏重心火偏亢。

朱砂安神丸、天王补心丹于临床上有效。

3. 心胆气虚的，宜养心镇怯，用酸枣仁汤(6)或安神定志丸(7)。

【评讲】　心胆气虚用《金匮》酸枣仁汤很好！此为心气、心血俱不足的主方。

天王补心丹不及酸枣仁汤兼有气虚。

虚烦不得寐不及火旺厉害，其间有别，其现症只是睡得不安，不是彻夜不寐。

4. 胃中不和，由痰火壅遏的，宜消痰和中，用温胆汤(8)、半夏秫米汤(9)等。

【评讲】　一般因痰饮阻隔的不眠用温胆汤（郁热多些），半夏秫米汤（脾胃虚多些）可以。

痰火郁遏的不眠程度严重，有烦躁、头痛、头眩，心中灼热等症。于此，若用上两方不恰当，不仅无用，甚至还有副作用。

5. 食滞不消的，宜消滞和中可用保和丸(10)。

【评讲】　其食滞仅为伤食，保和丸偏于寒滞，且于儿科中多常用。

6. 病后一般可用归脾汤(1)以养血安神。

【评讲】　病后虚弱即心脾不足、气血虚弱，可用归脾汤。

7. 血虚肝热的，用琥珀多寐丸(11)

【评讲】　血虚肝热，用琥珀多寐丸作用不大，按照原来辨证肾精亏，琥珀多寐丸可用，也为急则治其标。

8. 心肾不交的用交泰丸(12)。

【评讲】 心肾不交用交泰丸，无论临床或理论均对，使用也较多，但有偏寒热（肾水不能上济则下有点虚寒，心火不能下达则上有点浮热）。若纯虚而心神不藏则莫若磁朱丸。

附：多寐

多寐一证，《内经》责之阳虚阴盛，因阳主动，阴主静之故。后世医家则认为本证属于痰湿盛者居多，虚弱者次之。

【评讲】 清阳不能上升，精神不振，疲倦思睡，个人以为痰湿盛与虚弱者同样居多。

兹将临证常见之多寐证治分述于后：

1. 雨湿之季，胸闷纳少，身重，舌苔白腻，脉缓多寐者，属湿性，平胃散[13]加芳香利湿之品如佩兰、米仁等。痰多者加半夏、南星等。

【评讲】 此多见于脾比较虚之人。

苔腻，脉虚弱无力或沉迟，此为湿困中焦，清阳不振。

一般谈肝炎前驱症状——食少、疲倦、呕逆，此解释仍为湿胜。

平胃散加芳香利湿之品可以，重则学习李东垣燥湿升阳法，若寒湿偏多则学习《伤寒论》理中之类，虚多则建中之类。

2. 食后困倦欲睡，属脾弱运化迟缓，舌与脉无异常，用六君子汤[14]加味。

【评讲】 脾虚还伴有脸色不华，口中带有唾沫，少神、语声比较低，脉弱或唇淡，六君子汤可用。

3. 病后，或年高之人，神倦食少，易汗，畏寒肢冷，脉弱而嗜寐者，多属阳气虚弱，宜温阳益气，可用理中汤[15]或补中益气汤[16]。

【评讲】 此叙症用补中益气汤更合适，若有恶寒则用理中汤。

4. 此外，热病愈后，津液得复，人必恬睡，醒则清爽，自与多寐不同。

【评讲】 这句话指出得好！这种嗜睡，醒后清爽与昏沉思睡的多寐有别。

附：健忘

健忘是由于脑力衰弱而引起，在医籍中亦称善忘或喜忘。朱丹溪说："此证皆由忧思过度，损其心包，以致神舍不清，遇事多忘，乃思虑过度，病在心脾。"

【评讲】 朱说思虑过度，病在心脾为一大纲。

心脾两虚多属气血两亏，健忘为一精神状态，心藏神，当然以心为主，气血方面，当然以血为主，但其中亦有偏于阳虚、偏于气虚的方面。

血虚，血不养心，神志不宁；气郁心火不宣，黯然伤神，此为二种机理。

汪昂说："人之精与志皆藏于肾，肾精不足则志气衰，不能上通于心，故迷惑善忘也。"

【评讲】　汪说又为一大纲。

此为肾精不足，精生气，气生神，精不足则神气无所来源，肾藏志，为作强之官，伎巧出焉，此只有精力充沛之人方能。

健忘本并不关乎智慧，而只关乎记忆，但记性亦乎靠精髓之是否充沛，当精足髓强脑海满则智慧足而记性亦乎足，更何况肾藏精主骨为脑髓之海。

肾与脑通这一生理机制为今后应发掘的课题，从临床上现症说明这点并没有疑问，治疗针对补肾精是能相对起些效果。因此在中医看来，其通路是以督脉与脊髓为通路。（近代生理学是否承认，待看）。

由此可知，健忘多由心脾及肾亏而起。盖心脾主血，肾主髓，如忧思过度，阴血损耗，房事不节，精亏髓减，致脑失所养，皆能令人健忘。此外，如高年神衰，亦多患此。

【评讲】　中医的记性、悟性只谈到肾，而直接提到脑的较少，有提到脑，如脑海不足空虚——龟鹿二仙膏证，但在林佩琴《类证治裁》中直接谈到了脑关于记忆的机制。高年健忘本为生理现象（衰退），其衰退就是精血衰退，因而脑海空虚，若任督不通，这时就会头倾视深。

小孩也健忘，这也是一个生理状态，亦为脑海发育不足的原因。

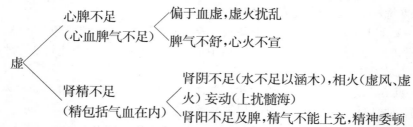

上面是虚的一方面；而讲义未谈及实的一方面，虚证为精血不充经常存在，而实证为病邪居留时有，有的还长时期存在，如瘀血、痰（风火还不尽然。）

以实为主 ——　痰迷心窍 —— 似癫非癫，非痴似痴
　　　　　　　瘀血 —— 时间性；但也有时间很久的

神疲、怔忡、冷汗、失眠——心脾不足（气血两虚）

心烦失眠、小便灼热——火偏旺

梦多，人更倦，面色苍白或萎黄，终日戚戚寡欢，或大便溏，小便清长——心火不宣。

健忘在临证上常与失眠同见，故两者病因证治亦有密切联系。治疗一般以养血补肾为主，思虑伤脾的，宜补益心脾，用归脾汤[1]加减。

【评讲】　归脾汤很合适！

房事不节，时时遗精，致肾水亏损而健忘者，宜用六味地黄丸[17]加五味、远

志之类。

【评讲】 六味地黄丸加五味、远志，方偏肾水方面。

虚火盛风扰动还要熄风，如杞菊地黄丸，或加菊花、石决明等。

无梦遗精，不能用脑，用脑则痛，盗汗、腰足痠软——肾阴不足。

素禀不足，或劳心诵读，以致易忘的，宜孔圣枕中丹(18)。

【评讲】 素禀不足即精血不足。

孔圣枕中丹中龟板可以养肾阴（镇肾），亦可以破瘀血，下死胎；龙骨镇心；远志、菖蒲通心窍，具两通两塞之妙！

遗精太多，导致成白痴之类，曾用此见过奇效。

老年神衰，则以培补为主，但未必应效。

结语

不寐的原因很多，除药物治疗之外，还须安心静养，消除顾虑，寡嗜欲，戒烦恼，临睡前宜少谈话，少思考，避免烟酒，浓茶等品，每日应有适当的体力劳动，这均为预防失眠之有效方法；如单独依靠药物治疗而不注意精神方面之调摄，则难收预期疗效。

多寐之成，历代医家认为属于湿痰盛者居多，虚弱者次之。病后与老年多寐，以补养元气为主。

【评讲】 多寐为神思困倦　　　清阳为湿痰所困——涤痰去饮

虚——补

失眠——为虚性兴奋。

健忘在临证上常与失眠并见，多由心脾及肾亏而起，治疗以养血补肾为主。

附方

(1)归脾汤：人参　白术（土炒）　茯神　枣仁（炒）　　龙眼肉　炙黄芪　当归　远志　木香　炙甘草　生姜　大枣

(2)养心汤：黄芪　茯苓　茯神　当归　川芎　炙草　半夏曲　远志　柏子仁　枣仁　五味子　人参　肉桂

(3)黄连阿胶汤：黄连　黄芩　芍药　鸡子黄　阿胶

(4)朱砂安神丸：川连　生地　当归　甘草　辰砂

(5)天王补心丹：生地（酒洗）　人参　元参　丹参　茯苓（一用茯神）　桔梗　远志　酸枣仁　柏子仁　天冬　麦冬　当归　五味子　蜜丸弹子大，朱砂为衣，临卧灯心汤下一丸（一方有菖蒲）。

(6)酸枣仁汤：酸枣仁　知母　川芎　茯苓　甘草

(7)安神定志丸：茯苓　茯神　人参　远志　石菖蒲　龙齿

(8)温胆汤：竹茹　枳实　半夏　橘红　茯苓　甘草

(9)半夏秫米汤：半夏　北秫米

(10)保和丸：山楂　神曲　茯苓　半夏　陈皮　莱菔子　连翘

(11)琥珀多寐丸：琥珀　党参　茯苓　远志　羚羊　甘草

(12)交泰丸：川连　桂心

(13)平胃散：苍术　厚朴　陈皮　甘草

(14)六君子汤：人参　白术　茯苓　甘草　半夏　陈皮

(15)理中汤：人参　白术　甘草　干姜

(16)补中益气汤：黄芪　白术　陈皮　升麻　柴胡　党参　炙甘草　当归身

(17)六味地黄丸：熟地　山萸　山药　丹皮　茯苓　泽泻

(18)孔圣枕中丹：龟板　龙骨　远志　菖蒲

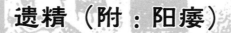

遗精（附：阳痿）

概说

　　遗精有梦遗与滑精之分，梦与女交而遗精的名为梦遗；不因梦感而精自滑出或见色而流精的名为滑精。《景岳全书》说："梦遗滑精，总皆失精之病，虽其证有不同，而所致之本则一。"这说明梦遗与滑精，在证候上虽有轻重的区别，而导致本病的原因基本上是一致的，故本篇合梦遗与滑精二证而讨论之。

　　【评讲】　遗精主要是由于精神活动的结果（占主导），梦遗如此，滑精亦乎如此，两者只是在精（玉）关紧固程度不同而已。

　　遗精的发生，不完全属于病理现象，一般在生理正常的情况下也可发现，张景岳说："壮年气盛，久节房欲而遗者，此满而溢者也。"因此，在成年男子或已婚久节房欲，身体健康，偶有遗精，不能视为病态。

　　【评讲】　这是对的！

病因

　　1. 君相火旺　因用心过度或因思欲未遂引起心神不宁，君火偏亢，相火妄动，促使肾藏精液走泄，正如尤在泾所说："动于心者，神摇于上则精遗于下也。"

　　【评讲】　这句话包括了心、肝、肾。心（君火），肝、肾（相火），由于水火互不既济，则心火（虚火、君火）妄动，而相火则翕然从之。

　　关于相火的名称很多，如肝胆、三焦、命门之火皆是。君火、相火本于人身，而君火适当的旺盛，是属于生理方面。《内经》谓此少火且能生气，而相火一妄动，则为病理方面，《内经》谓此壮火且能食气，如水火互不既济，君火妄动，则相火翕然从之，故两者联系密切，互为因果。

　　五脏之中，心是以火为主，而其他火则不可旺，一旺则偏，一偏则均得以相火论。此处相火是指肝肾之火。

　　相火一动，则使肾藏精液因相火被逼而出（轻车熟道），有人称为火扰精室。

　　临床上擒贼擒王——心神不宁则肾精不固。

　　2. 肾虚不藏　恣情纵欲，必致伤肾，肾阴虚则相火偏盛，而干扰精室，致封藏失职；肾阳虚则精不固，而精液自遗。《医贯》说："肾之阴虚则精不藏，肝之阳强则火不秘，以不秘之火，加临不藏之精，除不梦，梦即泄矣。"《证治要诀》说：

"色欲过度，下元虚惫，泄滑无禁。"前者是阴虚阳亢，后者是阴阳两虚。此外，又有因先天禀赋薄弱而致肾虚不藏的，在临证上亦所常见。

【评讲】　肾虚不藏仍然脱离不了精神活动。

恣情纵欲，必致伤肾，这是总的前提。肾阴虚则相火妄动，火扰精室，《医贯》说明了这点，而且此说比梦与女交更切合临床实际。肾阳虚则精不固，《证治要诀》说明了这点。这两者，前者为阴虚，后者为阴阳两虚，偏于肾阳虚。

其间辨证：

阴虚火旺——梦遗，面色即使不红，也决不会滞黄，为薄白明亮，甚至潮红，手心烦热，可便秘，尿赤，舌尖红或舌尖边红，脉细。

肾阳虚——无梦，面色㿠白，唇淡舌淡，手足冷，可便溏（甚至五更泻），尿清长，脉微。

泄滑无禁——有梦或见色（闻异声、见异色）自遗。

以上总之都为虚证。

【总评讲】　病因中君相火旺与肾虚不藏两者相互关系密切，是一个问题的两个方面。只是有侧重的不同。

"无梦而遗心肾损，有梦而遗火之强。"其中无梦而遗——玉关不固侧重；有梦而遗——为火偏亢（包括湿热下注与君相火旺两种）。不过，临床上不可以此作为诊断，切不可以词（如"强"一字）害意，有梦无梦，这只是说明玉关紧固程度的问题。

以上两种总的为虚多，而下面的湿热下注则偏重实多，有一虚一实之辨。

3. 湿热下注　《医学入门》说："饮酒厚味，乃湿热内郁……故遗而滑也。"

这说明饮食厚味或刺激性食品，致令湿热内盛，扰动精室，发生遗精。

【评讲】　此为实证。此种例子很多，应辨清楚虚中夹实、实中夹虚。在临床上纯虚证、纯实证比较少，但又非全无。

湿热通过高梁厚味来显示，从而说明了遗精有偏实的一方面，也说明了作者的良苦用心，在这以前往往有言其虚而遗其实的。

饮酒厚味，这都是引湿热入三焦之路，其机理亦乎为火扰精室，一般气分上的湿热也可使人遗精，这就是肾与膀胱移热的问题。

临床上虽有肾虚，但还有湿热顽固存在时，就必须苦以坚之，如知柏八味、三才封髓之类，而且这也还是用在偏于肾虚方面。治疗时注意在排除扰动精室的条件的同时，不可过于渗淡利小便以伤其阴。而苦以坚之的方法则可以兼顾两者。

综上所述，遗精的发病机理主要责之于心、肝、肾。肾为藏精之脏，《内经》说："肾者主蛰，封藏之本，精之处也。"精液的走泄，固然是由于肾的封藏失职，而封藏失职之咎，除因肾脏自虚，以致精关不固外；心肝失调，君相火动，也能影响肾的封藏，正如朱丹溪所说："主闭藏者肾也，主疏泄者肝也，二者皆有相火，而其系上属于心。心君火也，为物所感则易动，心动则相火亦动，动则精自走。相火翕然而起，虽不交会，亦暗流而疏泄矣。"他如湿热下注，亦能扰动精室，而致遗精。至若遗泄日久，则肾脏受损至巨，而摄藏无力，即使不为君相二火或湿热所扰，其精液亦每走泄于不知不觉之中。

【评讲】 朱氏说的那段话，肝主疏泄，精微运化，二便排泄，汗的排泄（肝病多汗），精的排泄，俱与此有关。

泄精还要注意督、任脉，一源三歧，同起胞中。

关于暗流与疏泄：

唐容川：天一生水，未必是精，精为先天之源癸水（真阴）与后天水谷之精互相结合而成，癸水先动，龟头上有粘液，此为暗流。

佛家断漏，要做到意不动，这样不仅癸水不泄，而精亦不泄。

湿热下注：肾与膀胱相表里，小便多赤热，湿热有在气分，则热结膀胱而扰精室，若湿热在血分，则不通过膀胱而直接通过肾去扰精室，总之湿热下注，可以由膀胱干扰精室、血室，而亦可直接干扰精室、血室。（腰肾结石为湿热水液混浊，迂回丛薄，沉而蓄积，逐渐变大。俗谚："敌能往，我亦能往。"这样通过清除湿热混浊，如萆薢分清饮之类，就可以不要开刀而把它诊好。）

临证上是有不知不觉泄精的现象，但深入本质来说是有争论的，通过气功治疗反证，无论怎样总为欲火先动起。

【又评讲】 过劳，劳动火亦动，这时确是泄于无形，李东垣论述得好。

辨证

关于遗精的辨证，前人有"有梦为心病，无梦为肾病"之说，其实单凭有梦无梦，并不足为辨证的依据，必须结合患者的健康情况和发病的新久，以及其他脉证，方能全面，因作如下的叙述：

【评讲】 有梦无梦于心火偏强与精关不固有所偏重，两者互为因果，但仍不足为辨证的依据，讲义批评得好！

1. 君相火旺 梦遗居多，寐欠安宁，头晕心悸，脉见小弦。

【评讲】 偏重心神不安，心火偏强而脉见细弦，此说明相火亦翕然从之。

尺脉独细弦，纵使不以其为主诉，而于四十岁以内的人，往往为伤房事遗精之表象，在临床上准确性较高。此说明肝风、肝热下扰精室。也由此可见心肝、肝肾不能分开。

下焦寒凝或热结，也有尺脉细弦而硬的。

2. 肾精不藏 阴虚的，头晕目眩，耳鸣腰瘦，神疲乏力，形体消瘦，脉多细小；阳虚的，面色㿠白，精神萎靡，时时滑精，甚则耳闻亵语，或目见美色，精自流出，脉多沉弱。

【评讲】　阴虚有火，亦有肝风妄动，扰乱清窍，故可见头晕目眩。

阳虚的，还有手足冰冷，时有冷汗，唇淡舌淡等症状。

无梦而遗滑精的，这是比较阳虚一方面的。

3. 湿热下注　口苦口渴，小溲热赤，舌多黄腻，脉见濡数。

【评讲】　要了解虚中挟实、实中挟虚的情况，切不可一味补之。

风湿热症状均可列于此，甚至风湿性关节炎症都可列于此。

上述诸症中，小溲热赤为必然症状，其他则为或然。

治法

本病患者多数是由于思想无穷，所欲不遂，因此注意精神的调摄，自是治疗本病的主要关键，张景岳说："遗精之始，无不病由乎心……及其既病而求治，则尤当以持心为先，然后随证调理，自无不愈。使不知求本之道，全恃药饵，而欲望成功者，盖亦几希矣。"这就说明本病的治疗，不能仅靠药物，首先要保持思想上的安静，其次在生活方面，要适当节制性欲，夜晚进食不宜过饱，少进辛辣刺激性食品；同时，还须进行适当的体力活动。

【评讲】　张景岳一说中肯。

至于药物治疗，可根据上述原因，随证施治，如由于心神不宁的，宜镇心宁神，用安神定志丸[(1)]；由于相火偏盛的，当滋阴清火，大补阴丸[(2)]或三才封髓丹[(3)]。肾虚不藏，宜壮水滋阴，用聚精丸[(4)]或六味地黄丸[(5)]加减。遗泄日久，则兼进固摄，用金锁固精丸[(6)]、水陆二仙丹[(7)]。如肾阳不足，宜温补固涩，可用固精丸[(8)]、斑龙丸[(9)]随证选用。至于湿热下注，自是偏于实证居多，当予分利，可用猪肚丸[(10)]。

【评讲】　治虚用补药须防助纣为虐。

心动火动存在，温补药不好使用，肾阴虚火旺亦乎如此。

此时应先补血、滋阴，潜其阳、镇其浮火，以后平补才行。

用补须在精神安顿好后才可以，而且最后仍须以温补药收功，这样疗效才会巩固。

湿热须记用知柏，苦参等苦坚法。

总之，补与固法很多，可双管齐下，滋阴定志安神或温阳俱可合补用，但若邪多的不宜过补。

结语

遗精是常见的一个证候，虽有梦遗与滑精之分，而致病原因基本上是一致的。在临证上，遗精的发生，主要是由于心有妄思，所欲未遂，其次斲伤太过，导致君相火旺，或肾虚不藏，而致精关不固。因此，注意精神、生活等各方面的调理，是治疗本病的主要关键，正如张景岳所说："苟知惜命，先须惜精；苟欲惜精，先宜净心。"至于药物治疗，如由于心神不宁的，宜镇心宁神，遗泄日久，则肾脏受损，又当参以益肾固精之品；由于阴虚火旺的，以滋补清火为法，日久则继进固摄。若肾阳不足，又当以温补固涩为治。

【评讲】 张氏所说非常透彻，而且中肯！！

附：阳痿

阳痿是阴茎不举之证。

【评讲】 阴茎不举，举而不坚，临阵怯，和阳强不痿均属病态。临床上常见虚的成分有，但并不见得其纯虚就要比其他致病因素的多。因此，我们不应有这种成见——以为这是一个虚证，或再进一步是阳虚证。我们应该进行追问：以确定其为阴茎不举，抑为举而不坚，或为临阵怯，由此而判断其为致病因素还是精神因素。

本讲义谈了虚，也谈了实，而且着重在虚，同时虚中又着重在阳虚，可见未脱一般窠臼。

阳痿的成因，多由于纵欲竭精，或少年斲伤，命门火衰，精气虚寒；

【评讲】 临床上纵欲竭精，少年斲伤的多见，其伤阳固然有，而伤阴亦乎有。纵欲竭精伤阳气比心脾受损更厉害，更善恐。伤肾阴的人亦乎善恐，甚至有点神经质，此种人（阴虚）火不算旺，若火旺则又属于易举易泄了。然命门火衰反倒相安无事。

或思虑过度，心脾受损；

【评讲】 思虑过度非房室不遂而为其他失意。

心脾虚弱之人往往善恐。

或恐惧不释，因而伤肾；

【评讲】 恐惧伤肾为性欲的直接打击，见于临阵怯。

此与思虑过度两种为精神因素占主要。

【总评讲】 以上均居于虚的一大纲。

亦有湿热下注，宗筋弛纵。

【评讲】 临床上湿热下注引起的并不少见，而且往往起于病后，同时比较短暂，可以诊得好！这时就要问清病史，问清现在残余症状，当湿热深入下焦，着于筋脉，形成痿证，与其他脚痿形成机转相同，这时倘用补药就适得其反而无好期。

凡此都能导致阳痿不起。不过湿热下注导致阳痿的病例，在临证上极为少见，张景岳所说："火衰者十居七八，火盛者仅有之耳。"

【评讲】 讲义上说湿热下注所致阳痿极为少见，个人以为未必尽然。其实，湿热下注并不少见。

虚证中阴虚而火不旺盛的亦不少见。

关于本证的辨证及治法, 由于命门火衰的, 多见面色㿠白, 腰足痠软, 头晕目眩, 脉多沉细, 宜温补下元, 可用五子衍宗丸(11)或长寿广嗣丹(12)。

【评讲】 命门火衰还有这样的现象——阴头寒, 手足清冷(直接属于命门火衰), 此在经典文献如《金匮》及临床上也可见到。上次讲的遗精太多而成白痴的亦有此种现象, 这时应温补下元。

壮阳剂于此未作介绍, 可见笔者比较谨慎, 因为它"助纣为虐"、"贪欢取快"、"孤注一掷"以致"一蹶不振"的偏弊。

个人在这里介绍的壮阳剂——阳起石、蚕蛾、淫羊藿; 这些药物应在病人精气比较充足时才可使用, 使用这些药物时还应适当配合养阴填精药, 不必单独使用。

心脾亏损的, 多伴有面色萎黄, 神疲肢倦等象, 宜培养心脾, 如归脾汤(13)。

【评讲】 其叙症为一般气血亏损的症状, 无直接现象。

由于失志忧郁, 长期则相安无事, 这种现象比较多, 治疗时也不必怎样去壮阳, 而应解除其精神因素, 使其愉快。若体虚如气血两虚, 则可用黄芪、当归之类, 而脾虚亦会导致停湿, 这时就应用点远志、菖蒲之类。

恐惧伤肾的, 多见精神苦闷, 胆小多疑, 心悸失寐, 宜益肾宁神, 大补元煎(14)加减。

【评讲】 恐惧伤肾者有神质方面的直接现象。

恐惧伤肾有属于阳虚(同命门火衰), 也有属于肾阴虚的, 如属于肾阴虚, 有需求, 但临阵怯, 而一无所能。

大补元煎的药力不会怎样奏效。

至于湿热下注, 则小溲多热赤, 脉尺部见弦或滑数, 可酌用知柏八味丸(15)加减。若脉弦数, 是肝火偏盛, 又当参用清肝泻火法。

【评讲】 湿热下注中的小溲热赤为主要现象。

肾阴虚挟有湿热的可参效此方。而其他则应根据现症择他方而选用, 完全可以不必用知柏八味丸。

既有湿热, 必须苦以坚之, 完全不应有什么顾虑。

【又评讲】 阳强不痿与肝火有密切关系, 当归龙荟丸和龙胆泻肝汤不仅能泻肝火, 而且能治湿热。实际上此为湿热(热偏重)盛于下焦, 影响肝肾, 并非肝火, 其与一般湿热症状除小溲热赤外, 无非多一个灼热刺痛、癃闭之类, 这必须要从当归龙荟丸与龙胆泻肝汤中去找方。

附: 阳强不痿一案:

×××: 年龄不到四十, 面色瘦削, 唇发紫, 声音嘶哑, 口干, 舌裂、紫酱色，口角糜烂，小便坠胀灼热欲死，此为火旺而阴枯，真阴欲竭，推测为在妓院服春药过剂，精室燥裂所致。

此类问题在唐《千金方》中较多，可参考。

附方

(1)安神定志丸：茯苓　茯神　人参　远志　石菖蒲　龙齿

(2)大补阴丸：黄柏　知母　熟地　龟板　猪脊髓和蜜为丸

(3)三才封髓丹：天冬　地黄　人参　黄柏　砂仁　甘草

(4)聚精丸：黄鱼鳔胶　潼沙苑

(5)六味地黄丸：熟地　山萸　山药　丹皮　茯苓　泽泻

(6)金锁固精丸：芡实　莲须　潼蒺藜　龙骨　牡蛎　莲子　粉糊为丸

(7)水陆二仙丹：金樱子　芡实

(8)固精丸：菟丝子　家韭子　牡蛎　龙骨　五味子　桑螵蛸　白石脂　茯苓

(9)斑龙丸：熟地　菟丝子　补骨脂　柏子仁　茯神　鹿角胶

(10)猪肚丸：白术　苦参　牡蛎　猪肚

(11)五子衍宗丸：枸杞子　覆盆子　菟丝子　五味子　车前子

(12)长寿广嗣丹：生地　萸肉　枸杞　菟丝子　牛膝　杜仲　山药　茯苓　人参　麦冬　天冬　五味　柏子仁　归身　巴戟肉　补骨脂　莲须　苁蓉　覆盆子　潼沙苑　鹿角胶　元武胶　虎骨胶　鱼鳔胶　猪脊髓　黄牛肉　精羊肉　黑狗肉　紫河车　驴阴茎　狗阴茎　雄蚕蛾

(13)归脾汤：人参　白术（土炒）　茯神　枣仁（炒）　龙眼肉　炙黄芪　当归　远志　木香　炙甘草　生姜　大枣

(14)大补元煎：人参　山药　熟地　杜仲　当归　山茱萸　枸杞　炙甘草

(15)知柏八味丸：熟地　山萸肉　山药　茯苓　丹皮　泽泻　知母　黄柏

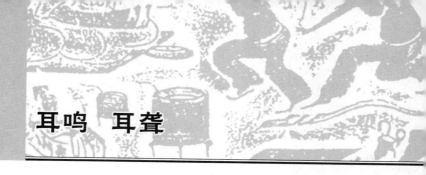

耳鸣 耳聋

概说

耳为肾之外窍，是足少阴肾经所主，如《灵枢·脉度》篇说："肾气通于耳，肾和则耳能闻五音矣。"又《海论》说："髓海不足，则脑转耳鸣。"脑为髓海，肾主骨髓，肾精虚，则脑力弱而失聪。此外，肝火上升，也能引起耳鸣，如《素问·至真要大论》说："厥阴之胜，耳鸣头眩。"此与肾虚者自当有别。

【评讲】 抓住一虚一实，对！但若认为虚就是肾精虚，实就是肝火旺，临床事实未必尽然。

"心亦寄窍于耳"，心血不足、心火旺盛亦乎有关，这是虚证方面的补充。

在实证中少阳风火，湿温中的湿蒙清窍均可导致耳鸣耳聋，其机制分别见《伤寒》与《温病》。

病因

耳鸣耳聋多与肝、肾有关，尤以肾的关系最大。总其原因，可归纳为虚实二类。

【评讲】 详见上按。

1. 肾虚精亏 《内经》说："精脱者耳聋……液脱者……耳数鸣。"说明了肾虚精气不足，都能导致耳鸣、耳聋。

2. 肝胆之火上扰，清窍被蒙，往往耳鸣与头痛并见。皆由情志不和所引起。

【评讲】 一般肝血虚、风火旺同样可以形成，或脑顶痛，或头边痛。

情志不和为怒火伤肝。

辨证

1. 耳鸣 自觉如闻蝉音潮声，或细或暴，过劳或愤怒时，鸣声更甚。此症有虚实之不同，虚者，兼头晕目眩、心悸、腰痠、舌淡红、脉细；实者，兼头痛面赤，易怒心烦少寐，舌红或苔薄黄，脉弦。

【评讲】 声音小如蝉鸣即在肾虚之列，如大如潮声则为风火有余。

肝胆相为表里。少阳风火表现出来实证多，其症是——口苦、咽干、或发热欲呕、鸣声大、目眩。

2. 耳聋　多由耳鸣而来，不闻外声，亦有虚实之别，兼症与耳鸣相似。老年耳聋，由于精气不足，多见于下元衰弱之症。至于暴聋，多属肝胆之火充斥清道，一般无其他兼证。

【总评讲】　湿蒙清窍，其有两种：

寒湿、清阳不能上升——耳鸣、耳聋之苦较少，往往只是听觉不灵而已。

湿热或风湿热——耳闭气，会听到自己的呼吸声，还兼有声如从室中言（发声重浊）。

湿温证其有耳聋，形成机转如何？（容后补充）

治法

治疗上，不必分耳鸣、耳聋，但依肾虚与肝胆火升立治即可。

肾阴虚的，宜养阴潜阳，如耳聋左慈丸(1)、大补阴丸(2)等。下元虚惫的，宜温补肾阳，用补骨脂丸(3)。老年耳聋，可常用河车大造丸(4)。

【评讲】　大补阴丸方好，左慈丸其次，河车大造丸及补骨脂丸不一定有效。

肝胆火旺的，宜清肝泻火，如柴胡清肝散(5)、龙胆泻肝汤(6)等。

【评讲】　湿蒙清窍用柴胡是否会耳聋？

主张用柴胡的，认为柴胡为发表剂中最和平之品，若清阳不升的耳聋，正是要用柴胡，寒湿的就是这样也可以用。若湿浊窍踞阳位，上蒙清窍，用柴胡升阳散火（李东垣语），升阳有之，散火未必，这时要解除湿遏热伏，非透湿于热外，或渗湿于热下不可。若又用柴胡升阳，必致耳聋（因为其散力不够大）。风火旺亦忌用柴胡（因为其升之又升），这时可用薄荷、鸡苏更好。

结语

本病与肝肾有关，而与肾的关系最大。首先以虚实为辨，虚者多为肾虚，治宜补养；实者多为肝胆火升，治宜清泄。初起属实，尚易见功；老年耳聋，皆由精血就衰，必须补养下元，以常服丸剂为宜。

【评讲】　丸剂如安神定志丸之类。

附方

(1)耳聋左慈丸：地黄　山药　山萸肉　丹皮　泽泻　茯苓　五味子　磁石

(2)大补阴丸：黄柏　知母　熟地　龟板　猪脊髓和蜜为丸。

(3)补骨脂丸：磁石　熟地　当归　川芎　肉桂　菟丝子　川椒　补骨脂　白蒺藜　胡芦巴　杜仲　白芷　菖蒲

(4)河车大造丸：紫河车　党参　熟地　杜仲　牛膝　天冬　麦冬　龟板　黄柏　茯苓

(5)柴胡清肝散：柴胡　生地黄　赤芍　牛蒡子　当归　连翘　川芎　黄芩　生栀子　天花粉　防风　甘草节

(6)龙胆泻肝汤：龙胆草　黄芩　木通　车前子　当归　生地　柴胡　甘草　栀子　泽泻

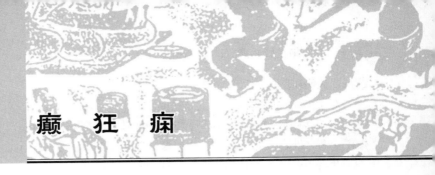

癫　狂　痫

概说

癫、狂、痫三者都是神志的病变。

【评讲】　三者都是神志的病变，个人对此不太同意，因为原因叙述得不够详细。

明代王肯堂将它分为癫、狂、痫三类，认为："癫者或狂或愚，或歌或哭，或悲或泣，如醉如痴，言语有头无尾，秽洁不知，积年累月不愈"；又说："狂者病发之时，猖狂刚暴，骂詈不避亲疏，甚则登高而歌，弃衣而走，踰垣上屋，非力所能。"又："痫发则昏不知人，眩仆倒地，不省高下；甚则瘛疭抽掣，目上视，或作六畜之声。"

【评讲】　王氏的三种分法比较好！

癫证——歌哭无常是主要特征，如泣如诉，积年累月不愈，其中有一定的间隙性。

狂证——描绘突出，狂证多怒。也有阴虚火旺的狂证，得之产后，其他症状与实证无多少区别，只是从病史上去找，临床上应注意大队实证中出现的一些虚象，如火实证本应面红而现面青，即使面红也有虚象的。

痫证——嚼舌吐沫。

但在临证上，每见癫病经久，有时也可能出现狂的现象；狂病经久，有时其状极类于癫，只有在它不同的阶段，出现不同的症状时掌握辨证施治，方能全面。至于痫症，由于它是突然发作，醒后饮食起居如常，其症与前二者显然有别。

【评讲】　由于狂比较容易在短时期内或较长的时间内转为虚证，大概不会。

癫证是一个问题，应注意搜集其文献资料。

病因

癫狂的病因，都是由于情志所伤，所以《医学正传》说："曰癫曰狂，多为求望不得志者有之。"《证治要诀》说："癫狂由七情所郁。"但以其感触之因素不同，所以产生癫狂两种不同的症状。其受邪之处，景岳曾指出是在心、肝、胆三脏。

【评讲】　癫证——求望不得，情志方面占极大多数。

狂证——因情志方面的也较多，不过也有完全不因情志的，如短暂发高烧的发狂，久瘀血的发狂（非短暂）。

对于上两种，医生要占主导地位。

有说文癫武狂，也不尽然，还要根据体质（阴分、阳分）及性质而定。关于癫狂受邪之处，癫侧重在心与心包多，狂侧重在肝胆多。

痫之因，王肯堂认为："肾中阴火上逆，而肝从之"；也有由于在母腹中受惊所致。

【评讲】　病之因，王说有其成分在内。

个人以为应以风痰为主因，风是有肝从之的。

也有由于在母腹中受惊所致，这点很要紧。

个人以为痫证中有两种比较困难：一为在母腹中是否受惊，或在妊娠时吃过怪东西；一为直系亲属与旁系亲属是否有猪婆癫证。其他多数可以根治。

在临床上得自先天的机转：一为出麻疹后消失（如小儿痫证）；一为发育时（男 15～16 岁，女 14 岁）消失；一为妇人产期消失，对于这点，个人无法解释。

痫证与胎产护理有关系，如耳闻异声、目击异物、饮食不正常，就是属于大惊骇、大刺激，对胎儿有一定的影响。其于饮食方面，属于动风、生痰的多些。此外，还与父亲酒后行房有关。

兹分述如下：

1. 癫、狂　癫则多由志愿不遂，气郁生痰，踞扰包络所致。

【评讲】　癫证的病因叙述得好。

癫证——情志为主，气郁生痰也占重要成分。

文癫，火扰的不能说一点都没有，只是不突出，比较突出的为痰的问题，所谓痰迷心窍即是。

狂则多由忿郁暴怒，肝胆气逆，郁而化火，煎熬成痰，上蒙清窍；或由大惊气逆，扰乱神明所致。

【评讲】　狂证病因叙述得一般好。

狂证不一定有痰，反倒是瘀血有一定的成分。关于瘀血，在癫证中亦乎有。

在狂证中，忿郁暴怒，肝胆气逆是主要的。

大惊气逆而发狂的，痰热、痰火的因素占主要。

狂——暴怒为主，火为主，痰可有可无，如大惊气逆，多数为有痰火。

但癫病经久，痰火妄动，即可出现发狂的证候；狂病经久，神志迷糊，也能出现癫的证候。

【评讲】　癫证有时有狂象，但始终不及狂证有力，狂病经久，也会成癫的证候。

癫狂虽会互现，但始终不完全相同，如色、脉、症都不一定完全相同。

2. 痫　可以分两种：先天的——在母腹中受惊所致；后天的——多由惊恐伤

及肝肾，致肝肾火动，水不济火，火灼津液，酿成痰涎，内乱神明，外闭经络，因痰有聚散，故病作止无常。也有体气本虚，水谷难化津微，聚为痰涎，加之阴虚火升，痰火壅盛，成为痫证的。

【评讲】 痫证属后天的，有的火象就不太突出，甚至相反表现为心脾不足，面白、唇淡、舌淡、须用温开、温通药才能起到效果。这是否为火郁发之所致，不得而知。

风可鼓津液成痰而动，而不必借火来鼓动。

痰有聚有散，故病或作或止，除此解释外，或说风势或作或止，其风亦要挟痰的。

个人诊过体虚的痫证，没有发现阴虚火象。

痫证与疲劳因素亦乎有关。

【又评讲】 狂证根据文献资料有不关乎情志的、短暂发作的，临床事实也有，今附一验案以证：

某右：其兄为木排商人，在赣州逃难，其妹产后得了寒热往来、休作有时的病，于是用奎宁截疟，但一截寒热停止，却很快发狂，狂暴的程度至四、五个木排工人都招架不及，当时人事不知，脉与舌都不及看，脸色红，彻夜不寐，大便未解。本来狂多为实证，看其狂暴有力，大便未解，似乎是实证，然其发生在产后寒热退后，同时在一次突然张口中看见舌无苔，不太干，而成裸红色。因此最后诊断为因截疟而热入血室，经水适断，恶露不尽，以致发狂，方药用大队的增液承气，桃仁三钱、夏枯草八钱、石决明一两、熟地八两、蛇胆南星、玄参、麦冬（份量不详）。直至夜晚未解大便，于是乎连进三剂，到夜半方解一点，至黎明仍无显著效果。第二天复诊，脉弱，左手脉弦软，后再进几服，结果不光大便下了，而且恶露亦下来了。这就说明狂证固者有实，应为实中有虚，此案即是虚实夹杂。另外由此也说明，杂病、伤寒、温病原为一家。

辨证

1. 癫、狂 癫的发病，一般比狂症缓慢，发作前，先有情绪苦闷，神志呆滞，然后逐渐语言错乱，歌笑无常，秽洁不分，或默默不言，或痛苦呻吟；常见面色暗滞，喜静喜睡，不饮不食，舌苔如常，或薄腻，脉多弦细。往往经年累月，很难短期痊愈。

【评讲】 癫证叙述得好！前驱时间多点，但喜睡一症含糊，因为临证所见失眠的也多，能喜睡入寐不常见，而睡在床上发呆的也有。

舌苔如常或薄腻不尽然。

脉弦细或虚弦或虚。

很难短期痊愈，系属经验之谈。

狂的发病，比较癫证急速，发作前，每有烦躁易怒，少睡少食，然后突然出现两目怒视，骂詈叫号，不避亲疏，不辨高下，不避水火，持刀执棍，弃衣裸体，踰墙上屋，力大倍于平常；面色多见红赤，喜动不睡，甚至可以数天不睡而精神奕奕。舌苔黄或垢腻，脉多弦滑而数。

【评讲】 狂证描绘比较全面，发作急速。

有少数面色铁青的，要注意。

舌苔垢腻（痰盛）和黄厚（湿浊）。

癫证日久，痰火日盛，也可以出现狂的症状。《灵枢·癫狂》篇说："癫疾者，疾发如狂者，死不治。"这是说明癫病转成狂病，是病情严重的转归。

【评讲】 癫疾初起的亦有成狂，其严重转归（由癫转狂）要分清其虚实。

重阴者癫，属虚多，若因停痰郁热、停湿郁热而产生一些火象，并逐渐增加，则为虚中夹实。

若癫证出现躁扰不安，脉象表现为弦劲"小急者死"（此"急"个人以为非速度而为硬度问题，因此为细弦而硬，当然有力）。虽为文癫，出现这些大虚似实，毫无生机的现症，预后当然不好。

总之，素来表现为文癫，忽然有狂躁发生，值得细辨：或因大便闭结日久；或临时有所刺激；或饮食过暴；或连夜失眠太多，由于上述原因致使狂躁产生，这时就不得援引《灵枢》原文以为死不治。

狂病日久，精神衰颓，也能出现癫的症状，或从此日渐减轻就愈。

【评讲】 狂病日久成癫，甚至从此而就愈，为有经验之谈。

2. 痫　痫病是发无定时，发则突然昏倒，四肢抽搐，面色苍白，牙关紧闭，口流涎沫甚至大小便自遗，并发出异常声音，有似猪羊的鸣声。少顷，即能苏醒。醒后，除了有短时间的头晕头痛，精神疲倦外，饮食起居，都很正常。但时发时止，有一日数发，或数日一发，数月一发，数年一发的。舌苔一般多是薄腻，脉象多见滑数。

【评讲】 面色苍白的多见，也有面红的，此偏热一点。并且可以齘齿。

牙关紧闭——鼓动；若嚼舌吐沫——则不太鼓动。

从脸色、牙关可以了解其开闭程度。

脸色苍白、唇淡、手足冷——温通——生姜。

脸色红、唇紫酱——从凉——竹沥（姜汁对服）。

大小便自遗，一般为虚象多，不过内闭外脱也亦乎有大便自遗的（这是温病家独得的!）并非虚象，而为闭紧。

痫证虚脱少而中风则多。手撒目合、大小便自遗为辨其虚脱的虚象，中风还有脱象。

闭的长短可看其机转。

发作后的情形为经验之谈。

发作时间越频繁（间歇越短），则病势在发展，越稀（间歇越长）则病势趋转稳定。倘吃了药后，打乱其恶性循环，往往会有一日数发，且发作持续时间短暂，此为治疗必有反应，（因为痫以风痰为主，我们驱痰，使其精神紧张，从而发作倒还更频繁），但发作程度较轻（有欲呕欲泻的过程），同时也醒得快。

脉象有弦有弱，有根本不数的。

治法

癫证在发作之初，多属情绪郁结，先宜条达肝气，用逍遥散[1]加半夏、南星、郁金等祛痰开郁之品。

【评讲】 癫证初起，条达肝气，比较合理。但从病源上要辨清或心脾偏多，或肝经气郁偏多，或风痰盛，或偏热等。

痰重——苏合香丸

热重——《局方》至宝丹

解郁如远志、木香、菖蒲、竹沥未尝不可。

体实痰火壅滞，可用吐法，如三圣散[2]，或化痰开郁用白金丸[3]；

【评讲】 关于三圣散见后按。

化痰开郁于痫证倒多用白金丸，因为它能长期服，于癫证还不多用。

镇逆涤痰，宜用加味生铁落饮[4]。

【评讲】 镇逆涤痰，用药合理。

化火欲狂者，用痫证镇心丹[5]，或至宝丹[6]，以清心降火。

倘形证俱虚，用甘麦大枣汤加味法[7]。

【评讲】 形证俱虚，倘虚多，如脏躁，用甘麦大枣汤见效，又若风痰多则不然。

狂证初起，可用吐，下，如三圣散[2]、龙虎丸[8]等。

【评讲】 狂证初起办法很多，因于肝风、肝热、肝火、痰多、燥结，甚至乎有瘀血都应区别对待。如肝风——重镇；肝火肝热——泻肝；阳明燥实——牛黄丸或承气汤。

三圣散涌吐法于临床上反应大，多数不太适用，像这种实证涌吐（盛于中上），如对张子和有研究的会有见效。

小孩发痰痹、痰厥，用（甘遂甘草相反而取得催吐效果！）大剂涌吐。

【又评讲】 对于狂证第一要夺食，第二给以攻伐多（如安宫牛黄、牛黄清心，苦降如瓜蒌实、胆星、竹沥；必要时，大黄、芒硝仍可用）。

倘因情志有关，光靠攻下不解决问题。

对狂证来说，我们比较能占主导地位，这是因为可用攻下之法，但还要在精

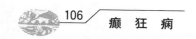

神上予以调剂才行。

在药物上不仅苦寒直折，咸寒润下，重镇熄风，苦降驱痰，兼带芳香开窍都是办法。

实热痰多，宜降火涤痰，如礞石滚痰丸⁽⁹⁾，竹沥达痰丸⁽¹⁰⁾。

【评讲】 痰多实热的——用礞石滚痰丸；若热较轻，不顶重（不太严重）——用竹沥达痰丸。

痫证宜安神化痰，用定痫丸⁽¹¹⁾、痫证镇心丹⁽⁵⁾等。

【评讲】 痫证救急——用热水冲服蛇胆陈皮末亦可。若醒后要使之断根，个人把握不大。

此外，可配合心理治疗，朱丹溪说："癫病狂妄之症，宜以人事制之。"这个方法是值得参考的。其他如针灸治疗，也有显著的疗效。

【评讲】 配合心理治疗，这主要指癫证而言。先贤有用五志所胜，如恐胜喜、怒胜思……等法，不过个人未试过。

针灸疗法有显著疗效这是真的，因为它能通络。

结语

癫、狂、痫，都是属于神志方面的疾病。因此，一般都以癫狂和癫痫并称。

【评讲】 癫痫说法见于近代，个人以为不太恰当。

三者的发病原因，主要是情志所伤与痰火内结。言其症状，癫是语言错乱，歌哭无常，秽洁不分。狂是狂妄刚暴，骂詈叫号。痫是发作无时，突然昏倒，四肢抽搐，口流涎沫，并发出异常声音，醒后一如常人。治疗方面，根据辨证，使用开郁、涤痰、清心、镇逆、安神等法。形证俱实，可用吐下，同时可以配合心理治疗和针灸疗法。

【评讲】 吐下法于狂证有好处，于癫、痫则未必。

附方

(1)逍遥散：当归　白芍　白术　柴胡　茯苓　甘草　薄荷

(2)三圣散：甜瓜蒂（炒黄）　防风　藜芦（宜慎用）

(3)白金丸：白矾　郁金

(4)加味生铁落饮：天冬　麦冬　贝母　胆星　远志　石菖蒲　连翘　茯苓　茯神　玄参　丹参　钩藤　辰砂　用生铁落煎熬，取水煎药，服药后，安神静卧，不可惊骇叫醒。

(5)痫证镇心丹：牛黄　犀角　珍珠　辰砂　远志　甘草　胆星　麦冬　川连　茯神　菖蒲　枣仁　蜜丸，金箔为衣。

(6)至宝丹：犀角　琥珀　朱砂　牛黄　玳瑁　麝香

(7)甘麦大枣汤加味法：白芍　萸肉　白石英　淮小麦　奎枣肉　炙甘草

(8)龙虎丸：犀牛黄　巴豆霜　辰砂　白石　米粉　适量为丸

(9)礞石滚痰丸：青礞石　沉香　大黄　黄芩

(10)竹沥达痰丸：前方加竹沥　半夏　橘红　甘草

(11)定痫丸：天麻　川贝　胆星　半夏　陈皮　茯苓　茯神　丹参　麦冬　菖蒲　远志　全蝎　僵虫　琥珀　辰砂　用竹沥、姜汁、甘草熬膏，和药为丸，辰砂为衣，丸如桐子大。

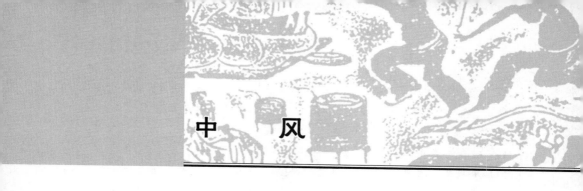

中　风

概说

【评讲】 个人以为本篇编得最好！只病名引文献太多。

《伤寒论》六经中风系直中，以经次顺序渐传入里，其势缓；此中风为卒中，有卒然昏倒之状，其势急，两者涵义不同。中风本身，历代因学术发展，曾经历过许多否定之否定的阶段，其除与六经伤风有别外，本身还有争论，即在病因上是从外入抑从内动，因而对"风"字也有争论。

关于本病的性质问题，最初谈卒中，从《内经》直到仲景，再至《千金》《巢源》阶段，也可以说唐宋以前侧重寒的性质，认为风从外入。河间之后，侧重热的性质，病因风火二字都肯定，但以什么为主，或为外风，或为肝风内动，或为外六淫，或为内六淫，不甚明显。至朱丹溪提出湿痰，李东垣提出气虚，比较能全面指导临床实践。直到今天，比较显著存在的气虚、湿痰、风火，都必须加以注意。

刘河间谈风火，说来说去，归到心火，置"风"字不理，因而喧宾夺主，其他或专谈气虚，或专谈湿痰，于是产生了真中风与类中风的争论问题。

真中风与类中风：风从外入者为真中风，从内动者为类中风，在临床上往往把类中风看成真中风。其实，不理外风，就不知道治中风，尤其于中风后遗。

到了张景岳就来了个非风，其非风实指肝风内动，即类中风，这样就出了偏差。

风论的结论是：此是风，而不是非风，类中风的肝风内动占主要因素，但内外相引也有外风存在。无论其中经中脏，外入内动，两者密切分不开。其机理是：肝者主将，使之候外，所以肝风内外相引。详细问其病史，病人自觉很难分开。

从外入内与从内达外，中医认为这是相互影响的必然规律。从外入内与外风分不开，从内达外，必定有内外相引。中风后遗，有外风内风相引留于经络的机理，就要懂得外风，否则就治不好。

治疗固在要养血，但必须通络，而通络之药皆是祛风之类。所以从外入者，首先要靠这之类的方子。即便纯属肝风内动，到后来遗留半身不遂，也还要了解这种治疗方法（入络搜风，麻黄亦然，大汗如雨，用八钱或一两麻黄治风湿病，重用未必一定表散，轻轻才是走表）。

概言之，络脉空虚则外风易袭，为卒中风邪，肝肾不足则内风易生，为肝风

108

内动，其中以肝风内动为主，而又以风热为主。风有很多兼挟，如湿痰、气虚、火热等。临床上必须注意。

到了清朝，还提出要注意阴虚的情况。

临床诊断时，只须提出风邪卒中或肝风内动。无须乎提出真中、类中之类。

中风是指卒然仆倒，昏不知人的疾患。同时，可出现半身不遂，口眼喎斜，舌强言謇等症状。轻者亦有不经昏仆，突然发作口眼喎斜，或半身不遂。

【评讲】 此要言不烦地叙述了中风的症状及指出其轻重不同的情况。

有关中风的记载，早见于《内经》，《素问·风论》篇说："风中五脏六腑之输，亦为脏腑之风，各入其门户所中，则为偏风。"并述及偏枯、喑痱、喎斜等症状。

【评讲】《内经》所说是属于"直中"范畴。

俞穴在背，奇经八脉病在临床上应用生疏，个人以为，十二经脉病都不能只停留在十二经，要与奇经八脉有关。

俞穴在背，与督脉有关，肝风内动，因督脉会于巅顶，故临床救急多灸或针百会有效。叶天士对此有些研究。

对于直中于里的机制，不联系奇经八脉是不好谈的。中风虽有外风，但不一定有寒热，即使外风，也与由皮毛而肌腠不大相同。

此外，《内经》所述及的类似中风的症状实在不少。

《金匮要略》则以络脉空虚，外风入中为主要病因，复以中络、中经、中腑、中脏分别言其受邪的浅深轻重。

【评讲】《金匮》所述摄其要。指明外风为主的机理——络脉空虚，外风入中。

此络脉空虚，非专荣卫空虚、皮毛空虚之类。治疗方法以填窍熄风为主，重用怀山。

此后，《千金要方》、《外台秘要》、《济生方》等所有关于中风的论述，大多不离这个范围。要之，唐宋以前，虽然认识到中风与内虚有关，但仍偏重于外因方面；

【评讲】《千金》、《外台》、《济生》均不离乎外风直中络脉这一范围，历史事实确是如此。

金元以后，对于中风的学说，是有很大的发展，如刘河间主火盛，李东垣主气虚，朱丹溪主湿痰。

【评讲】 刘河间主火，也并未抹杀肝风，风火相助，不过侧重心火谈问题时很多。

李东垣主气虚（因为其侧重脾胃），朱丹溪主湿痰，均与风有关。中风时痰涎上涌，或未仆倒痹着于经隧，所以有形物质就是湿痰，后遗尤乎如此。

这几家主张在临床上都不可忽视，并且要提到相当重要的地位。

于我们这里（南方），还要加一个阴虚肝风的比较多，然而气虚湿痰的也不会太少。

明张景岳更强调中风并非风邪，创立非风之论。

【评讲】　张氏非风之论，把争论导致迷途，其学说中心——真阴真阳，他想极力纠正肝风非外风，而为虚极（阴虚）所致。

清叶天士认为主要是由于肝阳化风。

【评讲】　叶氏肾阴虚，肝阳化风，是对景岳有所心得的。

肾阴不足，水不涵木，肝阴不足，肝阳偏亢，从而风动，近代对中风的机理解释，叶说影响不小。

张伯龙作《类中秘旨》，引据《素问·调经论》"血之与气并走于上，则为大厥。厥则暴死，气复反则生，不反则死"之说，谓即今之卒中。

【评讲】　张伯龙之说，对病因、病机还找出了论据，从而解释中风机理。对！姚国美亦属此流。

怒则气上，暴厥死，亦乎是这个机理解释。可见此机理并非只能解释卒中，然《内经》中没有任何一个机理比这个更能解释卒中。

不反则死，中风虚脱证多，有不反而死的。

归纳上述各家所言，可知金元以后，对中风的研究，已有很大的进展，治疗中风的方药，也更为丰富。

【评讲】　要提高自己的水平，医学史不可偏废。

病因

中风之病因，虽属错综复杂，但主要是由于内虚，如络脉空虚，则外风易袭；肝肾不足，则内风易生。

【评讲】　错综复杂，为五纲（外风、火盛、内风、湿痰、气虚）互相牵涉，非五纲之多。主要是由于内虚，这句话有分量。

一般说邪之所凑，其气必虚，而此"虚"为根本问题的虚，（如《诗经》所谓"本实先拨"）即景岳所强调的真阴真阳之不足，非一般皮毛、营卫、气血之虚。

"络脉"按《内经》由外而入的机理来看，可见络脉空虚为浅之浅，其实仍与根本之虚有关，这里与桂枝汤的络脉空虚的解释有天渊之别。

肝肾不足，内风易生，此处提到了根本。

事实上存在着内外相引的问题：尽管外风骤入，因为本实先拨，容易引动内风，或内动之风招引外风，否则就不会这样复杂。而应像《瘟疫论》中说的那样渐次透外或渐次传入，如没有内在因素，就不会引贼到这种地步，而没有外风，也不致这样无孔不入，并且留着，形成许多后遗。

其发病机理，可分述如下：

1. 外风　外风之说，始见于《内经》，谓偏枯系属"正虚邪留"；《金匮要略》则在《内经》的基础上更有进一步的阐明，如中风历节篇说："寸口脉浮而紧，紧则为寒，浮则为虚，寒虚相搏，邪在皮肤。浮者血虚，络脉空虚。贼邪不泻，或左或右，邪气反缓，正气则急，正气引邪，喎僻不遂。"这些都说明了络脉空虚，风邪始得从表入里，以致形成喎僻不遂。虽有内虚，便仍偏重于外风。

【评讲】"正虚邪留"的机理，比较突出处在《灵枢·刺节真邪》："虚邪偏客于身半，其入深，内居荣卫，荣卫稍衰，则真气去，邪气独留，发为偏枯。"

经典文献，尤其《伤寒》与《金匮》对"紧"与"弦"往往互用。唐容川解释得好，否则就会看成纯粹外感证。关键在于"浮"不似一般外感的"浮"，此处指鼓指的力量，所以有用"洪"来形容它。所以"寸口脉浮而紧"即可说寸口脉弦而鼓指。一般浮主表，气虚也会浮，但浮而软，若浮大而鼓指且硬（革脉）则已牵涉血分，鼓指则为血虚，此处争论很多。倘纯气虚便不致出现大虚似实的硬象，这说明此时为血气空虚到很大的程度了。

邪气反缓的缓为正虚邪留，正气则急为想驱逐外邪与邪搏斗，故喎僻不遂于邪气反缓相搏的那边。

附引尤在泾对这条的解释如下：

寒虚相搏者，正不足而邪乘之，为风寒初感之证也……血虚则无以充灌皮肤而络脉空虚，并无以捍御外气则贼邪不泻，由之或左或右随其空虚而留着矣。邪气反缓、正气反急者，受邪之处筋脉不用而缓，无邪之处正气独治而急（赵以德说：邪所在之侧则血虚，血虚则经气缓，邪所不在之侧则血和，和之则经气行如度而急），缓者为急者所牵引，则喎僻而肢体不遂。

在临床上，外风至今仍要注意，因为外风存在是事实，另外有内外相引的机理。尤其有后遗症时要有外风的概念，才能够有胆量用大剂搜络去风的药（徐灵胎甚至认为中风后遗要从实证论治）。

2. 火盛　火盛之说，创于刘河间。他认为中风原系心火暴盛，肾水虚衰，水虚不能制火，成为阴虚阳实，热气怫郁，心神昏冒，遂致卒倒而无所知。他又指出心火暴盛之来由，乃系将息失宜，五志过极。清代张伯龙同意河间的看法，提出了"大厥"的说法，认为心肝之火暴盛，则引动血气上奔而成卒中。

【评讲】此处解释了昏冒无所知的机理。

这里强调心火暴盛多（心肾不交、水火不济），而未专强调水不涵木。

张伯龙强调下虚上实，比这更突出，从心点出了肝，较河间说更进一步（叶天士也强调肝阳化风）。

于此，火盛包括了两个机理：

一为侧重解释昏冒无所知——心火暴盛

一为侧重解释卒倒——心肝火暴盛

3. 内风　叶天士认为中风之病因，乃是身中阳气之变动，因肝为风脏，精血衰耗，水不涵木，木少滋荣，故肝阳偏亢，内风时起，所以形成中风。或由于肝阴不足，血燥生热，热则风阳上升，窍络闭塞，亦致仆倒成中风。他的这个论据，虽根源于河间、景岳，但其辨证用药，则颇有发明。

【评讲】　叶天士的内风，以为是身中阳气之变动，非外风，有隐隐否定外风之意。但十分客观的说法还是以内风为主。

$$水不涵木 \begin{cases} 肝阳偏亢（偏实）\\ 肝阴不足（偏虚）\end{cases}$$

叶天士的论据是根源于景岳、河间，但用药很轻灵，以常药治大病，可参看其医案。温病家对《内经》"轻可去着"有独到之处，并非一味平稳之能事。

4. 湿痰　湿痰成中，倡于丹溪。他说："西北气寒，为风所中，诚有之矣；东南气温而地多湿，有风病者非风也，皆湿土生痰，痰生热，热生风也。"朱氏提出热生风的原因，关键还在于湿土生痰，因痰生热之故。我们体会痰热虽非中风之主要原因，但在卒中之时，多见有痰壅气闭之症，究其所由，无非心肝火盛，津液受其煎熬，化为痰浊所致。

【评讲】　丹溪此说，并非否认"风"，只是想极力否认"外风"存在，景岳亦然。丹溪的意思是：湿土生痰→痰郁阳→生热→热极生风（内风）。

湿痰在今天临床上确实是有，而且有"肥人中痰，瘦人中风"之说。

中风分闭与脱两大类，在闭证中，痰占相当的地位。

卒中之时，多见痰涎壅闭之征（声如曳锯，鼾声如雷）、其机理应为风鼓涌其津液成痰，并非火煎熬所致。

5. 气虚　本病的发生，是与年龄体质有关，所以李东垣认为"凡人年逾四旬，气衰之际，或忧思忿怒伤其气者，多有此疾。壮岁之时，无有也；若肥盛者，则间亦有之。"又根据《内经》"阳之气，以天地之疾风名之"，指出"中风者，非外来风邪，乃本气自病。"

【评讲】　李说有独到经验，气虚挟痰的于临床上多见，甚至可以单独成为一型。

如果成见不深，在临床上对于阴虚火旺肝风之类与气虚挟痰是不难鉴别的。

中风与年龄有关是事实。

这里只是强调本虚、气虚，而非外风，其实气虚受外风倒更多。

【总评讲】　病因所述比较全面，因为只是提纲式，议论比较机械，且没有提到其互相牵涉处，然而在临床上这点却更要紧，否则就会孤立地看问题。

辨证

《金匮要略》论中风，主要以轻重浅深为辨，它说："邪在于络，肌肤不仁；

邪在于经，即重不胜；邪入于腑，即不识人，邪入于脏，舌即难言，口吐涎。"

【评讲】　中风于临床分为两大方面：①风火或挟痰；②气虚或挟湿痰。

《金匮》以中络、中经、中腑、中脏来辨别浅深轻重，虽然四者不可分割，然在临床上确有所侧重：

中络、中经——侧重外风，初起表现口眼㖞斜，或苏醒后有半身不遂。（虽侧重外风，也有不尽然者）

中腑、中脏——侧重内风，初起即卒倒昏迷，鼾睡久久不醒；苏醒后又往往不能说话。

《金匮》一文的写法为举一以概其余，如：

不仁包括麻木；身重包括重坠、强硬；

即不识人：从中医来说，与中脏相对，为在心包，若火盛，火扰神明也有关系，心包不光包括风火，亦可包括湿痰。

舌即难言：中脏为侧重心脏，舌为心之苗（气虚舌胀大）；其次脾脉络舌本，再次肝脉亦可使舌卷缩；甚至还关系到肾脏。

口吐涎：为风中廉泉，脾不摄液，亦为风所鼓舞，廉泉开而不闭。

为了便于临证辨别，本节亦分中经中络，中脏中腑加以叙述：

1. 中经中络　是属于中风的轻证，多见肌肤不仁，步履沉重，或不经昏仆，而突然发作口眼㖞斜，半身不遂，偶有猝然仆倒者，亦必昏迷不深，或兼有寒热，肢体拘急等症。

【评讲】　中风轻证，连前驱症状也包括在肌肤不仁内。

步履沉重，此为麻木更甚，湿痰更多，一为身体感到特别重，下肢不听使唤，一为上重下轻，踟蹰不前，如踩棉花一般。

或兼有寒热而肢体拘急：此在南方不多见，大多为无寒热而肢体拘急的。

昏迷仆倒，有中脏之象。

2. 中腑中脏　患者猝然仆倒，昏不识人。轻者也有不经治疗，自然逐渐苏醒；重症即续见鼾睡，口眼㖞斜，半身不遂，舌强言蹇，或竟不语及咽下困难等症状，此时先须辨其"闭""脱"两证，作不同的急救处理。

【评讲】　主症为猝然仆倒，昏不识人。

在中脏中腑中轻重相差很大，轻者昏迷不深，稍微有点感觉，这样苏醒快。

鼾睡为五绝之一，但也不尽然，其实这在风热、风火、风痰中为必俱的症状。

咽下困难为风壅廉泉，痰涎阻塞。

寒热证中风的抢救——三蛇胆陈皮末比较保险。

内闭外脱：把两回事的闭与脱综合在一起，这是温病家的能事，闭与脱现象不同，而有联系。

对闭证的处理，关系到后遗的程度及顽固程度。

两者不同的表现，有如下述：

（1）闭证：两手握固，牙关紧闭，声如曳锯，面赤气粗，脉象洪数弦劲，舌苔黄腻，为闭证中的阳证；若静而不烦，鼻起鼾声，脉沉缓，苔白滑而腻，为闭证中的阴证。

【评讲】　闭证必然会出现——两手握固，牙关紧闭，其余症状如喉间痰重，声如曳锯，面赤气粗比较多。脉象洪数弦劲描绘好！

关于中风的烦象：中风昏迷，何以有烦，阳证的烦象，为有意识或无意识的抗拒。若在阴闭中则无此象，任人搬动，但也有因寒闭而有拘急状态（无意识抗拒），不过这很少见。

鼻起鼾声：若湿痰重声也大，总之不及阳证声大。

脉沉缓：阴证除非气虚突出，挟风痰少，才为沉缓，这时要注意都会弦，都会滑，至少为不数。用沉缓脉来辨别阴证靠不住，这预后多不良。

分别闭证中的阴证与阳证，面色是一个比较重要的：

闭 ⎰ 阳 —— 面红气粗,目合但得开(目赤);
　⎱ 阴 —— 面色铁青(重则有拘急状),一般淡黄,唇不甚红。

而舌脉为分别点的次要所在。

（2）脱证：目合，口开，鼻鼾，手撒，遗溺；甚则面赤如妆，汗出如珠如油，手足逆冷，脉象微细欲绝，舌苔多白滑，此为阳气暴脱之象，最为危急。

【评讲】　在五个脱象中，个人以为遗溺若无意识则病重，有意识则不能断定。如果一仆倒即遗溺，在救治方面那是十分困难。

另外口开如张若鱼口也属病重，难救。如上嘴唇皮不会动，是一般松弛状态，则容有可救。

其余如目合在中风中也并不少，而张目直视也并不多；鼻鼾则在中风中十之八九可见，说不可救，太不尽然。

总之，五绝中死于遗溺者占多数，其余都应尽力挽救，用针灸更好。

下面那几个症状如面赤如妆，汗出如油的出现，提示预后很不好。

面赤气粗并不等于如妆，如妆一为关公脸，一为颧红。

汗出如油，犹如油滴放光，此为阳热阴竭，即使可以苟延残喘，预后也十分不好。此时用滋阴药吞不下去，开闭用局方至宝、苏合香、紫雪，香散又不适宜。

若手足厥冷，汗出如珠，再加遗溺，一为脱象，此为阴寒阳脱，脉象无什么可凭，苔白滑也无用，此时除风用姜汁、竹沥、蛇胆陈皮；除寒用参附。

如果汗出未及如珠，口开不似鱼口，遗溺稍有意识，脉微细欲绝，有救，参附汤主之。

此外，在卒中昏迷阶段，尚须与"厥证"、"痫证"鉴别。除详问病史外，三者的主要症状，有如下不同：

卒中——昏迷时可见到口眼㖞斜，手足偏废，苏醒后多有后遗症状。

厥证——昏迷时多见面色苍白，四肢厥冷，无口眼㖞斜、手足偏废等见症。

痫证——昏迷时四肢抽搐，口吐涎沫，并发出异常声音，苏醒后一如常人。

【评讲】　张伯龙的机理解释也适合于厥、痫，不尽然仅适合于卒中。

厥分晕厥（其可兼有厥冷）和厥冷（不必有晕厥）两种；而厥证如闭倒，一般阴虚风重发厥则未必脸色苍白，如阳虚晕厥，有面色苍白的。

卒中在急救之后，昏迷渐苏，但仍见口眼㖞斜、舌强言謇、半身不遂等症；但也须辨别风、火、痰、虚之偏盛，随证施治。其不同的特征如下：

（1）风盛：头痛眩晕，身麻，脉弦，或见身热手足拘急等症。

【评讲】　风盛包括了内、外风。

上述症状除身热外，其余均为内外风都有。

身热有针对风从外来的，苏醒后有面赤气粗，肌肤灼热的后遗，另一种有寒热残余的后遗。

脉弦——外风直中肝脏，亦以弦为主。

拘急——有的为瘫痪，两者有别。

（2）火旺：头痛、目赤、面红、口燥咽干、烦躁易怒、大便秘结，小溲短赤，舌质红，苔黄燥，脉象弦数而大。

【评讲】　刘河间水不济火，心火偏亢，此包括有肝火在内。

肝火旺 —— 头痛，目赤，面红，脉弦大

心火旺 —— 头痛，面红，可能有目赤，烦躁，咽干口燥，脉大

苔黄燥为大便秘结时有，其症可有可无。

（3）气虚：精神疲倦，心悸气促，懒于言语，小溲清长，脉象弦细。

【评讲】　此为一般气虚叙症，但这还要联系湿痰来看，若湿痰不太重又现这些症状时可视为偏于气虚。

（4）湿痰：面白，痰多，四肢麻木沉重，舌腻，脉滑。

【评讲】　超过四肢麻木程度的半身不遂也多见。

若兼气虚，其脉为虚软而滑。

治疗

【评讲】　治疗问题为在后遗上，这正是困难处。

1.中经中络　风中经络的治法，主要在于养血祛风，流通经络。

【评讲】　最重要的治法——养血祛风，疏通经络，或未经卒倒，或经卒倒后

遗都可用。

初中之时，肢体麻木拘挛，或半身不遂，或口眼㖞斜，均宜大秦艽汤⁽¹⁾，

【评讲】　法对。

或大、小活络丹^{(2)、(3)}；

【评讲】　大小活络丹侧重在疏通经络，若气虚湿痰或湿痰甚，是非此不可，但养血不行，而且有血燥的后遗。即使半身不遂亦不可用。

如见寒热表证者，可用小续命汤⁽⁴⁾；

【评讲】　此方疏通经络好，养血亦不行，而且不一定要兼寒热时才用（凡驱风药，多能入络）。

如属中风后遗证，亦可选用以上各方，并宜益气去瘀，流通经络，用补阳还五汤⁽⁵⁾。口眼㖞斜，用牵正散⁽⁶⁾。语言謇涩，用资寿解语汤⁽⁷⁾。

2. 中腑中脏　卒中仆倒，急宜先辨闭脱，闭者宜豁痰开窍。

【评讲】　闭证机理，与寒包火，湿遏热伏大有区别。

中风闭证除有挟湿痰的湿外，则为痰闭紧急，故开窍一言以蔽之曰豁痰。

其中除气虚脱证谈不到闭外，其余火象、内风、外风均有闭象。虽为阳邪，由于痰重而为痰闭。

（闭不脱，但有后遗；脱不闭。）

如阳闭用至宝丹⁽⁸⁾，局方牛黄清心丸⁽⁹⁾。

【评讲】　阳闭——牛黄清心丸最有效。至宝丹于神昏比较轻浅的可用，因为其开窍力不及而镇静药较多。

阳闭闭得很紧，至宝丹就大嫌其不及，而牛黄清心丸有力，安宫牛黄丸更好！

阴闭用苏合香丸⁽¹⁰⁾，并宜用竹沥、姜汁调灌。

【评讲】　苏合香丸在温开法中力比较弱，尽管如此，它开窍力大而逐痰力比较小。如辨得准确，用稀涎散（猪牙皂三钱切片，白矾八两煅，共研末每服五分，温水调下）就更好！其劫痰力比苏合香丸大，芳香开窍则不及苏合香丸。

姜汁与竹沥：姜汁对竹沥，即使是热证，用竹沥仍要掺点姜汁。中风卒中，其入深，其势急，光凭此有时还无济于事，效力只及三蛇胆陈皮末。

阴闭本着重寒多，故须温开、辛开。

倘牙关紧闭，用乌梅擦牙法，不效则考虑用鼻饲法。

【评讲】　牙关紧闭时用乌梅擦牙于临床不太灵。

不效用鼻饲法，用鼻饲法时仍要辨寒热：

寒证——通关散（猪牙皂角、细辛各等分，研极细末和匀，吹少许入鼻中）
热证——八宝红灵丹　但有时也不必去株守寒热，如热证用通关散，最多不过流点鼻血而已。

如大便不通，用三化汤⁽¹¹⁾。

【评讲】 大便不通，用三化汤于救急法中，个人没有经验。

脱证宜扶阳救脱，急用大剂回阳，以参附汤⁽¹²⁾为主，或加龙骨、牡蛎以固脱。

【评讲】 脱证用参附汤有胆识！脱为阴竭，是汗出如油、面赤如妆，预后虽不好，但未必就脱，不及阳衰立脱的那样迅速。脱在五绝中多阳脱，故治法宜回阳。

救急时，一般见面色苍白，手足厥冷，仆倒，遗尿，脉伏或沉细欲绝，汗出如珠——用参附汤；若一般气虚中风，面色淡黄，手足清凉或不太冷，喉间如曳锯，牙关不很紧，汗出非如油如珠，遗尿稍有知觉——大剂独参汤。

方后或加龙、牡，是消极的，它对于阳气虚很难接受，而且影响救急药发挥它的积极作用，因为它碍痰。又若于内闭外脱，则不为无益而又害之。回阳即所以救脱，《伤寒论》通脉四逆汤就未用龙、牡，若要重镇，还不如用黑锡丹，如苏醒后，脱已回，但汗不止，用龙牡倘还可以。

亦见既见脱证，又见痰涎壅盛，内窍不通，此为内闭外脱，急用三生饮⁽¹³⁾加重人参，以开闭固脱。

【评讲】 内闭外脱，温病家叙述清楚，救此急时应特别注意以下几点：

(1)用消极凝固重镇药，如龙牡之类，只对脱有效，对闭就有妨碍。

(2)切忌芳香，这与温病家救暑闭有些不同，暑闭的内闭外脱可用芳香，而此内闭外脱，有大汗出，本实先拨，甚至可能有牙关紧闭，手足厥冷，芳香对脱有妨碍。倘见牙关紧闭，用鼻饲法中的通关散，要准备四逆加人参或大剂的参，这时才可用。

(3)除辛通外，别无其他办法，而且辛通仍不可辛开太过，仿四逆加人参法。

三生饮俱用生药，辛通力大，必须重加人参以固脱。

经过急救，患者渐转苏醒，若内风重者，则宜滋阴潜阳，镇肝熄风，用大定风珠⁽¹⁴⁾，或真珠丸⁽¹⁵⁾。

【评讲】 急救后，注意其法——滋阴潜阳，镇肝熄风。

大定风珠（其中有阿胶补血）于临床应用有效。然此法与近代学①

偏于火盛者，宜清肝降火，用羚羊角汤⁽¹⁶⁾，或龙胆泻肝汤⁽¹⁷⁾；痰多仍加竹沥，姜汁。若脱证已固，元气仍虚，可以人参煎汤连续服用。痰多宜宣窍涤痰，用导痰汤⁽¹⁸⁾。

【评讲】 偏于虚的，救脱之后，仍见大便溏泻、目合、委顿万忧，用八钱人参合四两怀山连续服用，但要辨清是虚。

气虚直中，其后遗多痰，宜宣窍导痰，胆星、竹沥经常并用，胆星虽温，它除风痰良，南星除痰经过胆制后有入肝熄风的作用，即便于风热证用下去，也未必错误；竹沥偏凉，除热痰多用，用竹沥者必用姜汁，故竹沥虽凉，但有姜汁的辛通，因此二者虽有偏长，无论寒热，都可并用。

中风　　117

深入骨髓、心包可靠麝香；入络除痰为竹沥；纯温性是白芥子。

阴阳两虚者，酌用地黄饮子⁽¹⁹⁾。

【评讲】　地黄饮子作用类似附桂八味，但比较纯补一点。

【总评讲】　总之，中风后遗，只剩下虚的可好解决，所难解决的为痰，麻烦。这是一个重点！

卒中既多危殆，则治疗不如及早预防。罗天益说："凡人如觉大拇指及次指麻木不仁，或手足不用，或肌肉蠕动者，三年之内，必有大风之至。"此即说明中风先兆。倘年在四十以上，而经常见头痛、眩晕、耳鸣、指麻等症，即当留意。治疗方面，仍可分辨其风、火、痰、虚而随证调理。

【评讲】　这里可能为前驱症状，从中医中风为血亏这点来看，这些前驱症状是可以成立的。

总之，一指麻木为中风先兆，因为中医认为血亏为其发病机理，而且一指麻木也可见到是血亏的，这时应该提高警惕，预防应养血熄风。

肌肉蠕动，不及《伤寒论》上肌肉瞤动包括有筋惕的成分。

气虚直中仍然有血虚，否则光气虚不致直中，不过有偏重的不同。

四十岁后的那些症状为虚风现象，血虚可致，气虚挟血虚亦可致，早期治疗为养血熄风。

3. 综合治疗　本病不论中经、中络、中脏、中腑，应以药物和针灸配合治疗，特别是急救时，针灸取效较速。而治疗后遗症，如采取药物、针灸、按摩、气功等综合疗法，效果更佳。有条件的，更应结合西医的检查诊断和治疗方法。

结语

中风一证，在汉唐以前，大都认为外风入中，金元以后，才认识到亦有内风、火盛、气虚、湿痰等错综复杂之因，从而充实了不少的治疗方法。当时虽未明确认识到脑溢血之类的病变，但已不专主外风，而强调内在的原因，是非常可贵的。

所谓外风，系风邪从经络而入，故时有寒热、麻木、拘急等症状可见，治当祛风散邪为主；但邪之所凑，其气必虚，故《金匮要略》、《千金要方》、《外台秘要》等书常有攻补兼施之方，后人亦多仿用。

【评讲】　攻补兼施之方，于我们水平不够，只是跟着用，倘不掌握，尤其于中风后遗症很难治得好。

内风属体内阳气变动，当调节阴阳，使归于平，熄风，清火，化痰，补虚，即泻有余、补不足之具体方法。至于后遗症状，系由邪留经络，气血不通，营卫失调，用药则以流通经络、活血祛风为主。再分别其风、火、痰、虚的情况，进行调理。此证又常有复中可能，尤当留意调摄，而更重要的，凡有中风预兆，必须及早注意服药预防。

【评讲】 此证常有复中可能，尤当留意调摄及发现中风先兆，及早注意服药预防二语，值得重视。

附方

(1)大秦艽汤：秦艽　石膏　甘草　川芎　当归　芍药　羌活　独活　防风　黄芩　白芷　生地黄　白术　茯苓　细辛

(2)大活络丹：白花蛇　乌梢蛇　威灵仙　两头尖　草乌　天麻　全蝎　麻黄　首乌　龟板（炙）　贯众　炙草　羌活　官桂　藿香　乌药　黄连　熟地　大黄　木香　沉香　细辛　赤芍　丁香　白僵蚕　没药　乳香　天南星　青皮　骨碎补　安息香　白蔻仁　黑附子　黄芩　茯苓　香附　玄参　白术　人参　防风　葛根　虎胫骨（炙）　当归　地龙（炙）　犀角　麝香　松脂　血竭　牛黄　片脑

(3)小活络丹：川乌头　草乌头　陈胆星　地龙　乳香　没药

(4)小续命汤：麻黄　防己　附子　川芎　桂心　黄芩　芍药　炙甘草　杏仁　生姜　防风

(5)补阳还五汤：当归尾　川芎　黄芪　桃仁　地龙　赤芍

(6)牵正散：白附子　白僵蚕　全蝎

(7)资寿解语汤：羚羊角　桂皮　羌活　甘草　防风　炮附子　酸枣仁　天麻

(8)至宝丹：犀角　琥珀　朱砂　牛黄　玳瑁　麝香

(9)局方牛黄清心丸：白芍　麦门冬　黄芩　当归　防风　白术　柴胡　桔梗　川芎　茯苓　杏仁　神曲　蒲黄　人参　羚羊角　麝香　龙脑　肉桂　大豆卷　阿胶　白蔹　干姜　牛黄　犀角　雄黄　山药　甘草　大枣　金箔为衣

(10)苏合香丸：丁香　安息香　青木香　白檀香　荜拨　诃黎勒　犀角　朱砂　熏陆香　龙脑　麝香　苏合香　白术　沉香　附子

(11)三化汤：大黄　川朴　枳实　羌活

(12)参附汤：人参　附子

(13)三生饮：生乌头　生附子　生南星　木香　生姜

(14)大定风珠：生白芍　阿胶　生龟板　干地黄　麻仁　五味子　牡蛎　麦门冬　炙甘草　鸡子黄　生鳖甲

(15)真珠丸：真珠母　生熟地黄　党参　当归　柏子仁　炒枣仁　朱茯神　青龙齿　沉香

(16)羚羊角汤：羚羊角　龟板　生地　丹皮　白芍　柴胡　薄荷　蝉衣　菊花　夏枯草　石决明

(17)龙胆泻肝汤：龙胆草　黄芩　木通　车前子　当归　生地　柴胡　甘草

(18)导痰汤：半夏　茯苓　陈皮　炙甘草　南星　枳实

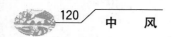

(19)地黄饮子：熟地黄　巴戟肉　山萸肉　石斛　肉苁蓉　炮附子　五味子　官桂　白茯苓　麦门冬　菖蒲　远志肉

注：
①原件以下评讲内容缺失。

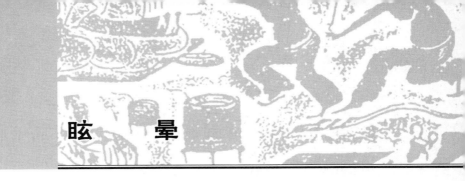

眩　　晕

概说

眩晕，即头晕眼花之意。这种症状，往往并见于各类疾病之中。

【评讲】 八纲中都有眩晕，容待自己举例。

阴证——厥阴寒证

阳证——温病，少阳证

寒证——《金匮》痰饮篇

表证——风温初起，桑菊饮证

历代医家对本症的病因各有不同的说法，《内经》有"诸风掉眩，皆属于肝"的记载。

【评讲】 《内经》一说，指出其病因主要为风。

张仲景指出痰饮也可以导致眩晕，如《金匮要略》上说："心下有痰饮，胸胁支满，目眩。"朱丹溪也认为眩晕的主要原因是痰，所以他说："无痰不作眩。"

【评讲】 由痰饮形成的头眩，可以挟风上犯清空之窍；亦可不挟风，而为清阳被蒙蔽所致。

张景岳认为病人体质虚损为眩晕的一种基本因素，他说："无虚不作眩，当以治虚为主。"

【评讲】 空虚则空穴来风，虚风吸引，或无外风，清阳不得上达亦可眩晕。

现把历代医家的学说归纳为肝肾不足、心脾亏虚、痰湿中阻三种类型叙述。

【评讲】 若以病源提纲，六淫、七情，及有形之邪，如食、痰、水、血、虫、中毒等是否可以作眩？容后补充。

肝肾不足——枯木生风；

心脾亏虚——血不足；

痰湿中阻——清阳不得上达；

以上这三种是眩晕中比较重要的方面。

病因

1. 肝肾不足　肝为风木之脏，体阴用阳，主动主升。若情志内伤，致使肝阴不足，肝阳偏亢，或水不涵木，木少滋荣，皆令风阳上扰，发生眩晕。此属下虚上盛。也有房事不节，肾精亏损，髓海空虚，则上下俱虚，亦令头脑眩晕，即《灵枢》所说："髓海不足，则脑转耳鸣，胫痠眩冒，目无所见。"

【评讲】　下虚上盛中包括有：肝风、肝火偏旺；肝血不足；肾水不足，其俱归纳为风阳上扰，为风属阳邪主动，脉可能现弦象。

上下俱虚，风象不明显，其脉不太弦或细弦。

眩冒有为病欲解的现象（表证乃解）；有为濒死的现象（虚阳上脱——少阴证中），其间差别很大。

2. 心脾亏虚　脾为生化气血之本。若忧思伤脾，脾伤则气血不足，心无所养，营气俱虚，则发眩晕。

【评讲】　其解释依照脑贫血的解释。

思则气结，脾不能主运输，气血无来源，心无所养。

此为血亏而火不旺，即使有风也为虚风窃作。

3. 痰湿中阻　脾胃运化失常，生痰聚湿，致清阳不升，发为眩晕。其间亦有痰郁生热，而成痰火，故丹溪认为"痰因火动"。

【评讲】　脾为生痰之源，津液不运（水谷之气得其用就化为津液，停滞即成湿）就停聚为饮为痰。

痰湿郁遏中焦，上下不能交通（清阳升于上而根于下），清阳不能升于上而清阳之窍空虚，因而发为眩晕。

湿郁生热则属痰火，火盛会引起风动，这就不完全为清阳不升的机理，火盛可煎熬津液成痰，风动火盛挟痰上升蒙蔽清窍。

【总评讲】　上述病因中，肝肾不足和心脾亏虚偏于虚；痰湿中阻为虚实夹杂，若痰因火动又为偏实。

辨证

1. 肝肾不足　风阳上扰，眩晕，耳鸣，心悸，少寐，兼见头痛，面红，甚则如坐舟车，四肢麻木，舌质红，脉弦细而数。

【评讲】　其叙述大多数可出现。

　　肝风重,若火不重,其未必耳鸣。　挟火〈实——声大　虚——耳如蝉鸣

肝风上鼓——心跳；血虚不能养心——心悸。

头痛偏于风火；面红偏于热。

如坐舟车，四肢麻木，此为血亏肝旺。

上为风重，偏于虚。

倘髓海空虚，则头脑眩晕，每甚于思虑、劳心之后，体质羸弱，精神委顿，

面色不华，腰痠膝软，健忘少寐，两耳失聪。脉弦细无力，舌色淡白。

【评讲】　此叙述把龟鹿二仙膏证活化了，很好！为必具之证。

腰痠膝软，此为肾亏所特有。太阳证有腰痛，因为太阳与少阴互为表里，相互影响，以太阳为主；而在内伤证中则着重在肾。

健忘一症，见于肝火偏重，亦有不突出的，见于肾则为肾精不足。

风火重的失聪，有兼耳鸣；此失聪为重听，偶见耳鸣，或竟没有。

【又评讲】　凡外感证以眩晕为主不以头痛为主者，多少挟有虚象，这样就可以使自己知道用发散药不可过剂。外感一除，要看其是否有虚象残余，从而调理还原。

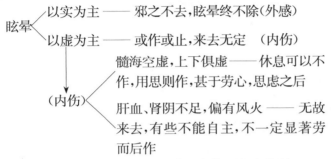

精神委顿的面色无华与下面心脾亏虚的面色应鉴别：

　　　　精神委顿 —— 面色㿠白

　　　　心脾亏虚 —— 面色萎黄

2. 心脾亏虚　面色㿠白，肤发不泽，体倦懒言，心悸少眠，甚则头晕而昏倒，亦称晕厥。脉形细涩，舌淡不华。

【评讲】　这完全为贫血描绘。

脱血者色不华则面白；而心脾不足未脱血，故不尽然为㿠白而为萎黄。

少眠，时睡时醒——此为血不养心。

脉涩为血枯到极点，此只现脉细。

3. 痰湿中阻　分湿痰及痰火二证。湿痰眩晕，胸脘痞闷，恶心欲呕，头重如蒙，少食多寐，苔白腻，脉多濡滑；痰火眩晕，多梦易惊，头脑胀痛，心烦心悸，口苦，嘈杂，脉弦滑，苔多黄腻。

【评讲】　痰分湿热两种：

湿痰，此为湿阻中脘，清阳不升而浊阴上踞，头重，甚则首如裹，脉象多濡，若痰甚有滑象。

痰火，火性炎上，上扰心包，头胀痛为热主丰隆。

嘈杂一症，如血虚有火，为嘈杂似饥；若痰偏重，为如食生萝卜一样。

痰湿中阻与胃有宿食在舌苔上只腻不同，其区别是：

痰湿中阻 ── 为腻

胃有宿食 ── 为多干

治法

1. 肝肾不足　引起风阳上扰的，宜平肝潜阳以治标，用天麻钩藤饮⁽¹⁾、羚羊角汤⁽²⁾加减。

【评讲】　天麻钩藤饮属气分，羚羊角汤属血分。

滋阴养肝，用杞菊地黄丸⁽³⁾。

髓海空虚，宜借血肉有情之品，以填精补髓，龟鹿二仙胶⁽⁴⁾，或大补元煎⁽⁵⁾为主方。

2. 心脾亏虚　宜调荣补血，用归脾汤⁽⁶⁾、人参养荣汤⁽⁷⁾。

【评讲】　对。

若大便时溏者，宜健脾温中，如近效白术附子汤⁽⁸⁾。

3. 痰湿中阻　宜运脾而化湿痰，用半夏白术天麻汤⁽⁹⁾。

【评讲】　此为脾虚或挟湿或挟痰所致。

属于痰火的，宜清火化痰，用温胆汤⁽¹⁰⁾加黄连、黄芩、龙胆草。

【评讲】　火盛时礞石滚痰丸亦可用。

结语

本篇是讨论以眩晕为主症的一类疾患。引起本病的原因，有痰、火、风、虚等因素。在临证上，一般以肝肾不足，水不涵木，致风阳上扰者，较为多见，

【评讲】　从内伤角度来说，这是对的。

其中肝风最剧，甚者可以晕倒，且又每为中风之先兆，故丹溪认为眩晕是中风之渐。

【评讲】　这是对的。

附方

(1)天麻钩藤饮：天麻　钩藤　生石决明　山栀　黄芩　牛膝　杜仲　益母草　桑寄生　夜交藤　朱茯神

(2)羚羊角汤：羚羊角　龟板　生地　丹皮　白芍　柴胡　薄荷　蝉衣　菊花　夏枯草　石决明

(3)杞菊地黄丸：熟地　山药　萸肉　丹皮　茯苓　泽泻　杞子　菊花

(4)龟鹿二仙胶：鹿角　龟板　枸杞　人参

(5)大补元煎：人参　山药　熟地　杜仲　当归　山茱萸　枸杞　炙甘草

(6)归脾汤：人参　白术（土炒）　茯神　枣仁（炒）　龙眼肉　炙黄芪　当归　远志　木香　炙甘草　生姜　大枣

(7)人参养荣汤：人参　黄芪　白术　当归　炙草　桂心　陈皮　熟地　五味子　茯苓　远志　白芍　枣　姜

(8)近效白术附子汤：白术　附子　甘草

(9)半夏白术天麻汤：半夏　白术　天麻　陈皮　茯苓　甘草

(10)温胆汤：竹茹　枳实　半夏　橘红　茯苓　甘草

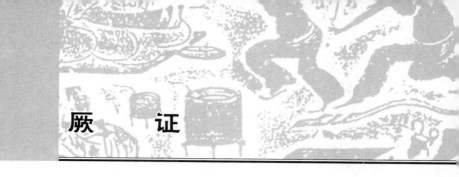

厥　证

概说

【评讲】　本讲义谈的是昏厥，非手足厥冷之类。

昏厥也包括痉厥、闭厥之类，其次清阳不升、阳气不能上达而现的昏厥，若无其他夹杂，可为一疾病。闭厥有其他夹杂，如小儿久热惊风，就有其他症状夹杂其中。

厥的主要症状是一时昏倒，不省人事，面色㿠白，四肢厥冷，经过一段时间，可以逐渐苏醒，醒后并无半身瘫痪、口眼㖞斜等见症，故不难与中风鉴别。

【评讲】　叙症中不省人事，也有个别心里明白的。面色㿠白为薄白无神。

昏厥包括了手足厥冷这一症，但手足厥冷未必一定现昏厥。

昏厥若还有冷汗出时，必须要用高丽参救治。

中风为卒倒昏迷，此亦如此，其鉴别在后遗表现，然卒倒当时的鉴别，为虚脱性中风与昏厥必须分辨清楚（因为中风实证易于鉴别——面红口噤）。

虚脱性中风，即使在初起无半身不遂，口眼㖞斜等现症外，其与虚弱性昏厥在病史上就有鉴别：昏厥为经常性刺激后发生，但也有偶然昏倒的。

中风虚脱脉象往往见弦；而昏厥进入虚脱时，脉则非常细弱，若同现脉伏，则不好鉴别。

昏厥为非常薄弱（注：虚弱之意）现象，无闭象；而虚脱性中风则稍带一点内闭外脱现象。

不过，上述两者在急救时都同可用独参汤。

厥在《内经》里论述得很多，后世又区分为气厥、血厥、痰厥、食厥、暑厥、秽恶等厥，其中之暑厥，和秽恶之厥，应在温病中介绍。血虚之厥，已附见眩晕篇内。所以本篇重点讨论气、痰、食三种厥证。

【评讲】　厥证所常见的暑厥是重点。此外，痉厥、秽恶之厥，血虚晕倒之厥（晕仆）、气厥均比较多。

病因

1. 气厥　气厥常发生于暴怒之时，因气机逆乱，遂卒然昏倒。《内经》所说："怒则气逆""忽为昏仆，卒不知人"，就是指这种情况。此外，亦有气虚而厥者，如《证治准绳》云："有元气素弱，或过于劳役，或伤于嗜欲，而卒然厥仆"者是。

【评讲】《证治准绳》所云与气血两亏完全分不开。

伤于嗜欲于房劳中少，且不常见。

气虚昏厥与气逆而厥为两种不同机理。

气逆为血不能配合气行，与血之于气并走于上成为大厥不同。

发生暴厥就必须救治，其他则适当护理就行。

2. 痰厥　形盛之人，则多聚湿成痰，痰愈多，则气机愈阻，气机愈阻则痰愈多，一时上壅，势必气道被塞，清阳被蒙而突然发厥。

【评讲】　小儿发痰厥较多，处理为开痰降痰；大人则在胖子中兼带有痰。

胖子的发厥机制是否全归咎于痰呢？不可能！如当见脉象细弱欲绝，面色㿠白，手足清冷时，就不能用苏合香丸开痰闭，不能因挟痰而用作指导思想，所要救也就是要救气虚，以气虚作为指导思想而进行治疗。

3. 食厥　饥饱失时，饮食不节，以致食气填中，上下痞隔而突然发厥。尤其在饱食之时，骤逢恼怒之事，则食气相并，更易发生。

【评讲】　食厥价值不大。

尤其在饱食之时这段倒常有，其发病机理主要在气，而不在食。

食厥后遗症状需要消导治疗。

这种毛病，久则关脉独沉，不久则关脉独旺，其余为胃病状况，当时救治仍以气为主。

辨证

厥证的主症，是一时昏倒，人事不省。由于致病原因有气、痰、食的不同，因此除主症外，他如舌苔、脉搏、兼证，也有不同之点，在辨证时，应首重问诊。

兹分述于下：

1. 气厥　气厥有虚实两种，实者形证俱实，口噤握拳，呼吸气粗，脉初起多伏，醒后多沉结。虚者形证俱虚，气息低微，或有自汗，脉多沉微。常反复发作。

【评讲】　气厥虚者与晕仆机理相同，只多一怒气。

此条叙症正确。

2. 痰厥　平素多痰多湿之人，忽然气闭痰升，昏厥不醒，喉间有痰声。亦有因痰浊郁滞胸膈而无痰声可闻者，脉多沉滑或弦滑，舌苔白腻。

【评讲】　所举为痰闭之象——气闭痰升，昏厥不省。

其主证为虚证多，而脉象现弦滑不好谈。

3. 食厥　发于饱食过食之后，昏厥不醒，脘腹胀满，舌苔厚腻，脉多滑实。

【评讲】　此厥少见，或兼挟气厥。

治法

属于治标的急救措施，一般实证都先设法用乌梅擦牙，或用其他器械等开启牙关，然后用温开水调服苏合香丸⁽¹⁾或用玉枢丹⁽²⁾。虚者用独参汤⁽³⁾救治。苏醒后的处理，则以余邪未清，或正气未复为主要对象，或继续治标，或标本兼顾。治本，一般是指病后的调理，主要是防止复发。

【评讲】　用温开水调服苏合香丸或用玉枢丹方法为对付痰闭厥，若现面色㿠白，人事不省等症，用此法则适得其反，又小儿有些发热，骤然发厥，目上视，就可用。

虚者用独参汤救治（气厥兼有冷汗等）。

以上是治疗厥证的总的原则，现再将各种厥证的具体治法，叙述于下：

1. 气厥　气郁者，宜顺气开郁，用五磨饮⁽⁴⁾，或木香调气散⁽⁵⁾。气虚者，宜补养气血，用八珍汤⁽⁶⁾。

2. 痰厥　豁痰顺气，用导痰汤⁽⁷⁾。

【评讲】　此可作善后，不可作救急。

3. 食厥　宜和中消导，用保和丸⁽⁸⁾。如腹胀，大便不通，脉滑实，舌苔浊腻者，用小承气汤⁽⁹⁾下之。

【评讲】　若饱食后骤怒，或挟气或挟痰时，不可死守小承气汤、保和丸，可参考舒气解郁、导滞等治法。

先贤医案，可参看张子和，薛生白等家。

结语

厥证原因繁多，临证则常见者有气、痰、食三种；但痰、食之厥，都与气之上逆有关。各种原因引起的发厥，除了有共同的主症外，又各有特点。同时，与中风、痉、痫等，又互有异同，必须辨别清楚。由于厥证是以昏厥为主的疾患，所以治疗厥证，首先必须采取急救措施，待苏醒后，再根据其发病原因和患者体质的强弱予以不同的处理。

附方

(1)苏合香丸：丁香　安息香　青木香　白檀香　荜拨　诃黎勒　犀角　朱砂　熏陆香　龙脑　麝香　苏合香　白术　沉香　附子

(2)玉枢丹：山慈菇　续随子霜　大戟　麝香　腰黄　朱砂　五倍子

(3)独参汤：人参

(4)五磨饮：槟榔　沉香　乌药　木香　枳壳

(5)木香调气散：白豆蔻　木香　檀香　丁香　藿香　甘草　砂仁

（6）八珍汤：当归　芍药　川芎　地黄　人参　甘草　白术　茯苓

（7）导痰汤：半夏　茯苓　陈皮　炙甘草　南星　枳实

（8）保和丸：山楂　神曲　茯苓　半夏　陈皮　莱菔子　连翘

（9）小承气汤：大黄　厚朴　枳实

补充内容

要正规研究厥证，不可除外温病、伤寒，其中暑厥很普遍又重要。

关于暑厥：小儿痰厥与温病痉厥都属于闭，有其他症状（如发高烧等）可考，惟暑厥突如其来。

暑厥多发于高温作业之下，突然昏倒，面色苍白，手足厥冷，起初还有腹中绞痛，欲吐不吐，欲呕不呕，冷汗直出，脉伏，若闭得厉害无欲呕欲吐的症状。此时应掌握民间这一套救急法——刮痧、开针（针灸）、放血。

于卒倒之时，如见嘴唇紫色，指甲红而转紫，眼睑色红，无腹中绞痛等现症，便可用上述民间救急法；若见面色苍白、手足冷、欲呕欲吐，指甲白，有冷汗，嘴唇淡，眼睑呈贫血状态，此时便不可刮痧，须用黄板土置脐上，拨开作窍，令人溺其中。

如在车间，见虚寒的则灸关元、气海，灌入纯阳正气丸，黑锡丹；热闭的可放血、刮痧、灌入八宝红灵丹、痧气丸。

痧气早期发现：用手刮胸有筋崩出的为痧。

痧证主诉一身疲软，食不下，稍有发热，或主诉略有怕冷，闭痧的生活史为晚上贪凉，白天高温工作，或晚上受露，或食冷水。

痧证与一般的风寒鉴别——恶寒不显著；与温病鉴别——发热不显著，只觉毛毛热，脉象绝对不浮，为细软。

痧证病人忌服稀饭（其理当待研究），另外，鱼腥味也为一些病人禁忌之品。

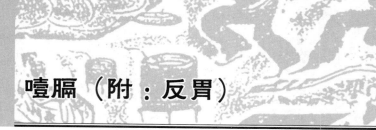

噎膈（附：反胃）

概说

【评讲】 在中医文献中，反胃、噎、膈、关格，往往相混并提。而关格非常严重，噎膈则有轻有重。

文献一向习惯，或噎膈分论，或合论。本讲义为合论。

后贤记载噎为吸门病，膈为贲门病，有上下之别。

《金匮要略》记载的胃反证，确是虚寒证（中医文献在提噎膈时，或有牵涉胃反的），而噎膈为偏于阴枯，偏于热。

噎，是吞咽之时，梗噎不顺；膈，是胸膈阻塞，饮食不下。但膈证初起，每见吞咽困难，因此都以噎膈并称，事实上也是同一个病证。

【评讲】 噎膈并称应该是对的。因为其治法同一，不过，膈证初起也有不噎的。

《内经》通评虚实论所说的"膈塞闭绝，上下不通"，就是指噎膈证而言，在阴阳别论里更指出"三阳结"是本症的发生的原因。

【评讲】 "三阳结"这句话的局限性很大。"三阳结"仅指太阳结，太阳之气出入于心胸，故太阳失表误下会成痞，或结胸。"三阳结"致噎膈有其一机理，但完全归结为"三阳结"就局限了。在《内经》中，阳明、少阳、厥阴都有。

此后，巢氏《诸病源候论》则有思、忧、气、食、劳五噎之名，后人又分气、血、痰、火、食五膈。

【评讲】 临床上七情致噎膈，还要结合年龄，结合营养不良，很多见。其中最厉害为忧郁。

后人所分的五膈为更进一步了。

但总的来说，津血虚衰，胃脘枯槁，气血瘀结，以致食物不能下行，是构成本病的主要原因。

【评讲】 此说，个人以为很对！

【又评讲】 个人以为癌证，均要以枯字论。

病因

嗌膈主要的病因，可以分作忧思气结和酒色过度两方面，但是年龄和平日的健康，亦每与发病有着密切关系。

【评讲】 此说符合临床事实。

1. 忧思气结 《诸病源候论》指出："此为忧恚所致，忧恚则气结，气结则不宣流，使噎。"这说明情志不畅，是发生本病的主要原因。其机理是由于气结则津液不能流布，久则气血并结，胃脘干涩而成嗌膈。

【评讲】 思则气结，则津液不得输布，则气血有所瘀结而致令胃脘干涩成嗌膈。

2. 酒色过度 嗜酒纵欲，也能发生本病。盖酒热伤气耗血，色欲耗损精液，精血既亏，气血流行不利，亦能导致气血郁结，而成嗌膈。其中嗜酒一因，尤为重要，故何梦瑶说："酒客多嗌膈，饮热酒者尤多，以热伤津液，咽管干涩，食不得入也。"

【评讲】 色则偏于虚，偏于枯，以枯为主；而酒则以瘀结为主，多偏于热，偏于实，不过酒也可以致枯——伤气耗血。

上述两个因素，与本病的发生每有联系，所以《古今医统》认为"嗌膈始因酒色过度，继以七情内伤。"张景岳认为"嗌膈一症，必忧愁思虑，积劳积郁；或酒色过度则伤阴，阴伤则精血枯涸，气不行则嗌膈病于上，精血枯涸则燥结病于下。"于此可见气分郁结，阴血不足是形成本病的重要环节。

【评讲】 张说分上下，枯于上则难吞，枯于下则燥结，有事实根据。然嗌膈至张说描绘与关格（关格主症上不能纳，下不能出）就没有多少区别。

嗌膈，多数有便秘的，但也有不便秘的。

忧思气结——由气及血，气分偏多，气机病变也可以促成有形病变；酒色——由血及气，血分偏多，实质有病变，其中是否有癌，不可考。

仅在气分中的嗌膈，并不难治；而当阴血影响实质时就难些了。

此外，张景岳也提出少年少见此证，多见于年老耗伤者，可知年龄与平素健康对此症也有关系。

辨证

嗌膈既因气血并结于胃咽而起，因此可以出现气结与血结的两类症状。

初起血结未甚，故偏于气结，咽食之时，自觉咽管之间，梗噎不顺，以致发生噫气或疼痛，常因精神抑郁而加甚，心情舒畅则减轻，因此，往往时轻时重，时止时发，但不久必逐渐增重；由于津液不足，形体亦见消瘦。

【评讲】　此时，若脉见弦而不利甚或细弦，作为医生，须要关照其不要用开水送饭，要心情舒畅，说明病可以好，以解除病者的包袱，再配之以药，就可以消患于未形。

继则出现血结症状，如水饮可入，谷食难下，甚则饮食即转出，胸脘时痛，或吐血便瘀，或吐出如赤豆汁，大便或见艰涩、或闭结、或坚如羊矢，小便赤涩，此时津液枯槁已极，形体必定消瘦，终至水饮点滴不下，胃气告竭。

【评讲】　谷食难下，食饭如米糠，而舌见不干。

血分证至胸脘时痛，痛如针刺，或痛如刀割，就很明显。

食道癌，胃癌于临床见吐血很少，其吐血是否为胃溃疡过程不得而知。

临床上所见噎膈，大便秘结，或坚如羊矢者很多，但发展到吐血便瘀，个人少见。这或为笔者经验，或为根据现代医学资料整理，未可料。

噎膈出现便秘不可用泻药，宜滋阴润燥，但滋阴药偏重反会便溏。

小便赤涩一症，可有可无，因为于阴枯偏多的少见，而热偏多的或有。倘阴液枯竭而见小便赤涩则为濒于死候的可靠凭据，如小便利则可治。

本证预后多不良，丹溪曾指出年高者不治，腹如锅底，粪若羊矢者危。《古今医统》曰："腹中痞嘈，痛如刀割者不治。"均是指出本病的严重性。

【评讲】　阴气枯竭再加上粪若羊矢，腹如锅底则不治。

治法

本病初起，偏于气结，血瘀未甚，而津液初伤，治当解郁润燥，宜用启膈散[1]，或治膈再造丹[2]。

【评讲】　启膈散与治膈再造丹二方合理，其可润燥，又可兼顾血分。

气分偏多时，可以用很多方。

如日久血结已甚，津血并虚，治当去瘀破结，兼养阴血，宜通幽汤[3]去升麻加郁金、枳壳为主，更用五汁安中饮[4]或羊乳频频呷饮，以滋阴润燥。

【评讲】　由气分及血分时，通幽汤有效果，升清降浊，养血而不伤血。其方后加味大可不必，方中升麻一味升清以导浊，余则下行养胃阴润肠，如非热性上行则升麻不可减。

养胃阴——梨汁、竹沥、人乳、牛乳、韭汁、童便。其中韭汁可以温肾化瘀，兼入血分；牛乳、人乳可养血润燥；童便入血分也入气分。

倘以枯为主，不能运化，有所阻塞，大便秘结，食入即出，甚则呕如咖啡色，但又不能取泻法，而童便可去瘀、泻热、除浊。

【又评讲】　介绍独圣散（主要用牛粪）：

个人曾用牛粪治伤寒肠出血，当时现症是腹皮缩急，烧热不退，彻夜不寐，奄奄一息，于此时若泻即肠穿口，不泻又烧热不退，于是用四斤黄牛粪，以其水煎药，服药后，腹不痛，二十四小时后粪便下了大半桶，结果爽然若失。

牛粪以浊泄浊，不伤正气，又入气分，很理想。

若确诊为癌时，可使用独圣散，兼养血舒肝解郁。

附：反胃

【评讲】　若噎为吞不下去，膈为食入复出，则反胃与膈有含混之处。

关于反胃的原始记载见于《金匮要略》，《金匮》记载为暮食朝吐，朝食暮吐，说明食入要经过一个时期复出，这就指出与膈有别。

关于病因方面，反胃一证在后来文献上肯定为虚寒证，而噎膈有阴枯、有火，反胃则无火。但反胃最后有由阳及阴的转归（阴枯象——便秘）。可见，这几者之间有些纠缠，然而从病史上还是可以区别。

反胃，《金匮要略》称为胃反，是饮食入胃，久久始行反出，后世或称之为翻胃。

【评讲】　应进一步了解，饮食入胃，久久始行反出，这是为什么？甚至完谷不化，这又为什么？

病因

反胃主要由于恣食生冷，饥饱不常，使脾胃虚寒，食入不化，又艰于下行，终至反出，而成此证。故王太仆说："食入反出，是无火也。"张景岳说："反胃系真火式微，胃寒脾弱，不能消谷。"可知本病是火衰不能熟腐水谷所致。

【评讲】　恣食生冷，饥饱不常，可使脾胃受伤（虚寒）。

食入不化为脾伤则不磨。

而艰于下行，终至反出（本来脾胃虚寒多泄泻），何以会艰于下行？结论是——阴凝寒结，一样会结（张景岳书中有），参考温脾汤证与半硫丸证（少腹硬满为阴凝）。

故艰于下行——为阴气凝结的机理；脾气不舒不运的机理，甚至牵涉七情郁结；还有膈食有说为痰膈，这说明仍有痰饮凝闭在内；还有由气及血以至血枯血结，故临床转归见便秘。

此可从腹满，少腹满，脉弦，噎膈反胃这几方面去找。

若详细研究胃反的机理，就应了解虚寒证如何会发作为反胃，为什么不吐利交作或下利清谷？这是否为太阴虚寒并发证呢？抑为少阴里虚寒呢？还是太阴里虚寒呢？太阴兼阳明里虚寒呢？少阴兼阳明里虚寒呢？应该作这种深入的了解，而决不可以"虚寒""无火"二因了之。

辨证

反胃之主症，系食入不化，停留胃脘，经过一天半日，始完全吐出，所吐均属完谷不消。所以《金匮要略》说："脾伤则不磨，朝食暮吐，暮食朝吐，宿谷不化，名曰胃反。"反出之前，先觉脘膈胀闷不舒，继则一倾而出，反出之后，顿觉舒适。但反复发作不止，病人可见面唇㿠白，神疲乏力，脉多沉细无力，舌淡苔白；重症反胃，最后也可见到大便不通，小便短少，形体消瘦等症状。

【评讲】　此段叙述描绘很好。

所吐非纯尽完谷不化，亦有吐食物残渣的。

反出之前及反出之后，叙症很切实际，为经验之谈。

在进行过程中，脉象不一定沉细而可现虚软，苔白也为苔少。

重证可见大便不通——此为寒结，痰膈，由气及血也可致。

小便短少，此为水谷俱不运行。

反胃与噎膈同有呕吐症状，但噎膈是饮食不能入胃，随即转出；反胃则食已入胃，停留较久，然后一倾而出。据此也可资辨别。

【评讲】　本讲义噎膈合论，所以其鉴别：不能入与能入及停留暂久，若分论则区别见前。

治法

反胃系脾胃虚寒，初起虽虚未甚，即宜温中降气，如丁香透膈散[5]、旋覆代赭汤[6]；

【评讲】　初起治以温中降气，合符临床事实。由此也反证降气非虚寒、无火所能概括之（因为光虚寒是不可破气的）。厚朴姜夏草参汤证，就有脾气不运的气结症状。

丁香透膈散中舒气降气药特别多，可见此方对证为脾胃有寒，兼有脾气郁滞，还有挟湿。

旋覆代赭汤有气逆上冲的机理，亦乎大便不通（痰、食、水阻隔，也可致大便不通）。故仲师叮嘱"呕多者虽有阳明证，不可下。"此为因势利导，轻则逆之，重者从之。这时应当降逆，本来破气可以降逆，因其虚证，故安中镇逆。一般脾虚上逆，此方很好！

上述两方，前方偏实，后方偏虚。

日久呕吐伤津，气阴并虚，宜益气生津，用大半夏汤[7]；

【评讲】 大半夏汤非常好！此为王道之师，稳妥有效。

吐久伤阳，宜用大建中汤（蜀椒、干姜、人参、饴糖）；伤阴，宜用大半夏汤。

日久脾肾虚寒，当温脾降逆，宜附子理中汤[8]加吴萸、豆蔻、丁香之属。

【评讲】 脾胃虚寒，无气阴受伤，气机郁滞，痰食水隔——可用附子理中汤加吴萸等温胃化气。

结语

噎膈一症，多因忧思、郁结、嗜欲过度，体力就衰，使阴液枯槁、气血瘀结、阻隔不通所致。反胃则多属真阳不足，火不生土，脾胃虚寒，谷食既不能化，而又艰于下行所致。噎膈反胃，都属难治，苟得渐愈，亦当继续扶养胃气以巩固疗效。

【评讲】 噎膈为阴枯郁结（气血瘀结、津液枯槁）；反胃为阳虚不运（气机、水、痰、食、滞）。

从中医观点看来，噎膈反胃同属难治，但反胃较之噎膈好治。

扶养胃气以巩固疗效，在临床上很重要！

【又评讲】 反胃多属虚寒一面；噎膈多属阴虚有火一面。

噎膈初起，很缓（浸润），以五汁饮，兼加荸汁、藕汁、蕹汁等入走血分之品，不仅润枯，还要注意行瘀。

胃反，治可求急，但须药专而后可急，故要区别：如太阴兼厥阴——椒萸理中；太阴兼少阴——姜附桂为主；三阴合病，还兼阳明——①

在反胃病因中，还要注意阴寒，还是否有水、痰，有否滞结，如呕出水多，有痰饮，小便长不长等，是否气阻。若在厥阴，以吴萸、青皮、柴胡升降同用，兼少腹合玄胡索、台乌，津液少，当归四逆合乌梅；在少阴，温下用肉桂，津液少，金匮肾气丸等。最后以十全大补、四君、四物善后收功。

噎膈与反胃夹杂有实质病变很难说。

附方

(1)启膈散：沙参　丹参　茯苓　川贝　郁金　砂仁壳　荷叶蒂　杵头糠

(2)治膈再造丹：莱菔子（煎汁）　韭菜汁　侧柏叶汁　梨汁　竹沥　童便各小半碗　人乳　牛乳各一大碗　黄连二两　大田螺五十枚　赤金二两　纹银二两（浸入黄连水内）　上方将黄连汁同金、银、田螺汁煎至碗半，次下各汁及童便。

煎至半碗，取起金、银，再下人乳、牛乳，煎成膏一碗，每用一茶匙，白滚汤下。

(3)通幽汤：生地黄　熟地黄　桃仁　红花　当归　甘草　升麻

(4)五汁安中饮：韭菜汁　牛乳　生姜汁　梨汁　藕汁

(5)丁香透膈散：白术　香附　人参　砂仁　丁香　麦芽　木香　白蔻　青皮　沉香　厚朴　藿香　陈皮　半夏　炙甘草　草蔻　神曲

(6)旋覆代赭石汤：旋覆花　代赭石　人参　甘草　半夏　生姜　大枣

(7)大半夏汤：半夏　人参　白蜜

(8)附子理中汤：人参　白术　干姜　炙草　附子

注：

①原件方剂脱失。

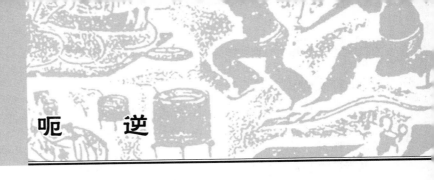

呃　逆

概说

呃逆，是呃呃连声，声短而频，故名呃逆。

【评讲】　对呃逆定义的解释一般是对的。但病证危险（肾虚及病危前兆）至绝呃时，为半天一呃，不是呃呃连声。

引起呃逆的原因，为寒热痰食以及伤寒吐利、病后等等。

【评讲】　寒热为两大纲，这只能以八纲的寒热来对待，若以六气寒热论，则不止寒热，其中兼挟就较多。如湿温就有呃逆，这就只能说是偏热，不能光说是热。

痰包括饮，水也在内。

亦单独有呃逆，但要辨明寒滞、热滞。

病后为一切病后。

伤寒吐利不具有统属性，因为呃逆多由其他病引起。

呃逆有偶然和持续发作的不同，偶然发作的大都可以不药而愈，张景岳说："轻易之呃，或偶然之呃，气顺则已。"《医碥》又说："无病之呃，不必治也，即治，不过用内经刺鼻取嚏，或闭息不令出入，或惊之之法，皆可立已。"故本篇所讨论的，是属于持续不已的呃逆。

【评讲】　呃逆有偶然性，如健康人因偶然性故障或盛怒之下也会发生。若持续性发作，则为病变。

本病在临证上虽偶有单独出现，但多数是并见于其他疾病过程中。

【评讲】　呃逆有时为独立疾病，但多由其他病引起。

若老人或久病虚弱见此者，常为胃气已败，病转严重的预兆。

【评讲】　这种预后诊断只有祖国医学才有。还可参考姚国美《诊断治疗学》一文。

【又评讲】　中医无论色脉，均强调"胃气"二字，这"胃气"决不是代名词，而为具体物质的东西，脾胃为后天之本，胃为水谷之海，一切气血根源，这样，中医预后诊断就非常重视"胃气"这一问题。

色黄属土，故以有黄色为代表有胃气。

脉缓（脉体紧张度）为中土之脉，既有一份软，就有一份胃气。若脉细弦而硬，即为死脉。

就症状言，能纳谷为有胃气，故民间老前辈都深知这一点，上述那些充分表明胃气对于预后诊断的重要性了。

呃发于胃，为胃的病态，轻重均属之。这之间有所鉴别，除伴随其他症状外，其本身的鉴别点在于：死亡呃逆为半天一声（间隔时间较长之意），若断若续，若有定时，时间相距有点规律。但亦偶有例外，如发起来也有连发两声、三声的，然其时间间隔仍有规律，这与有定息的歇止的代脉，也为凶多吉少一样。临床上，阴竭阳绝都以呃逆而死亡的，只以声高声低而别。

出现这种情况，说明"中气虚竭气浮"（肾虚呃逆——肾不纳气，而也为中气虚竭气浮）。这好像代表内脏运动的衰竭性，在阴方面则枯了，要动，则以反拒作用的呃逆报道（表现）出来。

病因

张景岳说："致呃之由，总由气逆。"究其气之所以上逆，则其因多端，如过食生冷，食滞痰湿内阻；或胃本虚寒，阳气阻遏；或胃阳不足，肝火胃热上冲，皆能引发本病。

【评讲】　致呃之由，为由气逆。气逆有纯属自致，也有为他病影响而致气逆者。

病因偏寒偏热，偏虚而又有阴虚、阳虚之分。

辨证

【评讲】　呃声响亮，过于概括，因为这属于热、火才有，而气滞痰湿者则不一定会为响亮，但声重浊，这可与虚证低沉相区别。

1. 实呃　呃逆响亮，形气壮实，多由气滞或痰湿内停，或肝火胃热上冲所致。食滞则脘饱嗳腐；肝火则口苦、胁痛、呕酸；痰湿内停则胸闷痰多，或心下悸，目眩脉来弦滑；胃热上冲，则口臭面红，烦渴欲饮，溺赤便秘。

2. 虚呃　呃声低微，形气怯弱，多由于胃本虚寒或过食生冷，或由劳倦内伤，以及病中或病后中气虚弱所致。患者多畏寒，手足欠温，脉沉；甚则出现阳虚之象，食少便溏，四肢厥冷，舌淡苔薄，脉多沉细，也有阴虚而见虚烦不安，口舌干燥，脉细数，舌质红绛者。

【评讲】　气虚有上述现象，甚则出现阳虚而反见呃逆（除非水饮占绝对优势，否则阳虚就不好！）就为危兆了！这时非一钱黑锡丹不能解决问题。

阴虚现呃逆比较多，不一定要到真阴枯才出现，因为有胃阴干不易纳物而现呃逆的。

阴虚至舌质红绛，脉象细数（如真是这样，不是脉弱、弦数之类的话）则也非常危险，这时要大剂养阴（纵使湿温也不要管）。个人用过六味地黄丸大剂（其中熟地六两），来抢救老年伤寒呃逆（舌并未红绛，而为苔厚片状剥落，脉象细数，吃语不是谵语狂言，为阴枯已极），像这样的病者需要在 24 小时内有转机，否则难办。

治法

呃逆的治疗，以理气和胃，降逆止呃为常法。寒呃，宜温降，如丁香柿蒂汤[1]。热呃，宜辛开苦降，用丹溪泻心汤[2]。肝火偏旺，加山栀、黄芩之类。虚呃，宜降逆和胃，用旋覆代赭汤[3]，虚中有热，用加味橘皮竹茹汤[4]。阳虚，宜理中汤[5]加丁香、肉桂。阴虚，宜生津养胃，用益胃汤[6]加石斛、枇杷叶、柿蒂之类。食滞宜通泄腑气，用大黄甘草汤[7]。湿痰，宜化痰利湿，用小半夏加茯苓汤[8]等。

【评讲】 如他病致呃，可治他病，再兼治呃，于此时，理气只作辅助疗法。

有暑热的呃逆，用荷叶蒂较柿蒂好。

【又评讲】 在吉安康富医院治愈一个八年呃逆的病例（横膈膜痉挛）：

该患者发作时其声高昂，曾用过一切麻醉药均无效，针刺十指也无效。然其除呃逆外亦无其他病变，切脉见细弦，重按有力，阴不枯阳也不浮，热不顶显著（脉象不静也不显著），舌苔稍干，如夜发呃逆则彻夜不寐，大便不正常，或软或结，闭时较多，甚者闭几天者而舌红苔后半厚，烦躁特甚，暴跳如雷，当时只用降逆（定时发——冲脉过膈，散于胸旁，发于胃，其定时上冲，故从冲脉着手），旋覆代赭汤仿旋覆升降之意，药多喂少服，夜半发，劝服前药再加橘皮、竹茹，以后用大剂增液，不敢用泻药，至第三四天，每天要发一次，第五日晚上还发得很厉害，此大概为欲通不通，反拒作用很剧烈之意，结果针足三里（左脚）重刺激，取针不呃，黎明下黑便，以后继续润导降逆而痊愈。

结语

呃逆一证，《内经》《金匮要略》均称哕，多出现于各种疾病过程中，也有单独出现的；若见于严重疾病之末期，则属频危之候。

呃逆的治疗以理气和胃，降逆平呃为主。然又须按虚、实、寒、热及其夹杂之因素，随证施治。

附方

(1)丁香柿蒂汤：丁香　柿蒂　人参　生姜

(2)丹溪泻心汤：黄连　半夏　生姜　甘草

(3)旋覆代赭汤：旋覆花　代赭石　人参　甘草　半夏　生姜　大枣

(4)加味橘皮竹茹汤：橘皮　竹茹　人参　生姜　炙草　大枣　柿蒂

(5)理中汤：人参　白术　甘草　干姜

(6)益胃汤：沙参　麦冬　生地　玉竹　冰糖

(7)大黄甘草汤：大黄　甘草

(8)小半夏加茯苓汤：半夏　生姜　茯苓

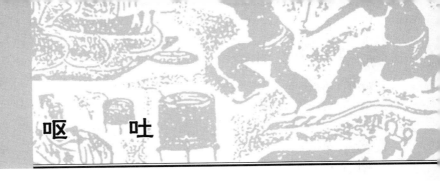

呕　　吐

概说

【评讲】　此为一症状，牵涉范围很广。

本讲义概括（编写）方式是在发病原因方面，而不是以六淫、痰、食、水、血等作为病因。

从病所方面看，六经、三焦皆可有呕吐；病因方面六淫、七情也很少例外（如喜），痰、食、水、血、虫、中毒都可以形成呕吐。

而光—呕吐中又有许多具体不同表现，呕吐物多种多样，呕吐情形（干呕、吐泻并作，欲吐不吐等）也有不同。

呕吐是由于胃失和降，胃气上逆所致。

【评讲】　呕吐的机制对！胃主纳谷、降浊，呕吐便是浊不能下降，相反胃失和降，反而上逆。

古人以有声有物为呕，有物无声为吐，有声无物为干呕。其实，呕与吐往往同时而来，故可并称之为呕吐。

【评讲】　古人对呕吐区分对临床意义不大。

呕吐在《内经》上有寒呕与热呕的不同。后世医家也各有体会，如李东垣以呕吐由于虚寒，主用温补；朱丹溪以为呕吐因火而起，主用清火；张景岳则认为因火而呕者少，因寒而呕者多。就临证所见来说，除饮酒肥甘之徒多热呕，一般确以寒呕为多见。

【评讲】　《内经》、四大家及景岳所说的寒热为八纲中的"寒热"，非六气中的寒热，六气中的风、寒、燥等皆可有呕（燥证呕吐——噎膈）。

东垣只以虚寒为主，而并未忽略火与热的存在。

平胃散治呕，较之温胆汤（不尽为热）治呕更普遍，因而或许可作为寒呕多于热呕的根据。

病因

呕吐原因，主要是外邪犯胃，饮食不调，或胃虚不能受谷。此外，肝气犯胃，也是常见。

【评讲】　六气令人致呕，归纳在外邪；食与胃虚独立；不用七情而指出肝气犯胃，为作者苦衷处。

兹分述如下：

1. 外邪犯胃　外感风寒或暑热之邪，阻遏胃腑，胃失和降，气机上逆，发生呕吐。故《古今医统》说："卒然而呕吐，定是邪客胃腑。在长夏暑邪所干，在秋冬风寒所犯。"

【评讲】　外邪中除了燥与火，燥呕与火呕确实是较少。

《古今医统》所说有参考价值，卒然呕吐，为胃受客邪。

2. 饮食失调　饮食首先入胃，故饮食不调，最易引起呕吐，或生冷伤胃，食滞不化；或嗜酒肥甘，湿热内蕴；或水谷内停，积为痰饮。皆可使胃失和降，上逆致呕。所以《济生方》指出："饮食失节，温凉不调，或喜腥脍乳酪，或贪食生冷肥腻，动扰于胃，胃即病矣，则脾气停滞，清浊不分，中焦痞塞，遂成呕吐之患。"

【评讲】　饮食直接犯胃，在儿科中更是常见。

此条隐隐分为寒热两纲，还指出了有形之邪的痰饮。

其实，食物中毒呕吐，酒醉后呕吐等，还有食滞有寒热之分，热滞也不一定是嗜酒肥甘所致。

水谷偏于水，痰饮也有寒热不同。

《济生方》所说或从寒化，或从热化，应视体质而定。因此所谓动扰为胃不安（阴寒刺激力不及热性刺激力！）

3. 情志不和　忧思恼怒，以致肝失条达，横逆于胃，也使胃失和降，因发呕吐。正如严用和说："忧思伤感，亦令人呕吐。"

【评讲】　情志不和只能作为肝气犯胃之一因素，而肝寒、热、风、火皆能犯胃。

4. 胃虚不降　凡病后或劳累，或伤于饮食情志，日久不愈，往往形成胃虚。胃主受纳水谷，若胃虚不降，则水谷虽入，亦难于承受，因而上逆作吐。

【评讲】　胃虚不降，病后劳倦困者可为虚，或本体虚，或饮食、痰饮、情志忧郁日久不愈也会致胃虚。

胃虚有胃本体虚也有因他病及虚。

虚证呕吐有偏气分方面，偏血分方面，偏津液方面。

胃虚不光是虚寒有，虚热亦有，气虚有，血虚亦有，津液虚也有。

辨证

张景岳说："呕吐一证，最当辨虚实，实者有邪，去其邪则愈；其虚者无邪，则全由胃气之虚也。"可谓提纲挈领。

【评讲】　景岳说虚者无邪，大不尽然，只能是邪少。

兹简述于下：

1. 实证呕吐　凡发病较急，病程较短，脉证不虚的，都可归纳在实证范围。其中又分外邪、食滞、痰饮、胃热、气郁五种。

(1)外邪：感受风寒、寒热头痛，舌苔薄白，脉浮。暑热呕吐，心烦口渴，身热脉濡。

【评讲】　有受外邪而不寒热头痛者，无内伤病史，呕吐突发，脉浮，呕后不狼狈。

暑热呕吐叙症对。说明此不是暑湿，也不是寒暑，但暑湿、寒暑呕吐也为常见。

(2)食滞：胸脘胀满，嗳气吞酸，厌食，得食愈甚，脉实大，苔厚腻。

【评讲】　胸脘胀满，嗳气吞酸，厌食，得食愈甚，为伤食主要症状，无论热滞、寒滞均有。只是厌食的程度不同，伤寒能食，伤风不能食，若风热则稍能食。而脉实大、苔腻，就为热滞，甚至"宿食热结"（《伤寒论》阳明热甚燥结证）。

有滞，脉为实而到大则热滞相当多。一般食滞呕吐无此脉，或挟痰饮有弦滑脉象。

滞为厚腻苔，若热结重则黄而粗糙。

(3)痰饮：呕吐痰涎，头眩心悸，胸闷食不得下，脉弦滑，舌苔白腻。

【评讲】　头眩心悸，寒热饮都有时表现呕吐痰涎，也为主要症状。

胸闷食不得下，有形之邪盘据中焦也有。

痰饮有弦滑脉，若寒饮则弦而不滑；若虚寒甚则沉弦；热饮则有浮滑。

若包括瓜蒂散证——苔可见黄而厚腻。

(4)胃热：食已即吐，口臭口渴，喜冷饮，溲赤，大便秘结，舌苔黄，脉数。

【评讲】　此不光内热甚，外邪也可导致，甚至多。其症状不尽然只有那些。

食入即吐为有热象，口渴为胃热很甚，再来口臭则问题更大。

胃热中还有气分血分问题：

本纲包括气血两证，如热兼血分——口臭，脉数，或滑数，或实大而数，或沉紧而数，或沉弦而数，或细弦而数。

现症中若结合口臭，大便秘结，就要注意气分、血分的偏多偏少，舌苔不仅要看苔，还要看舌质。

(阳明邪结甚也有脉沉迟的)

(5)气郁：发于郁怒之后，胸闷胁胀，甚至作痛，嗳气不食，脉沉弦，或涩。

【评讲】　肝气犯胃，气郁有实证，但有时又与虚证分不开，故此纲中，肝郁症状有描绘，但虚实未指出。

发于郁怒之后，胸闷胁胀，甚至作痛，嗳气不食，系临时性，此是实证。

脉象未必沉，当为弦。脉沉为邪阻太甚，气郁是沉而有力。而沉有时为虚，但无力，若里证沉弦有力，或鼓指，就不仅气郁，甚至兼涉实质病变。邪阻过甚无虚证，若内伤证肝郁血亏，脉现涩，则问题很大——牵涉瘀血，肯定有实质病变。

邪实脉沉涩——邪实甚；正虚脉沉涩——牵涉到了血分；若肝气犯胃就说脉弦就行。

2. 虚证呕吐　凡发病缓慢，病程较长，或上述各种实证呕吐，病延日久，也有转成虚证可能。虚证呕吐大致可分胃气虚弱，胃阴不足两种类型。

【评讲】　分两种类型，基本上不错。

胃本身虚可致呕吐有，但他病致胃虚呕吐也多。

(1)胃气虚弱：饮食稍多即吐，时时发作，疲倦乏力，口不干渴，喜暖恶寒，甚则四肢不温，大便溏薄，脉多濡弱。

【评讲】　阳明虚即是太阴，书中所述，一般如此。

此条叙症中，甚则(脾气虚)，前后为气弱与阳虚的区别。

喜暖恶寒包括饮与食。

四肢不温，呕吐为太阴伤寒；若四肢厥冷而兼呕吐则在少阴、厥阴了。

脉细弱、沉弱、微细则在少阴；濡弱为在太阴。

(2)胃阴不足：口干咽燥，呕吐反复发作，不思饮食，舌红少津，脉多细数无力。

【评讲】　胃阴不足，或口干，或咽燥，呕吐反复发作，病势较胃气虚重。

胃气虚或胃阴虚均不思纳谷。

舌红少津应视胃阴虚的程度，若真为舌红少津，就近乎绛如镜面，则为胃阴枯甚，莫若说舌较红较干，胃阴不足也有舌不红，应视引起胃阴不足的因素而定。

胃阴不足应该提出舌苔。

此条不能完全脱离病邪存在，胃阴虚不仅可兼挟其他的邪，甚至还可以兼挟与它相反的邪。

治法

先宜审察病因，分别虚实寒热，必须参以和胃降逆之品。

【评讲】　无论何种疾病，都须审察病因，而于呕吐尤然，整个治疗原则，只要抓住病因，并不一定要什么专药，"参以和胃降逆"可记住，但不要拘泥。

研究疾病不要拘泥某一个症状，但又必须了解这个症状产生的机理。

兹从实证呕吐和虚证呕吐，分别介绍如下：

1. 实证呕吐　由于外邪所引起的呕吐，如风寒则宜于疏解之中，参以和胃降逆之品，用藿香正气散[1]加减；暑邪亦可用此方加减。呕甚者，暂服玉枢丹[2]。

【评讲】　风寒而致呕吐，按照后来的五加减正气散(见《温病学讲义》湿温篇)，以为这是胃寒呕吐的代表方剂，但这从严格中病观点来看(即严格的药证相对)，则难以令人满意。

其实，仅风寒致呕，又无食滞等，用老生姜治疗倒是很好。

《伤寒论》中对待风寒呕逆，用葛根加半夏汤（葛根　麻黄　桂枝　杭芍　炙草　生姜　大枣　半夏）。

暑必挟浊，故多用芳香化浊之品，藿香正气散可用。

热天受暑呕吐甚（暑热呕逆），用玉枢丹，只急救用。

若饮食失调，因于食滞不化者，应消食化滞，宜保和丸⁽³⁾。

【评讲】　饮食失调用保和丸扣住了症状，且通俗切用。

因于痰饮者，当温化痰饮，宜小半夏汤⁽⁴⁾。

【评讲】　对！

若舌见黄腻，为兼有郁热，当清热化痰，用温胆汤⁽⁵⁾加减。

【评讲】　也可以。

若寒热夹杂，心下痞满者，宜辛开苦降，用半夏泻心汤⁽⁶⁾加减。

【评讲】　半夏泻心汤很好！此为水饮郁而有热，此应在痰饮条下，为痰饮挟热。

其法辛开苦降（干姜芩连人参汤解释用于此也对）。临证若见心下悸，胸闷，心中烦，吐出水，肠鸣，或便溏等，这时最切合于半夏泻心汤（实者去人参也可）。

因于嗜酒肥甘，胃热而呕者，用竹茹汤⁽⁷⁾。

【评讲】　嗜酒肥甘乳酪，一般可以用竹茹汤，但不太好；对酒——可用葛花；对肥甘——可用山楂等。（此在李东垣书中有）

情志不和，肝气犯胃而呕，当泄肝降逆，用左金丸⁽⁸⁾。

【评讲】　情志不和用左金丸为肝寒犯胃，兼有郁热。

左金丸为肝胃不和，兼有郁热的大经大法！其对症为呕吐酸水，脘嘈杂，甚至胸口觉热，脉弦。如盛怒气逆，唇红舌红，脉弦而数——①

总之，情志不和非左金丸一概而论。

2. 虚证呕吐　胃气虚弱而呕者，当健脾和胃，宜香砂六君子汤⁽⁹⁾加减。

【评讲】　此方合理。

若肢冷便溏，舌淡苔白，脉迟细者，为脾阳亦衰，当温中降逆，宜半夏干姜散⁽¹⁰⁾。

【评讲】　半夏干姜散合法！

其实腹满而吐等，乃脾阳亦衰现症，理中丸（人参　白术　干姜　甘草）亦可代替半夏干姜散为用。不过，半夏干姜散为在虚寒方面的呕吐，开辟了一途径——方中有半夏。

胃阴不足而呕者，当滋阴养胃，宜麦门冬汤⁽¹¹⁾加减。

【评讲】　胃阴不足呕吐，宜一方面养胃阴，一方面降逆，麦门冬汤对！

结语

呕吐的发生，有感受外邪、饮食失调、情志不和以及胃虚等原因。它的发病机理是胃失和降，以致上逆而为呕吐。至于呕吐的治疗，当审察病因，分别虚实寒热，随证施治。但临证上每有病因夹杂，以致虚实并见、寒热错杂的病例，则当分别主次，加以处理。

【评讲】　临床寒热虚实夹杂，宜分别主次，未必有什么就对付什么，否则成拦江网，其弊大矣（注：即没有必要面面俱到）。

离开呕逆言，桂枝汤证中的鼻鸣干呕就不是主症，因而不必治呕。

附方

(1)藿香正气散：藿香　厚朴　苏叶　陈皮　大腹皮　白芷　茯苓　白术　半夏曲　桔梗　甘草　生姜　大枣

(2)玉枢丹：山慈菇　续随子霜　大戟　麝香　腰黄　朱砂　五倍子

(3)保和丸：山楂　神曲　茯苓　半夏　陈皮　莱菔子　连翘

(4)小半夏汤：半夏　生姜

(5)温胆汤：竹茹　枳实　半夏　橘红　茯苓　甘草

(6)半夏泻心汤：半夏　黄芩　干姜　人参　炙甘草　黄连　大枣

(7)竹茹汤：半夏　陈皮　甘草　竹茹　山栀　姜　枣　枇杷叶

(8)左金丸：吴茱萸　黄连

(9)香砂六君子汤：人参　白术　茯苓　甘草　半夏　陈皮　木香　砂仁

(10)半夏干姜散：半夏　干姜

(11)麦门冬汤：麦冬　半夏　人参　甘草　粳米　大枣

补充内容

1. 就呕吐物言，根据文献与临床就有：食物、水、痰涎、蛔虫、脓血、药、胆汁、粪便，由于呕吐物不同，也可见病因的大概。

(1)吐药的问题：有一种是值得我们注意的，那就是临病人问所便，病人之所喜者，必其所不足；病人之所恶者，必其所有余。从结果可以看出自己判断的正确，以至不犯其禁。如《伤寒论》"酒客不可服桂枝汤，因酒客不喜甘故也"、"服桂枝汤呕者，其后必吐脓血也"，有湿者恶甘，因甘能满中。

在急性病要作服药预后，根据机理判断，会产生哪些应有与不应有的反应，不应有反应——根据药理，服药下去没有引起呕吐可能，根据病理、病势也非借呕而解，但结果是服药下去病人就反胃难过要呕，这出于意料之外，这起码原因是忽略酒客不喜甘，还是诊断发生了错误。

还有应当用此药，而根本不接受，所谓白通加猪胆汁人尿主之，即重者从之之谓。

(2)再是中毒（药有毒），毒物事先应用经过炮制就注意了。还有一种应有反应——呕吐。或病应得呕吐而解，在上者因而越之，如瓜蒂散证，或服药后有意识引起其吐，这事先都应交待病家，这有意识的吐不可能不吐药。有一种根本不同吐法，不用吐药，但病理机制一定要借呕吐而解，无论停痰、停食、停水，我们不必用呕吐药，反而用降逆药，但是吐了，这是应有反应——痰、食、水停滞于中上地带，自己本身都有欲吐之势，而与药搏斗，因而呕吐，药虽吐掉，痰、水、食也全带出来了。这样就要预先告诉病人，如闻药即吐，或服一口即要吐，就要告诉他用舌顶上腭，暂时平住呕势，待慢慢服完药物，再探吐一下，则痰、食、水吐出十分之七八，而药物仅吐出十之一二。

2. 就呕势言　如饮食入口即吐，此不是有热，便是病邪阻滞在上；久久吐出，此为虚寒或病邪阻滞在下；呕吐而利，此为太阴病（一般虚寒，特别是脾虚寒）；微吐，此病势较轻，或有点寒；干呕，此一般病不在胃，如肝气犯胃，为其他（痰饮、情志病）侵凌胃所致，另外，为有热、燥，或胃阴不足；欲呕或欲吐，不一定呕吐，有病势轻重，另外病者喜恶，如喜呕，欲得呕而后快（或确有物，或为其他刺激），或经常呕，这一般病势较轻；欲吐不得，为干霍乱闭住，或停积特别厉害，其他刺激及胃本身均有，很厉害；恶逆，为干呕轻证，为有形食物不多，寒湿滞气不多。

注：

①原件补充材料脱失。

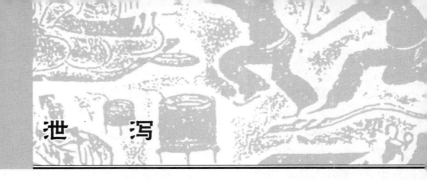

泄　泻

概说

【评讲】　此为一症状，但有时也作为独立名称存在，如五更泄。

引起泄泻的疾病很多，这与呕吐比较起来，不相上下。

泄泻，《内经》统称为"泄"，有"濡泄"、"飧泄"、"洞泄"、"注泄"等名称。

【评讲】　泄泻在《内经》中与痢疾的区别是严格的。

汉唐方书，多称"下利"，唐宋以后，则统称为泄泻。

【评讲】　在汉唐方书中，则有时与痢疾相混淆，如《伤寒论》。到唐宋以后又把它们分开。

【又评讲】　痢疾为下利后重，所下为红白冻，其实肠炎仍有后重感挟有粘液等，而且痢疾初起，多为泄泻。这样，泄泻与痢疾光凭症很难以鉴别。

历代医书对于泄泻多有阐发，因而有各种不同的名称和分类法，归纳起来，大体可分为下列三类。

【评讲】　这三类虽有遗漏，如以泄泻时间定名"五更泻"，文中就未包括，但是抓住了重点。

1. 以发病脏器定名　如"胃泄"、"脾泄"、"大肠泄"、"小肠泄"。

【评讲】　此引自《难经》，较六经下利更为明显。

六经下利分类侧重病之所属（病因、病所合起来分类，但仍以病所为主），如太阳下利……等。"三焦之利"仍为病之所在。

2. 以泄泻症状定名　如泻下完谷不化的谓"飧泄"，溏垢污浊的谓"溏泄"，澄彻清冷的谓"鹜泄"，所下水多的谓"濡泄"，久下不禁的谓"滑泄"。

【评讲】　以症状定名是中医的特点。

《内经》对"飧泄"一词用得广泛，飧泄解释可完谷不化，但下利清谷称之为飧泄是很不满意的。其分歧点在于：有一种解释为水粪杂下（大便稀如水，又夹有食物残渣，已消化或未消化的）。还有描绘得文雅一点的为"水谷不分"。个人同意称飧泄为水粪杂下，比较切实，而前者则不够切实。

伤寒虚寒下利清谷，又有下利谷不化的严格描绘，由此可以反证飧泄称为水粪杂下更切实。

溏泄：寒湿溏泄，色淡黄不过分垢腻；偏于湿热方面则色深黄垢腻。

鹜泄：澄彻清冷，冷字在文献中有问题，应为"泠"，泠为清之甚，《金匮》中有"鹜泄"的记载，谓之"水粪杂下"，非澄彻清冷之类，故个人对讲义关于鹜泄的解释，有些怀疑。

濡泄：从临床习惯来说，溏泄为消化食物深些，成铺的（不成堆，散的范围大些），而濡泄消化食物浅些，是成堆，但不成条。

滑泄，讲义称之久下不禁，解释得对。

3. 以发病原因定名　如"暑泄"、"食泄"、"酒泄"、"痰泄"、"气泄"等等。

【评讲】　暑泄的定名有诊断意义，可以以此定方。

痰泄值得注意，可作诊断依据，它与一般泄泻不同——为粘滞不化，尤其于小儿痰底子（痰体质）服小儿回春丸后有此预后。

气泄为成熟病名，在《金匮》中有"气利，诃黎勒散主之"一方。

目前临证上以寒热虚实为依据，并以病的新久，分成"暴泄"和"久泄"二大类。

【评讲】　暴泻久泻概括了寒热虚实，抓住了重点。

独立病变往往多发生于久泻中。

病因

泄泻的致病原因，大致可分下列几点：

1. 感受外邪　外邪侵扰肠胃，导致传导失常，引起泄泻。如《素问·举痛论》说："寒气客于小肠，小肠不得成聚，故后泄腹痛矣。"王纶《明医杂著》："夏秋之间，湿热大行，暴注水泻。"于此可知外感寒邪与时令湿热皆能引起泄泻。

【评讲】　外邪分外寒与湿热两种，于临床上确是多见。然其中漏失很大——六气皆有泄泻，而燥、火泻比较难谈，但有。此外，寒也挟湿，热也包括暑。

参看《伤寒论》了解太阳下利、阳明下利，以补不足。

成聚即分清别浊的作用，小肠不得成聚，即谓小肠分清别浊功能失职，水谷不别，下走大肠，而后泄泻腹痛。

2. 饮食不慎　泄泻由于饮食不慎而引起的较为常见。其中有饱食过量，不能运化而引起的；有恣食生冷，多饮寒浆而引起的；也有嗜食腥脍，及误食不洁之物而引起的。《丹溪心法》说："伤食泻因饮食过多，有伤脾气，遂成泄泻。"罗天益说："或因饮食太过，肠胃所伤，亦致水谷不化，此俗呼水谷利。"都说明饮食不慎足以引起泄泻。

【评讲】　饮食不慎引起泄泻的较为多见，尤其于小孩，"无食不泄，无食不热"，多数确乎如此。

嗜食腥脍乳酪成泄泻的解释，在东垣书中有。

3. 脾胃虚弱　脾胃是腐熟水谷，运化精微的脏器，虚寒则水谷不能腐熟，精微不能运行，水液糟粕混杂而下，因而发生泄泻。

《素问·脏气法时论》说："脾病者，虚则腹满肠鸣飧泄，食不化。"《金匮翼》说："夫脾主为胃行其津液者也，脾气衰弱，不能分布，则津液糟粕并趋一窍而下，金匮所谓脾气衰则鹜溏也。"这都说明脾胃虚寒是引起泄泻的重要原因。

【评讲】　脾胃虚弱与感受外邪及饮食不洁有关。

在临床上，这一型最为多见，如小儿脾虚久泻，西医感到棘手，而祖国医学倒未必，唯成人"结肠过敏"之顽固泄泻倒是比较困难。

这里虽脾胃相连合谈，但脾更重要，与呕吐侧重在胃相对。

腹满为自觉症状，仍有他觉症状，但不坚实。

4. 肝木乘脾　情志乖违，肝气横逆，则乘脾胃，往往发为腹痛泄泻。张三锡《医学准绳》说："忿怒伤肝，木邪克土，皆令泄泻。"张景岳说："凡遇怒气便作泄泻者，必先以怒时挟食，致伤脾胃。"都是说明肝木侮土，可以引发泄泻。

【评讲】　此若侧重情志方面就比较少见；若侧重一般的木郁土中就并不少见。

侧重情志方面的肝木乘脾，不一定兼有很多病邪。

素来肝气不舒，虽感一般风寒而致泄泻，此为肝木乘脾的机理，多见于春夏之交，只要注意舒肝理脾，一剂可愈。

怒思七情，肝木克土的泄泻，不一定就要用痛泻要方，其实小柴胡、逍遥散或许比它更好。

侧重一般的木郁土中，如脾胃虚弱就很容易形成，此外，如里有湿，里有食，或受风寒，寒主凝敛，湿性濡滞，食阻停中，气机不得舒布，又其人素来肝气不舒、易怒，就形成木郁土中，为中土所困，以致木来克土而形成泄泻，此与上者不同，应以病邪为主。

5. 肾阳不振　命门火衰，不能温暖脾胃，熟腐水谷，因而引起泄泻。肾阳不足，火不生土，自能引起泄泻。

【评讲】　肾阳不足与命门火衰是一重复。

肾阳不振不完全像"少阴虚寒下利"，这两者有所不同，前者侧重肾虚，后者侧重寒邪。

"命火生脾土，心火生胃土"在概念上似乎是这样，因此命门火衰不能煖脾，与胃关系不大。

命门真火衰微造成五更泄泻，确为一独立病例，这既非治疗一般泄泻所可胜任，亦非用治少阴虚寒办法所能解决。

泄泻的致病原因，虽然可以分成上述的几个方面，但临证所见往往相互为因。夏日饮食不节，又感时邪，每成暴注热泻，是外邪又常与饮食不慎，夹杂成病，但其中有主要有次要，而病机变化，亦当分别寒热虚实，权衡轻重缓急。

【评讲】　临床上往往相互为因，对! 如脾胃虚弱，或有寒，或有湿，或有滞也未可料。

在春夏与夏秋之交，或感风寒，或感暑热，皆可致泄泻，以暑泄为多，讲义中又感时邪，为泛泛言。

大致暴病泄泻，由于感受外邪和饮食不节的较多，久病宿疾属于脾胃虚弱者较多。

【评讲】 此抓住了重点。

辨证

1. 暴泻

(1)风寒泄泻：寒热、头痛、身痛、腹痛、肠鸣、泄泻，舌苔白，脉浮。

【评讲】 一般有这些现象，感受风寒有时无寒热、头痛、身痛、腹痛，但脉浮，舌苔白。

(2)湿热泄泻：多见于夏秋之间腹痛即泻，肛门较热，粪色黄褐，小溲短赤，心烦口渴，苔黄腻，脉滑数，初起之时，多兼表证。

【评讲】 热滞重（一说为暑热偏重），脉有滑象，其他则未必尽然，而其余叙症均有。

其者有腹痛后重的现象，甚至或有"无衣则凛凛，着衣则烦"的寒热现象。

苔黄腻为浮黄。

肛门灼热一症描绘得细致。

(3)寒湿泄泻：腹痛绵绵，便泻清稀，身重倦怠，食少胸闷，口不渴，舌苔白腻，脉多濡缓。

【评讲】 此叙症描绘得好！脉或濡或缓，甚则迟。

腹痛绵绵——《伤寒论》"时腹自痛"。

食少胸闷——《伤寒论》"伤寒不能食，伤风能食"。

泄泻总由湿多，或挟热，或偏寒，挟热者蒸变胃浊较多，故其发病病势较寒湿为急，而偏寒除寒疫外，一般发病较缓。

(4)伤食泄泻：腹痛即泻，泻后痛减，臭如败卵，常伴有胸腹痞满，干噫食臭，肠鸣矢气，不思纳食，苔多垢腻，脉象滑数。

【评讲】 注意区分寒滞与热滞：

　　偏重热滞 —— 臭如败卵,有时热郁也会有酸腐味,但败卵味较多

　　偏重寒滞 —— 有酸腐味

伤食均有胸腹痞满，而干噫食臭、肠鸣矢气对食滞描绘很好！

《伤寒论》根据"矢气"能辨明其是否有宿食与燥结。

伤食必厌食，为其病人所苦者，必其所有余也。

热滞脉滑数，若滞重未必滑，不如写作脉象一般有力。

腹痛即泻，泻后痛减，此寒、热滞均有。

"虽下之腹满如故"及"腹痛即泻，泻后痛减"可作为临床上顺逆辨证、虚实辨证的预后诊断。

2. 久泻

(1)脾胃虚寒：面色萎黄，不思饮食，神疲倦怠，手足清冷，泻下水谷不化，舌苔淡白，脉象濡弱，甚则出现肛门不收，气虚下陷之症。

【评讲】　面色不光萎黄，甚至滞，人甚至消瘦，多见于小儿久泻。

清冷非厥冷之类，为脾气不能充运四肢所致。

水谷不分不同于下利清谷。

(2)肾阳不振：每日子时以后，黎明之前，腹鸣而痛，或脐下作痛，泻去则安，每见下肢畏寒，腹部觉冷，脉多沉细。此症积年累月，不易痊愈。古人谓之"肾泄"或"五更泻"。

【评讲】　此叙症描绘得很好！

腹鸣即肠鸣；脐下即小腹。

泻去则安——为无所苦有所苦之间。

下肢畏寒，腹部觉冷——常见，一定见，或腹部喜热敷按，或需腰围，甚则觉冷。

脉多沉细，也有微弱的。

不易痊愈，多因误治所致，但其痊愈时间确实较长。

伤寒少阴虚寒究竟客邪为主，而此纯属内伤，突出为肾亏，虚为主！若肾泄以干姜附子服之，则不为有益，而又害之。

此以四神丸合四君子服见效——为须温固，与伤寒少阴虚寒寒多须温燥不同。

(3)肝木乘脾：多见于情志抑郁，易于动怒之人，平时常有胸胁痞闷，噫气食少，稍有恚怒，腹痛泄泻辄作，经久不愈，每致气怯神疲，脉多见弦。

【评讲】　此叙症描绘好！

肝木乘脾不一定为情志所致，也有为其他病邪所致，这仍可用痛泻要方，甚至更切合。

恚怒而腹痛泄泻辄作——为肝气横中。

经久不愈，反复发作，多见。

治法

【评讲】　此篇治法真正名符其实，以往则以方药为主。

中医辨证的治法，为一疾病的治疗原则，如风邪上受，法用轻宣，风邪外受，法用发散，诸如此类。

治法的正确，取决于诊断的正确，又取决于对发病机理的了解，从而不致被一些假象所迷惑。而判断正确才能提出正确的治法。

发病机理 — 用于分析病情
治理 —— 分析治法

张三锡说："新泻者可治标，久泻者不可治标，且久泻无火，多因脾肾之虚寒也。"指出了治疗泄泻的原则。

【评讲】 此说有其一定的局限性，而又有一般原则在其中，即语其常而未语其变。

新泻者可治标，此适应性较大。

久泻者不可治标，此适应性比较小，久泻多反复发作，而在反复发作的阶段中，有因新感诱因（卒病引起痼疾）引起，治法虽不等于完全治标，但亦不等于说不可治标，而且很多时候，治标反易为力，而最常用为标本相兼。

泄泻的治法一般分为九法：但这些治法，当按实际病情，适当地灵活施用。

【评讲】 治泄九法，基本于李士材九法，其中亦有所变更，如李的酸收法此处没有。

（1）分利：适应于暴泻而小便不利者。张景岳说："泄泻之病，多见小水不利。水谷分则泻自止。故曰：治泻不利小水，非其治也。"淡渗分利，以四苓散(1)为主方。

【评讲】 此直接说即为利小便。

泄泻的机理为水谷不分，则其中必有水、有湿，《内经》云："治湿不利小便，非其治也。"所以对于湿邪形成的泄泻，无论寒、热，应利小便。

方中举例四苓散，其主要用于湿偏重，如寒湿、湿热，倘湿重于热仍可用。但热偏重者不可用，因热偏重就不能用温燥的白术，而要用偏凉的滑石、芦根、薏仁之类了。

水谷不分：一为水谷入胃不及化（如风燥热）；一为水谷入胃不能化（如寒湿）。

内伤燥亦可致泄泻，为其如水投石。

【又评讲】 温病的淡渗偏于凉。

温病家擅长在胃，并不在脾。

（2）疏散：感受外邪而引起的泄泻，都可采用此法，如风寒侵犯于肠胃，可用荆防败毒散(2)，挟湿主以藿香正气散(3)加减。

【评讲】 此法好！举方合理，葛根汤亦可。

【又评讲】 喻嘉言"逆流挽舟"治痢兼表之法，认为邪本从表而陷里，仍使由里而出表。

（3）泄热：适应于湿热泄泻，以寒能泄热，苦能燥湿为法，主以葛根黄芩黄连汤[4]。

【评讲】　其热为从表入里的占多数，若纯属里热泄，有时竹叶石膏汤亦可。

举方葛根黄芩黄连汤很好！方中葛根不仅能解表，而且兼有升津作用。

（4）消导：适应于伤食泄泻。消者散其积，导者导其滞。轻则用保和丸[5]消胃中停滞之积，重则用枳实导滞丸[6]下肠间壅阻之滞。

【评讲】　滞要分清寒滞与热滞。

（5）健脾温中：适应于脾胃虚寒泄泻。脾虚的重在健脾，用参苓白术散[7]；脾阳不足，兼以温中，用附子理中汤[8]。

【评讲】　脾气虚与脾阳虚有别：脾气虚偏虚多，非寒多；脾阳虚偏有寒。由此可见，伤寒、温病、杂病虽不可分家，但有所区别：如伤寒偏于寒，温病偏于热，杂病偏于虚。

举方参苓白术散为虚多，附子理中丸为寒多。

小儿脾虚泄泻，凉热不得，凉则泻甚，热则烦重。西医亦为此而感到棘手，用四君子等补其虚则嫌呆板，而七味白术散（人参　白术　云苓　甘草　葛根　藿香　木香）大可愉快胜任之！

七味白术散证是一个明显的例子——虚多，多见于父母体虚，缺乳小儿，尤其于夏秋之交得此病为多。

其症状初起，为吐泻不甚厉害，但每天都在3～4次以上，皮肤薄白或微黄，而且比较消瘦（怯弱感；神经比较敏感），饥而不能多食（饥久或饿久均可导致疳积），最后发展为喜食杂食，挑剔香东西，民间以肥儿膏等解决，至长夏有暑邪作为诱因，发作而留连不已，则肥儿膏无能为力。

对于小儿脾虚泄泻，发于长夏，新凉外加，或暑而兼热，或暑泄伤津，或脉数，或有热无汗都可用，而暑热伤津虚烦，寒热均为其假象，个人用法为：

以参、苓、术、草为主 {
偏于暑挟热伤胃阴又新凉外加——加藿香、扁豆、正川朴
挟暑热而风又重——香薷、小云连
脾虚伤津，口作渴，尿多且清，大便久泻不已，温热不退，心烦——加灶心土（松柴灶）、陈仓米
}

关于灶心土，灶心土可除烦热、虚烦，此外灶心土还有赤石脂的作用；陈仓米可生津；此外，儿科中还有一味好药名五谷虫，用于脾虚疳积，消积不伐伤，用量可至两。

（6）益气升清：适应于脾虚气陷，清阳不升之证。升清补中，用调中益气汤[9]；升阳胜湿，用升阳除湿汤[10]。

【评讲】　举例二方为东垣一生治学心得所在。泄泻不离脾胃，东垣特长为掌

握了脾胃之机——运化精微，升清降浊，其对于《内经》"饮入于胃，游溢精气，上输于脾，脾气散精，上归于肺，通调水道，下输膀胱"这段话体会真切，用于临床纯熟自如。他从升清降浊的机转认识到阴火上升，火乘土位（土中伏火）。所以其精神不在温补，不完全专事燥烈、专事温，而完全在于分消，拨乱反正，如升阳散火、升阳益胃、升阳除湿之类。这是认识了"左升右降"，认识到脾胃两者酝酿在一起会郁而生火，此名之曰"阴火"（不过后人有异议）。这阴火非完全为壮火，实为虚火，此火非大黄芒硝所能泻，又非竹叶石膏所能清，阴虚既非肾之精水，又非心肝之血，而为津气空虚，其病源为饥火中烧，劳动则火动，其机转为郁而生火。

所以益气，因为脾为土脏，分气血两大端，而其所伤，为脾之气分多，非血分为多，脾主气又不过是气阴问题而非气阳问题，（因为气阳衰则为附子理中汤证）所以应益其气。

于阳则用升清，升清不是助火，为升气阴之轻者，从而"游溢精气，上输于脾，脾气散精，上归于肺"。

【又评讲】 二方后又有其认识，脾胃亦不过是脾寒、脾湿而已。抄者注：此为指李东垣，抑或指讲义，不得知。

（7）抑木扶中：适应于肝木乘脾痛泻之症。宜抑肝和脾，方用痛泻要方[11]加砂仁、木香、香附等。

【评讲】 痛泻要方为一独立方法，方好！

前面第三条叙症（久泻门）为肝郁，即木郁土中，此换言之即肝木不能克脾土，又何以言木克土呢？这因为肝郁会横逆，别的逆会屈服，独肝横逆即可克土（由此可见，中医机理是辨证对待的），发病机理既为木克土，那么治疗方法就应该疏肝（兴奋作用）或伐肝（抑制作用），此病情为木郁，故应疏肝，在痛泻要方中以防风为君药（风气通于肝）；而要疏就必须泄，故用白芍（白芍苦品，多用伐肝），由此也可见，此方为从《伤寒论》四逆散（柴芍制肝）化裁而来。

准此，该条治法定名抑木扶中不好，应称为疏肝和脾更妥。

方后所加为多余，蛇足。

（8）温肾：适应于肾阳不振之症。肾为水脏，真阳寓焉，此火一衰，则肾关不固，故久泻不止。温肾之法，可以助阳止泻，方用四神丸[12]等。

【评讲】 真阳区别于一般的阳虚虚寒（阴阳到此，则真正是实质暴露）。

此为阳虚而无寒，非一般代名词。

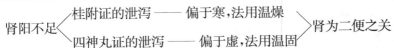

肾阳不足 { 桂附证的泄泻 —— 偏于寒，法用温燥 / 四神丸证的泄泻 —— 偏于虚，法用温固 } 肾为二便之关

注意四神丸本身为一温固法，非温燥法，又非涩法。

（9）固涩：适应于久泻不止之症，李中梓说："凡注泄日久，幽门道滑，虽投温补，未能奏功。"固涩之剂如诃黎勒散[13]、赤石脂禹余粮丸[14]等。

【评讲】　这里完全对！此侧重于涩，涩多于固。

$$肾阳不足\begin{cases}温固 —— 兼治本\\\\涩 —— 兼治标\end{cases}$$

附案：

×××：脉象虚，大便在直肠，非用手挖出不可，从增液汤到肉苁蓉一系列用药均不见效，用温药又考虑到其烦（【评讲】　烦为阴虚结）。彻夜不寐，口干，姚国美先用诃黎勒散以治其坠（越虚越坠，越坠越不通），后用井水泡大黄以通其秘（井水泡大黄，一钱当三钱用，有力量！）。

结语

泄泻是指大便稀薄次数增多的症状而言。它的致病原因，主要是由于湿胜与脾弱。《内经》所说："湿多成五泄"、"脾病者，虚则胀满，肠鸣飧泄，食不化。"

【评讲】　致病原因主要由于湿胜，对！若寒而不挟湿，不致泄泻。寒甚甚至阴凝固结。

由于脾弱亦乎对！因为脾主升，故如《内经》所言。

为了便于临证时掌握，以发病的新久缓急分暴泻和久泻二类。暴泻是近于实、近于热；久泻是偏于虚、偏于寒。暴泄迁移日久，也能成为久泻。

【评讲】　暴泻总有邪，多实，对！近于热为蛇足；久泻偏于寒，则可有可无。

暴泄迁移日久，也能成为久泻，有经验！也有能成为虚泻的。

暴泻转为久泻，这其中有体质虚弱，以为"诛疾无过"而克削太甚（少见）；以为"补药无过"而早补强补，造成湿性留连不已（多见）。

治疗方法：暴泻，由于外邪引起的，须以疏散；

【评讲】　外邪指风寒或风热，治法对！

寒湿交阻的予以分利；

【评讲】　此法于寒湿固可，有热但湿胜于热者亦可，其实光言湿胜分利即可，寒湿的寒字说重了，其中助脾药多。

湿热致泻，宜燥湿清热；

【评讲】　其实淡渗也可治湿热。

食滞内停以消导为法。

【评讲】　宜分清寒滞与热滞。

久泻因于肝木乘脾，宜抑肝和脾；

【评讲】 应为疏肝和脾。

脾土薄弱，用健脾温中或益气升清；

【评讲】 法用健脾温中时，应无其他夹杂；应用益气升清，为清浊不分，有湿浊。

升清时除湿以佐之；降浊时燥湿助气以行之。

若肾阳不振，当以温阳固涩为治。

【评讲】 温肾、固涩列于肾阳不振可以，但温固法用于肾阳不振。

涩则往往用于救急。

暴泻久泻是不一定要到肾阳虚才用涩法，若大肠有湿，成习惯性；或木势逼迫过其所致，均可用酸涩之法。

附方

(1)四苓散：白术　泽泻　赤苓　猪苓

(2)荆防败毒散：荆芥　防风　羌活　独活　柴胡　前胡　枳壳　川芎　人参　茯苓　甘草　桔梗 （原方可去人参，加薄荷、生姜同煎）

(3)藿香正气散：藿香　厚朴　苏叶　陈皮　大腹皮　白芷　茯苓　白术　半夏曲　桔梗　甘草　生姜　大枣

(4)葛根黄芩黄连汤：葛根　黄芩　黄连　甘草

(5)保和丸：山楂　神曲　茯苓　半夏　陈皮　莱菔子　连翘

(6)枳实导滞丸：枳实　白术　茯苓　黄芩　黄连　大黄　泽泻　神曲

(7)参苓白术散：人参　茯苓　白术（土炒）　陈皮　山药　炙甘草　炒扁豆　炒莲肉　砂仁　苡仁　桔梗

(8)附子理中汤：人参　白术　干姜　炙草　附子

(9)调中益气汤：黄芪　人参　甘草　陈皮　升麻　柴胡　木香　苍术　姜　枣

(10)升阳除湿汤：苍术　羌活　防风　升麻　柴胡　炙草　神曲　猪苓　泽泻　陈皮　麦芽

(11)痛泻要方：防风　白术　陈皮　白芍

(12)四神丸：肉豆蔻　补骨脂　五味子　吴萸

(13)诃黎勒散：诃黎勒

(14)赤石脂禹余粮丸：赤石脂　禹余粮

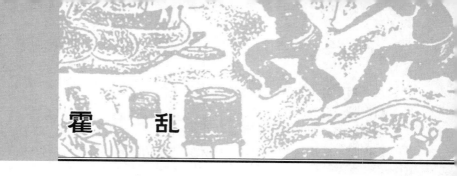

霍 乱

概说

霍乱是急性传染病之一。

【评讲】 此以病势病名，《巢源》谓"挥霍撩乱"，指发病急、突然、昏乱。

解放后，党和政府大力开展爱国卫生运动，积极进行预防措施，该病早已绝迹。但祖国医学所谈的霍乱，一般含义较广。

【评讲】 关于中医霍乱定义的范围。

《伤寒论》指出："呕吐而利，此名霍乱。"而吐利交作的病，不在少数，如仲景在太阴篇指出："太阴之为病，腹满而吐，食不下，自利益甚，时腹自痛"，这样，这一诊断就似乎不够严格了。

真性霍乱（虎列拉）——自《巢源》以后记载霍乱，除了"呕吐而利"之外，还兼及腹痛一症，因此后来文献谈到霍乱，绝大多数也都兼及腹痛一症，不过一般的描绘，腹痛是"腹中绞痛"。由于仲景在太阴篇中有吐泻、腹痛的症状，而霍乱的定义范围又为"呕吐而利"，同时霍乱篇中还举了一个理中丸，于是乎七拼八凑，使后学者有这样一个初步的概念——霍乱为太阴病（因为六经可以统括万病），换言之，太阴病是可以形成霍乱的，因而就说一般的吐泻腹痛为霍乱也就有异议了。

当西医传入中国以后，认识到真性霍乱的病源，因此，不专以临床症状作为其鉴别诊断。

在当时有真霍乱和假霍乱之分，真性霍乱即为虎列拉，假霍乱为一般的急性肠胃炎。

中医对真性霍乱（虎列拉）治疗得很好、很快，而且无后遗证。但中医对真性霍乱的鉴别是不够的。

据个人考订：

（1）《巢源》以前经典著作基本上记载霍乱是没有腹痛一症的，如《伤寒论》中霍乱篇就无，《内经》除《六元正纪大论》一条有外（"民病心腹胀，肠鸣而为数后，甚则心痛胁胀，呕吐霍乱"）其余均无，而《内经》是根据经脉、病所、气化、脏腑来谈的，不是专谈疾病，所以当时认为这条是一系列说来（至霍乱止）。

（2）仲景以后谈霍乱，具体而又有临床经验的要算王孟英，其有专著《霍乱论》，统计了有腹痛的只有几条，基本上无腹痛。这样认为《巢源》以前的纪实尤其可靠的为《伤寒论》，它谈一般吐泻而利有腹痛，而谈霍乱就无腹痛一症，或后来根据临床经验，以腹痛作为临床鉴别而加以记载的。

（3）个人曾得过真性霍乱（虎列拉），没有一点腹痛，只但泻，家里用三宝回阳药酒救回来后，就手足痉挛、浑身痉挛、肠痉挛，发病症状从现象上看是会误会成腹痛的。

结论：

古人"呕吐而利，此名霍乱"，并以此作为鉴别诊断，似乎是含混，但通过上述讨论，而认为霍乱就无腹痛一症又太严格了，因此临床上理化检查以发现病源是不可忽视的，光凭严格症状鉴别不行，因为检验总是客观存在的。

如《灵枢·五乱》篇说："清气在阴，浊气在阳……清浊相干，乱于肠胃，则为霍乱。"

【评讲】 这段经文很好地说明了发病机制，后贤从阴阳痞隔于中，上下欲通，故挥霍撩乱一说，仍不及上面现实。

《素问·六元正纪大论》说："土郁之发，民病呕吐霍乱。"张仲景《伤寒论》更明确指出"呕吐而利，此名霍乱。"

【评讲】 分别见上按。

【又评讲】 霍乱篇中举了理中丸而认为是太阴脾病，不过，从清浊相干，脾为发病机理来看，是无可非议的，但若认为只是太阴脾有霍乱是不对的，因为三阴皆有霍乱，故不专用理中丸，无论清浊相干，阴阳痞隔——发病在脾，但三阴俱可牵涉的。

成无己认为："霍乱吐利，饮食所伤。"

【评讲】 《巢源》、《千金》俱牵涉到饮食问题，晋以后或晋唐以后，都提及饮食一因，而现代研究也说由于饮食不洁引起，这是一个很大的发病因素，无论风、寒、湿、暑都可因饮食一因而发作，这句话由于现代医学使我们的概念更加明确化了。

可知凡吐泻交作，病起骤急，亦名"霍乱"。

【评讲】 根据作者申述，认为真假霍乱中医俱包括有。

此症多发生于夏秋季节，其病因则包括风、寒、暑、湿与饮食不慎而引起之急性胃肠疾患。

【评讲】 夏秋季节为长夏主事之时，亦为脾土主事之时。

中医探讨其发病机制——发于胃肠，对！但仅讨论至胃肠是不行的，于此治疗真性霍乱还会犯错误，当病势未表现直中，风、寒、暑、湿由外入里，发为霍乱时，能兼及三阳证（在霍乱篇中包括有发病、后遗、合并、发展等），所以应探讨到脾、肾、肝，甚至三阳并发。

此外，尚有一种干霍乱，其症欲吐不吐，欲下不下，腹中绞痛，脘满难忍，俗称"绞肠痧"，亦属霍乱中的严重证候。

【评讲】 干霍乱在仲景书中未提及，《内经》也似乎不明确，有明文记载的从《外台》起。

干霍乱叙症十分贴切，这也死得更快，而且内科药不及外治快，针灸刮痧更快。

病因

1. 气候影响 夏秋暑湿蒸腾，偶或调摄失宜，感受暑湿秽浊，或纳凉过度，触冒风寒，均可引发本病。

【评讲】 长夏湿令当权，夏主火，火湿相交而成暑，暑为湿热相合，不是纯热而有湿在内，其中有湿胜的。

调摄包括饮食、生活、起居等。

暑湿秽浊——见《痧胀玉衡》一书。

纳凉过度与触冒风寒有表里之别，发霍乱不触冒风寒者有之，纯外感则不形成霍乱。

一个暑证宜分辨阴暑（寒霍乱）与阳暑（热霍乱），有挟表者，亦有不挟表者。

如《内经》所说："不远热，则热至，热至则身热吐下霍乱。"

【评讲】 热霍乱为后来出现，但最早见于《内经》，《伤寒论》中亦乎有。

《内经》此条有单独存在的意义。

不远热，此从现实出发解释为趋吉避凶，因而不远热为对暑热避免得不太好。

张景岳说："外受风寒，寒气入脏……水土气冷，寒湿伤脾。"

【评讲】 其外受风寒，寒气入脏为表里同病，或甚则直中（为在寒气入脏侧重时），于霍乱中应鉴别其阴阳，如发热或手足冰冷，出汗否，唇淡，面白，如见寒霍乱，急当治其里，药用纯阳正气丸之类。

王孟英更具体指出"春分之后，秋分之前……天之热气下，地之湿气上，人在气交之中，受其蒸淫之气"等，均说明本病与气候有密切关系。从临证上所常见者，则可把它归纳为"暑湿秽浊"与"感受寒湿"两类。至于"干霍乱"，亦即由于邪阻中焦，气机窒塞不通所造成。

【评讲】 痞隔说于此用得上：痞隔相争得通而发为呕吐而利；痞隔相争不得通而发为干霍乱。

2. 饮食不慎 《诸病源候论》说："此症（霍乱）系因饱食而变。"《千金要方》则谓："原夫霍乱之病也，皆由饮食。"可知饮食不慎，或多食甘肥，或误食腐馊，均为引发本病之重要原因。

【评讲】 引文概括力大。

饮食不慎与腐馊有关，甘肥不是直接的，而饮食生冷最为常见。

上列两种因素，在发病的时候，又常同时存在，如先伤饮食，复感风、寒、暑、湿，或先感外邪，复又伤于饮食，皆能导致脾胃升降失常，清浊相干，乱于肠胃，突然发作本病。

【评讲】 寒霍乱很普通，而且深入人心，一般治疗只要比较能认识发病机制，偏于三阴经是虚寒多，或兼表，虽重，若单纯并不困难，其中热霍乱要困难一些，一般对它的认识也要稍微模糊一些，在谈辨证，它包括在暑湿秽浊之中。

辨证

1. 暑湿秽浊 　其症吐泻交作，胸脘痞闷，腹痛，四末清冷，苔白腻，脉濡。

【评讲】 吐泻交作，寒、热霍乱俱有，只干霍乱除外。

叙症中胸脘痞闷到脉濡，此为一般暑证，其实到霍乱（真性霍乱）多数为突发，事前并没有什么感觉，像胸脘痞闷先兆较少，若发作后腹痛为拘挛状，于此是否为真性霍乱值得怀疑。

苔白腻，为普通腹泻具有。

脉濡，此更不是真性霍乱脉象，此为一般急性胃肠炎，有暑湿的可具有。

偏于暑热的，可兼见发热，不恶寒，烦躁，口渴引饮，小溲短赤，吐下物有腐臭，舌苔黄腻，脉濡而数；

【评讲】 叙症中从发热至小溲短赤，为真正霍乱属热的方面完全所具症状，而吐下物腐臭倒不一定有，苔黄、脉濡数为一般暑热（湿热）吐泻的舌脉。

偏于暑湿的，可兼见四肢疼重，口渴不欲饮，苔白腻，脉濡缓。

【评讲】 此叙症更为一般暑证。

【又评讲】 按中医文献习惯，上述现象列为暑证不作为霍乱，其所以列入是由于中医的"霍乱"的一般含义较广，这些症状于霍乱可能兼有，但不能作为霍乱的突出表现。

关于热霍乱：

经典上的记载"身热吐利"为热霍乱的根据，由此不能武断热霍乱为后世发现，但后世谈热霍乱往往根据温病家如王孟英的《霍乱论》，从此热霍乱的概念明确，但王孟英那套方法用于救热霍乱效果不大，所以尽管热霍乱得王孟英而概念昌明，但其方法很不够，只适用于一般暑热证。

热霍乱——身热（肌肤灼热），口渴（引饮，其牛饮程度可观，甚至有喝新汲井水而愈者），烦躁，小溲短赤，吐泻交作，闷乱欲死，面赤，螺纹，目眶下陷，眼睛灼灼有光。

其中：发热与身热，恶寒与身寒，据我看，应有分别。如恶寒——病人自觉症状，我们摸过去并不觉冷；身寒——就是触觉可摸到其身冷，注解上有两句话好："汗出身常清，身必冷如冰。"此原不发热，描绘三阴身寒症状。温病家说："汗出身凉，脉静者生。"此指原发热，汗出身凉。身寒未必不怯寒，但就不恶寒，恶寒可以一边发热，一边怕冷。发热，身也热，（还有一种恶热为自觉描绘）可摸到。描绘身热、身寒并不一定以病人喜恶为转移，如"身大寒反不欲近衣"、"身大热反欲近衣"。

寒霍乱决不身热，而大多数身寒，如兼表证有"恶寒发热"。

肌肤灼热，为不远热，受热甚，热即至，起初即为发热、失水，肌肤又焦干灼热。

烦躁闷乱欲死，非神志闷乱。

热霍乱的突出点——身热，肌肤灼热，烦躁闷乱欲死，脉象细数即伏。

其发病机制——起于肠胃，失水过多——由于病非寒的发展，而为热的发展，热极伤阴，失水也会伤阴，因而马上会牵涉到肝肾，牵涉到厥阴，所以小便利者其人可治，而伤阴小便不利者可怕，其为急性衰竭，因为失水过甚，血即闭结不行，消水而不能止渴（即为消渴），西医大量补充生理盐水掌握了这一机制，不过生理盐水咸能凝血，似乎有后遗。

治法——牵涉到肝肾之阴，一时将竭，大非燃照汤、蚕矢汤所可胜任。既然发病机制如此，我个人以为白虎汤偏清热，应补其水，予大剂酸甘化阴，望梅止渴，随竭之阴，一线未绝，即可拨乱反正。酸甘化阴——大剂生脉散重用，乌梅、木瓜、蚕砂导浊（秽浊主气，研究"痧证"，显示秽浊特别突出）。其中木瓜可缓和转筋，而蚕砂导浊可加可不加。而生脉散中的洋参，麦冬可用到八钱至近一两。

盐水救急在这时有好处，但嫌其血凝而有后遗。

通过临床试验，这派药于真霍乱（热）有用，用蚕矢汤不见效，因为滋阴嫌其慢，此则以急取胜。

2.感受寒湿　吐泻交作，次数频繁，所下不甚臭秽，腹痛或不痛，形寒，手足不温，苔白或腻，脉迟.甚则吐利不止，手足厥冷，脉微欲绝。

【评讲】　腹痛——用腹中拘急描绘更好！

苔白或腻，脉迟——为一般寒暑症状。

此直中三阴多，这即使有恶寒发热兼表证，仍急当救其里。

【又评讲】　暑湿秽浊与感受寒湿分纲，为照顾文献，但叙症不够明显。

3.饮食不慎　饮食不节，或误食腐馊，初吐出的系一部分不消化物，然后腹痛下泻，泻下臭秽，胸脘不舒，腹鸣腹胀，嗳出臭腐，脉滑，苔腻。剧者吐泻不已，亦可见手足厥冷，脉转沉微等症状。

【评讲】　此叙症符合历史文献记载。

在临床上由于饮食不慎引起的居多。

其症状为一般性多些，为暑滞一般描绘。

4. 干霍乱　腹中绞痛，欲吐不吐，欲泻不泻，烦躁闷乱；甚则面色青惨，四肢逆冷，头有汗出，脉多沉伏。

【评讲】　叙症完全正确！且多见于热霍乱，热霍乱可见四肢逆冷，在临床和理论上有根据。

面色惨青于寒霍乱多，王晋之亦说热霍乱有。

机制——阴阳痞隔，清浊相干，欲通而不得通。

此时可用八宝红灵丹，炒盐探吐，通关散等，针刺更好。

本证由于暴吐暴泻，津液顿亡，故每引起筋失濡养，发生转筋；或皮肤松弛、螺瘪眼陷等严重现象。

【评讲】　此叙症为寒热霍乱都具有的症状，可作为霍乱与其他病的鉴别。

有说"转筋入腹者死"，然亦有不死者。

【又评讲】　干霍乱可用针，因为其失水不甚。

热霍乱则针刺无用。

寒霍乱忌针，因为其阳气完全凝绝，只心口有一团热气。

治法

【评讲】　由于"霍乱"一般含义较广，故本讲义治法中所述，有些为治寒暑、暑热的方法，从这个意义上讲，给我们提供了许多方法。

霍乱一证，每因吐泻不止，而续现虚脱危候，故先宜救急，药如玉枢丹⁽¹⁾、蟾酥丸⁽²⁾均可先行吞服。

【评讲】　先宜救急。好！

玉枢丹、蟾酥丸对热霍乱好，对于寒霍乱则不太稳当，于寒霍乱当用纯阳正气丸，再复用黑锡丹，但对失水伤阴致阴竭的效果则不大。

偏于热的，又可先用针刺十宣出血；偏于寒的，可用食盐填满脐中，以大艾炷团灸之。

【评讲】　于寒霍乱，艾灸关元、气海，好！

热霍乱用针刺十宣放血，散阳倒不至于，但好处不大。

干霍乱则先用烧盐方⁽³⁾探吐，或刮痧等法。

【评讲】　烧盐方探吐不见得好，刮痧法好！

对于暑湿秽浊之吐泻，初起可用芳香化浊，如藿香正气散⁽⁴⁾。

【评讲】　藿香正气散一般，而真正霍乱（暑湿秽浊）不可用之。

偏于暑热的，宜苦寒清热，用燃照汤⁽⁵⁾、蚕矢汤⁽⁶⁾等。

【评讲】　参考辨证偏于暑热的【评讲】。

如小便短少的，宜祛邪渗湿，用桂苓甘露饮⁽⁷⁾。

【评讲】　用桂苓甘露饮者，此已不是霍乱。

偏于暑湿的，宜解暑化湿，用香薷饮[8]加味。

【评讲】　用香薷饮加味为一般感寒受暑证。

至于感受寒湿，初起宜温中化湿，如胃苓汤[9]、大顺散[10]等。

【评讲】　胃苓汤用于一般寒湿证。

倘吐泻加剧，而出现阳虚见证的，宜温运中阳，用理中汤[11]；如有汗出恶寒的，则加附子以扶阳。

【评讲】　理中汤于真性霍乱可能取效，但救急不够。

用附子扶阳见效更快，有阴寒腹痛也可用，然暴利不可用，热泄泻有坠胀者不可服。

阳气已复，吐下虽止而犹肢厥，脉微，汗出，或四肢拘急者，宜宗《内经》"甚者从之"之意，用通脉四逆加猪胆汁汤[12]。

【评讲】　其中呕逆，烦躁特甚，用通脉四逆加猪胆汁不好，而四逆加人参好。

由于饮食不慎，初起亦可用藿香正气散[4]，酌加消导之药；甚者吐泻不止，出现阳虚者，仍以温中扶阳为法。

【评讲】　阳虚后遗为误治。

干霍乱，续服玉枢丹[1]之后，随用温中通下，如厚朴汤[13]等。

【评讲】　玉枢丹救急是主要的。

结语

祖国医学文献中对霍乱的名称，是泛指一般急性肠胃疾患而有吐泻、腹痛、转筋等症。

【评讲】　此包括了真假霍乱在内。

由于症势急迫，故宜先服成药，或用针灸、刮痧等法以救其急，然后随证施治。

【评讲】　此应区别对待。

霍乱的病因，归纳言之，可分"暑湿秽浊"、"感受寒湿"、"饮食不慎"等三种，但感受外邪与内伤饮食，往往又有相互关系。在治疗时，尤应注意因吐泻频繁而引起的虚脱现象，此时急宜当机立断，重用温中扶阳，免生转变。如有呕吐如喷，泻下如米泔样稀液，小便闭结，声音嘶哑，急速出现虚脱症状，即宜配合现代医学的诊断方法及急救。

【评讲】　温中扶阳于寒霍乱，对！

呕吐如喷，泻下如米泔样稀液，此在祖国医学文献中描绘不及这样。声音嘶哑，于热霍乱显著。

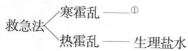

附方

(1)玉枢丹：山慈菇　续随子霜　大戟　麝香　腰黄　朱砂　五倍子

(2)蟾酥丸：杜蟾酥　朱砂　明雄黄　茅术　丁香　牙皂　当门子

(3)烧盐方：食盐（烧）　以热汤调服，以指探吐。

(4)藿香正气散：藿香　厚朴　苏叶　陈皮　大腹皮　白芷　茯苓　白术　半夏曲　桔梗　甘草　生姜　大枣

(5)燃照汤：滑石　香豉　焦山栀　黄芩（酒炒）　省头草　川朴　半夏　白蔻（研后入）　苔腻而厚浊者，去白蔻加草果仁。

(6)蚕矢汤：晚蚕砂　木瓜　生苡仁　大豆黄卷　川连　醋炒半夏　酒炒黄芩　通草　吴萸　炒山栀

(7)桂苓甘露饮：桂（去皮）　白术　猪苓　茯苓　泽泻　寒水石　滑石　石膏　炙甘草

(8)香薷饮：香薷　川朴　扁豆

(9)胃苓汤：苍术　厚朴　陈皮　甘草　白术　茯苓　泽泻　猪苓　肉桂

(10)大顺散：干姜　肉桂　杏仁　甘草

(11)理中汤：人参　白术　甘草　干姜

(12)通脉四逆加猪胆汁汤：生附子　干姜　炙甘草　猪胆汁

(13)厚朴汤：厚朴　枳实　良姜　朴硝　大黄　槟榔

补充内容

中暑急救的几个验方介绍（姚荷生介绍，黄存垣整理，见《江西医药》66年6卷6期）

一、辨　　证

1. 脱证　往往顷刻之间，吐泻交作，或先泻后吐，腹中绞痛，甚则转筋阴缩，目眶与螺纹下陷，无脉。

属寒的，颜面苍白，唇舌俱淡，手足厥逆，冷汗淋漓，或口噤无汗，脉多微细。

属热的，皮肤灼热，或兼指冷，初起有的有汗，旋即无汗，烦躁，口渴，面赤，唇舌俱红，神识不清，脉多兼数。

2. 闭证　突然手足麻冷，心胸烦闷，腹中或胀或痛，有的欲吐不吐，欲泻不泻，神情烦扰不安，甚则神昏卒倒，脉伏，口噤难言。

属热的，面色与爪甲发紫，小便短涩，赤黄，舌苔黄腻。

属寒的，面色与爪甲发青，手足厥冷较甚，舌苔白腻。

上述两证，在神昏卒倒，口噤无脉，如无旁人告知病情发生情况，辨别更为困难，最简单而可靠的方法，只有立即观察患者的眼部和口唇。如目红唇红者为热，目不红而唇淡者为寒。凭此仅有的依据，用药就不致寒热互投。

二、验　　方

1. 脱证偏寒者

三宝回阳药酒：

处方：生丁香一两　油肉桂一两　樟脑一两　好白干酒一斤　多备可以照此比例加重。

制法：先将丁香、肉桂研粗末，樟脑拌匀，装入瓷罐内并盖紧，七天后可以启用，浸至一月更佳，急待应用时可隔水煮一小时（煮时盖紧勿泄气），冷后亦可应用。

用法：每次用一般汤匙半匙（约五分），冷热开水各二汤匙冲服，转筋者可用药酒搽患处。

主治：阴寒腹中绞痛，呕吐，洞泻不止，手足厥冷，或无汗，或冷汗淋漓，唇舌俱淡，甚者转筋入腹，目眶螺纹下陷，脉沉细或无脉。

宜忌：泻下坠胀不畅者忌服，另外此证忌表散及推拿、开针，但可用灸。

【评讲】　此药酒为姚氏家传数代之秘方。

黑锡丹

处方：黑铅二两　硫磺（先用豆腐煮硫磺，将铅熔化后，入硫磺同炒尽烟为度，研末）二两　沉香　附片（炮）　葫芦巴（酒浸炒）　阳起石（煅，研细水飞）　补骨脂　小茴香（炒）　肉豆蔻（面裹煨）　川楝子（酒蒸去皮梗）　广木香各一两　上肉桂五钱

制法：黑铅、硫磺另制，余药共细末，酒水为丸，用黑铅、硫磺末和酒为衣，如芥子大。

用法：每服五分至一钱，空腹时温开水送下，淡盐汤、淡姜汤、枣汤亦可，妇人艾汤送下，急证可服二钱。

主治：卒中寒暑，甚则昏倒，手足厥冷，冷汗淋漓，或有腹痛呕泻，唇舌俱淡，脉沉细。

禁忌：孕妇忌服。

【评讲】　如经用1～3钱仍无效者，改服药酒即愈。

纯阳正气丸

处方：藿香　肉桂　广陈皮　苍术　姜半夏　公丁香　青木香　茯苓　白术

各一两　红灵丹五钱

　　制法：共研末，用花椒五钱煎汁泛为丸，如绿豆大，红灵丹为衣。

　　用法：每服一钱至二钱，日服二次，温开水送下，小儿视年龄及病情酌减。

　　主治：寒暑腹痛，吐泻或有或无，手足厥冷而无汗者。

　　禁忌：孕妇忌服。

　　【评讲】　若用至一两仍无效者，改用药酒亦愈。

　　2. 脱证偏热者

　　加减连梅汤

　　处方：乌梅八钱　黄连三钱　党参三钱　寸冬四钱　蚕砂三钱　木瓜三钱
吴萸二钱　大渴者可兼用西瓜

　　制法：煎成浓缩成膏，加入适量安息酸钠以防腐。

　　主治：暑热腹痛，吐泻烦渴，甚则转筋，目眶螺纹下陷，唇舌俱红，肌肤灼
热，或兼指冷，脉数或兼细者。

　　【评讲】　姚氏曾用蚕矢汤治疗上述证无效，认为此证关键在于暑热伤津甚急，
蚕矢汤力弱固难胜任，一般甘寒药亦能生津救脱，必须酸甘化阴，选取连梅汤
（《温病条辨》方）、生脉散（《医录方》）、蚕矢汤（王孟英方）三方的有力药品，综
合组成此方，治疗约2～3例，尚属有效，供急救时试用参考。

　　3. 闭证偏寒者

　　速效丹

　　处方：明细辛三钱五分　枯矾钱半　贯众二钱　制半夏二钱　白芷一钱　牙
皂三钱五分　陈皮二钱　薄荷叶二钱　防风二钱　广木香二钱　朱砂二钱五分
甘草二钱　桔梗二钱

　　制法与用法：以上十三味共研细末，瓷瓶盖紧，毋令泄气，每用三分，吹入
鼻孔，寒湿甚而病重者，开水调服一钱。

　　主治：诸痧手足麻木，牙关紧急，目闭不语，胸背有红点，或咽痛、心痛，
及风餐露宿，寒暑杂感危急之证。

　　宜忌：饮食以冷饮为宜，并忌食稀饭。

　　【评讲】　此方为《诸疫指迷》根据《瘟疫汇编》中治麻脚瘟之效力制订，可
代飞龙夺命丹、诸葛行军散、通关散之用，此证如兼用刮痧、针刺、放血等法，则
取效更速。

　　4. 闭证偏热者

　　太乙紫金锭

　　处方：山慈菇二两　五倍子　千金子霜各一两　红芽大戟一两五钱　共为细
末，兑入朱砂、麝香、雄黄各三钱

　　制法：上药和匀，用糯米面六两五钱打糊为锭，干重一钱。

用法：每服五分，日服两次，温开水送下。

主治：中暑发痧，才欲吐泻即觉手指麻木或冷或热，爪甲发紫，心胸烦闷，小便短赤，神识如蒙。

宜忌：孕妇忌服，并忌食稀饭，可兼用刮痧、针刺、放血等法。

注：

① 原件治法脱失。

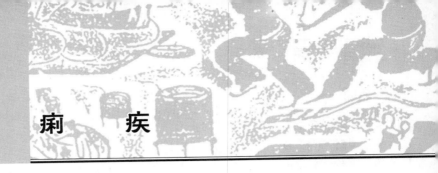

痢　疾

概说

　　痢疾是夏秋间常见疾病之一。它以腹痛、里急后重、痢下赤白为主症。在祖国医学文献上很早就有了记载。《内经》上所称的"肠澼"，就是指的这种病；《伤寒论》和《金匮要略》则和泄泻统称为"下利"，有时则以"热利下重"与一般泄泻为区别；晋时医书始有"痢"字，以后，就多沿用痢疾之名了。

　　《内经》认为痢疾而身热不解，是一种严重的疾病。它说："肠澼下利，身热者死。"这不仅对痢疾有一般认识，并且从身热来区别疾病的轻重。

　　【评讲】　个人以为在《内经》中的那句话对身热与发热有研究的余地。如其发热是痢疾兼有感冒的发热，则大不以为然。若为痢疾发展至伤阴阶段的发热，则实在难诊。从流行角度来看，有感染途径的疫毒痢，其发展很快，而且相当危险！试问其反命题"下利而厥冷身寒者不严重"可否成立，有无预后不良的因素存在，值得研究——凡此转归，比较特殊，不能以一般问题视之，作者的这一理解，尽管临床上有预后不良，但不能代表《内经》的意思。

　　《伤寒论》、《金匮要略》对热利下重的辨证施治更为明确。

　　【评讲】　作者以为白头翁汤证为痢疾（赤痢）代表证，白头翁汤为其代表方，个人认为《伤寒论》对痢疾的认识，远不至如此，此仅为其中之一。

　　《肘后方》有"天行诸痢"一目，已经认识到痢疾的传染和流行。

　　【评讲】　《肘后方》对痢疾的流行性，"沿门阖户"认识清楚。

　　《诸病源候论》有赤痢、白痢、赤白痢、血痢、脓血痢、热痢诸证。

　　【评讲】　《巢源》对痢疾的分类达到初步阶段，此为以症状分类。

　　《千金要方》着重分别热痢、冷痢，

　　【评讲】　《千金》是以病因分类。

　　《外台秘要》对天行热痢的病机更有所阐发。

　　此后，张介宾认为"因热贪凉，过食生冷"也是痢疾的一大原因。

　　【评讲】　张说只对饮食来源说得清楚。

　　【又评讲】　以中医学说对痢疾的认识，则本课文概论很不突出，不足以尽之！如痢疾入气分、血分，兼表、纯里，湿重、热重，痢疾与疟疾的关系（两者很密切，因为治痢药亦可治疟）等。

病因

本病可以归纳为以下二因：

【评讲】 这不可以分型眼光看待。

痢疾包括面很广，分型不容易，本讲义在这里指出两种感染途径，或为病因两大类的主要成分，有代表性。

六经六气可统属，如燥——阴虚燥。

1. 感受暑湿时行之气 夏秋之间，暑湿郁蒸，又常挟时行疫气，正如朱丹溪所说："时疫作痢，一方一家之内，上下传染相似。"

【评讲】 这里指出了痢疾常见的季节性——夏秋，结合季节则以暑湿偏重，其实疫毒也应该包括进去。

朱说对疫痢流行解释得明显。

在大流行时期，倘根据文献及疾病发展主流（缘门阖户，其病若一），针锋相对，掌握其百分之七十以上的疗效，提出一方，这是不可忽视的，因此：

要创造经验 —— 必须辨证论治

要肯定经验 —— 必须唯方唯药

两者不可偏废，相辅相成

如家传三宝回阳药酒，对阴性霍乱，就可掌握百分之七十以上的疗效，且有过之无不及。

2. 饮食不节 恣食生冷，胃肠先伤，积滞内蕴，传化失常。

【评讲】 饮食中肥甘炙烤对痢疾形成有关系，食酒者也有关系。

【又评讲】 病因很广，六气皆有关系，内外六淫皆有关系。如燥（白虎治痢）可说为燥，但不太突出，至阴虚就够突出了。

以上二因，常夹杂并见，影响胃肠传导失常，实为痢疾的主要原因。其中有兼挟时行疫毒之气的，则病情更为严重。

辨证

痢疾主要症状为腹痛、里急后重、痢下赤白，轻者一日七八次，重证往往达数十次以上。

【评讲】 轻重从次数上分，有此事实，但远不只是这点。

临证上不外分以下三种：

1. 湿热痢 腹痛里急，滞下不爽，初起尚夹有粪便，以后，粪便渐少，多为红白脓冻，而所下不多，

【评讲】 滞下不爽——未及后重那样严重，为一般发展过程。

下利赤白的发病机制——个人以为：白多于红为湿多，红多于白为热多，此

一般可以这么说，但严格说来，白多于红为偏于气分，红多于白为偏在血分。以红白归之寒热，历代都互相否定，不好这样分，如若蕴酿蒸变，下利非常垢腻滞重，虽白冻多仍偏于热，而下利较畅快不垢腻，虽赤但色暗如豆汁，或有鲜血不多，仍偏于虚寒。

白虎汤
　　　　　治痢　热在气分，并不是湿偏重
白头翁汤　　　　深入厥阴血分，并不是热偏重

湿重不致否定气分，而气分则包括湿、热两个方面，或热胜于气分，或湿胜于气分。

白属于气分，赤属血分，白多数为湿，赤多数为热，在临床上可作鉴别处。

《巢源》："其痢而赤白者，热乘于血，血渗于肠内则赤也；冷气入肠，搏肠间津液，凝滞则白也。"后段"冷气入肠"以虚冷痢言未错，其为下利如白冻冻、透明体的机理解释。若下利便脓则不得以此解释。

临床上常见赤利，也有白利，赤白相兼的更多，事实上白也还要分清白冻冻、白沫、白涕、白如脓、如鱼脑等，同时临床上还可见"五色利"。

附案：

彭右，其症为面色薄白，下利日夜无度，腹痛后重特甚，白较多，其中也有血，手足厥冷，甚则有冷汗出，脉细弦，嗫口，欲呕不甚，口干，但彻夜不寐（当时以为下利无度则卧不安）。去时中西医已在治疗，时间在一星期以上，且日见沉重（非治之故），初步诊断为厥阴兼表寒痢疾（事实上也为厥阴利）。当时处方为当归四逆汤，其中桂枝改肉桂（这点以前有过经验），服三剂后腹痛有好转，但后重反甚，手足厥冷见好，但彻夜不寐反甚，更加烦躁，脉象还有些弦数。于是反复考虑，以为厥阴利的诊断是对的，但临床表现为热重、口干，又在产后。结果开白头翁汤以对之，又以为白头翁汤中气分药多，为照顾血分起见，更加阿胶、甘草，服一剂后，独烦躁赤多后重见减，再进一剂，来报不好——饱胀，虽烦躁不甚，但人更委顿，马上回转为白多而红大减，夜仍不寐，手足厥冷，冷汗多，食欲几乎没有。当时在气分血分上考虑得少，而仅拘于寒热，这时是：

　　　　当归四逆 —— 寒见轻,热象抬头
服
　　　　白头翁 —— 热见轻,寒象抬头

转思厥阴是寒热错杂，而以前只抓住了一边（不过这仍然是对的）。由此可见"白多属于气，赤多属于血。"进白头翁汤时，虽然湿热不重，但得阿胶更饱胀，若光是寒邪是不足为之的，在抓住了寒热错杂这点后，投乌梅丸一剂而愈，饱胀大减，夜卧，烦躁、冷汗除，手指厥冷减，赤少白大减，然亦有脾虚挟湿的后遗，第二日再服一两，基本痊愈。不过，以后大便总不得成形，食欲不大振作，同时还有肿（病后也有虚浮肿的），论产后仿生化汤是不错的，当归、炮姜炭重用，但食欲、

精神不振，以为有湿残余，用上药似觉欠妥，最后决定方内仍有血分药（当归、炮姜）存在，服后反而舌苔白而干，郁热抬头，这时才知道拘于产后应养血的这一教条，本来据苔白、食欲精神不振，干脆可以平胃散对之的，但结果未用，而仿当归赤小豆汤除湿兼以养血，以后也始终未离养血药，尽管最后是全好了。不过，这也是依靠参芪助气化湿来解决的，如果当时能有意识地用黄芪、茯苓，黄芪、防风，或薏仁，白术，苍术，养血药暂停，用助气化湿是会好得快的。

案后小结：

1. 最初寒热不明，善后气血又未分清。

2. 当归四逆——气血未分，死拘于产后血分。

3. 白头翁汤加阿胶——未认识到气分挟湿。

4. 养血更是教条——死拘于产后血分。

或有恶寒发热的表证，

【评讲】 恶寒发热的表证有的挟有，其由于外感表证的发热，不可以"身热者死"视之。

痢疾有很多兼表的，而作者于此仅指是风寒在表（中医所谓伤寒表证），然而可以肯定地说风热表证（所谓温病表证）亦有，而且还不一定少。

姚氏《诊断治疗学》曾对痢疾挟表的风寒、风热作了鉴别。

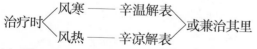

如:挟表 — 身热脉浮头痛 风寒 —— 无汗恶寒 风热 —— 有汗口渴

喻嘉言的"逆流挽舟"法，为针对痢疾兼表而订，且无论其为风寒，或为风热均可。

痢疾兼表，有简直不治其利而解其表而利自止，或表解而后再清里。

表里同重或表重于里——先表而后里法不会错，若要先里后表则应视其虚实。

痢疾表里同病，虚少（除直中以外），一般为实证，因此治疗时多偏于表，用喻氏法。

治疗时 风寒 —— 辛温解表 风热 —— 辛凉解表 或兼治其里

表证脉一定浮，而痢疾病在进展时，所谓"大为病进，小为病退"，脉若洪大，类似浮。

其鉴别处 浮 —— 轻按即得,重按即软 洪大 —— 越按越有力

在这里要注意三点：

（1）不可认识表证只有表（风）寒而无表（风）热；

（2）注意偏风寒，偏风热的鉴别；

（3）挟表除非里急者，一般先表后里不会错，先表后里用喻氏"逆流挽舟法"。

《伤寒》、《金匮》把泄泻，痢疾统称为下利，事实是这么一回事。但痢疾前驱症状泻肚子，此时治疗方法就完全相同，如：寒——葛根汤；热——葛根芩连汤；此二方可以治由表入里的腹泻，亦可治痢疾兼表者，这样就不能轻视治下利的方子而以为不能治痢疾。不仅如此，同时上法即使到赤白冻已形成而表证未尽者仍可用，就是休息痢因外感诱发都可用，甚至还能根治，有临床事实根据。附案：

高安人氏，下利八年，休息痢（阿米巴痢），在第八年头上发了，其现症是外感诱发，脉浮、里重，处方以葛根芩连汤为主，佐以薄荷、山楂、枳壳等，服二三剂而两三年未发。

苔多薄腻或腻而微黄，口微苦，胸脘或见痞闷，脉象常见滑数。主要由于暑湿与积滞蕴结而成：

【评讲】 从苔厚薄、腻重、白黄分别湿热偏重：

白腻——偏湿；微黄——偏热；腻而微黄——湿热两重。

口微苦——热偏重。

胸脘或见痞闷——湿偏重，热偏重，或湿热俱偏重。

甚则干呕欲吐，不纳水谷，此即噤口痢，脉象往往呈现细数，舌质红，苔黄糙，如兼挟时行疫毒之气，病情比较严重。

【评讲】 干呕欲吐的有：

不纳水谷，湿热在伤阴过程中可以饮水，并且只能吃稀薄的东西，最后至口干而不欲饮。

又痢疾初起，尤其所谓湿热痢，多不能吃东西，其机理为——湿热阻中，浊气填中，饮食不慎兼暑湿之气直接犯肠胃。湿则中满，气停于中，则厌食，此则不可视为"噤口"。

脉细数——湿热伤阴有可能出现，一般多为细弦而数。

舌质红——对！苔黄糙——描绘好！此说明干甚。

这里还有一个鉴别点，可以确诊——食物如食糠，粗糙难咽。

兼挟时行疫毒之气的疫毒痢，以湿热为多，寒湿有，但少见。

个人以为于湿热痢下附一噤口痢不合适，因为噤口痢不只是湿热下利伤阴所致，它固有一般痢疾的转归，也还有直接发的，它不仅有湿热伤阴的转归，还有虚寒阳败的转归，故：

（1）湿热伤阴可以以噤口为转归，但噤口痢有特殊的。

（2）湿热伤阴可以形成噤口，但噤口痢不仅限于伤阴，亦有虚寒阳败者。

（3）兼挟时疫的以湿热伤阴为多，也有寒疫者，但少。

附虚寒直中噤口一验案：

姚某：出麻疹未透（未及手足），用黄芪助气透表，虽透了一些仍未及四末，

痢　疾　173

时在春季，以后也就这样消了。由于麻后未得到调养，而于盛夏突然发作，发热恶寒，大便泄泻，下利无度，高热，抽筋，唇淡，眼睛向上翻，有见鬼状（此时有陷入阴分之机），病势很快，那时因为温病初起，用辛凉透表法，如银翘散之类，而此药尚未吃完，下午则见大便泄泻，一阵泻下即出现红白粘液，还有见鬼状，烧热病势见减，抽筋也减，这时下利还现五颜六色（五色痢），绝口不吃东西，口不渴（虽高烧，下利无度），毫无食欲（水也在内，痢疾初起有食滞不能食，但并非无欲，无论什么病，不欲食与不能食是有区别的，病至无欲状态很不好！其时对食物既不厌烦拒绝，而又咬紧牙关不食）。严格观察，小便点滴而下，简直没有（本来下利无度，小便短少，并不稀奇），大便五色杂下（非常典型，青黄赤白黑）。黄昏后突现烦躁（突为烦扰，阳烦阴躁），神志清楚，但咬紧牙关，一声不吭，只在床上两头爬来爬去，指纹沉大，四肢清凉（无所谓厥冷）。下利无度，不下则已，一下即为五色，面青，唇淡，小便虽癃闭而不红。夜晚，当时当机主断从表里阴阳八大纲去辨，而认为虚证、寒证，然至于此又不足以尽之，应确定其为阴、阳才成，并请李某等二先生商量，个人根据一派阴凝现象（脉微细，舌淡无苔）坚持阴药一味都不能用，就连白芍酸收之品都不相宜。（对于李某二先生所用的一般偏温药，如白芍、黄芪、桂枝之类，个人极不赞成），李某等二人面有难色，于是转念自己论到阴躁阳烦似乎是太深入了一些，便从稳当起见，用四逆汤（附子、干姜、高丽参、甘草）煎服，服后至子时，不爬而先静，但仍未全睡，且不再下了，面仍有青白色，其时令人不安的是小便闭住了3～4小时，结果加肉桂（因为肉桂能化气），用肉桂水兑第二剂服后，不久尿了（但是遗尿，又惊恐不已。惊定，以为吃热药遗尿无死而放心！）接着又一次尿了，且清长如井水。

由上可见噤口痢并非全为痢疾转归，而亦有阴寒直中突然发作的，还说明噤口痢不仅湿热伤阴有，于虚寒阳败亦乎有之。

噤口痢 〈 湿热 —— 食物如食糠，粗糙难咽
　　　　　 虚寒阳败 —— 无欲状态，见食但熟视无睹

2. 寒湿痢　下痢白多赤少，或下白冻白沫，里急后重，胸脘作闷，腹中绵痛，舌苔白腻，脉象濡缓。

【评讲】 寒湿痢于临床所见，次于湿热痢。

症状为一般描绘，此不可视之为阳虚。

痢疾夹杂很多，临床所见决不只这么单纯。

下白冻白沫，此偏于湿重，此时为红白不相兼，而至于脓时则红白相兼。

里急后重，不及湿热快，不及湿热痛苦。

3. 久痢　湿热痢、寒湿痢失于及时治疗，也可形成久痢，或时发时止的休息痢。久痢及休息痢一则耗伤其阴，多见阴血亏损之症；一则损伤脾胃阳气，并累及

肾阳，多为虚寒之证。

【评讲】 临床上所谓"久痢"难突出"久"为多长时间，而尤其突出的是休息痢。

久痢其证如何？本讲义未谈，乌梅丸为主久痢方，经典文献如《伤寒论》有记载。

本讲义于休息痢亦未突出谈，语焉不详。

休息痢为一总名称，虽有其特殊治法，但也分清热多、湿多，气分，或伤阴、伤阳才好。

休息痢伤阴伤阳都有。但伤脾胃阳多，而伤脾胃阴少，下利白多于赤，现临床所谓"久痢伤血"，对！但也伤气，不过，久痢伤阴也是难以维持以至成"久"。

临床上常见赤利少而白利多，或红白各半，为偏湿偏滞，或湿热兼而有之，非偏热、偏伤阴之类（还有气虚挟滞，湿热暗藏的仍侧重在气分）。

姚国美《诊断治疗学》载有疫毒痢、休息痢、噤口痢的症状描绘和治疗，今摘录如下：

疫毒痢——下痢，腹中绞痛，口臭气粗，鼻如烟煤，肛门似烙，此属时疫热毒，内攻肠间，且易传染，乃痢疾中最险恶者，轻则与汪氏黄金汤（黄土、扁豆、谷芽、金银花、茯苓、黑豆、甘草、芍药、五谷虫）芳香败毒；重则与黄连解毒汤（连、芩、柏、栀）加银花、马齿苋、陈萝卜菜之类主之。

休息痢——下痢积年累月，时作时止，多因初起，兜塞太早，积垢伏于曲肠之间，清之不能止，攻之不能去，名休息痢。冷积较甚者，白多红少，先服巴豆霜丸（巴豆，去皮心，研捣为丸，热汤下四、五粒）以温通之，或以集成至宝丹（鸦胆子，用小铁锤轻敲其壳，壳破仁出，碎者勿用，取全仁九粒，桂圆肉包完，空心开水吞下）直达巢穴；若热积血分，红多白少，饮食如常，法当调气导瘀，主以倪氏痢疾方（当归身尾、赤白芍、红花、桃仁、青皮、槟榔、枳壳、木香、厚朴、山楂、连、芩、地榆、甘草）加生、熟大黄，紫曲之类。

噤口痢——痢疾偏寒，多不欲食，然有饮食绝难入口者，则名噤口。若唇红气粗，脉数心烦，谷食入口，粗糙难咽，乃热盛津枯，胃不主纳，急与仓连人参汤（人参、黄连、陈仓米）救胃焚以存津液；若脉象微弱，胸腹膨胀，手足厥冷，乃脾胃阳衰，消纳失职，以致恶闻食臭，急当温胃醒脾，香砂温胃饮（人参、白术、炮干姜、扁豆、当归、陈皮、木香、砂仁、炙草）主之。

治法

治疗痢疾，前人多着重苦化湿热、消导积滞、调气和血三法。所谓行血则便脓自愈，调气则后重自除，乃是治痢的主要方法。

兹将各种痢疾的治法分述于下：

1. 湿热痢初起见恶寒发热的表证，胸痞气滞。治疗当着重疏散外邪，可用荆防败毒散[1]；

【评讲】　偏表的，藿香正气散可，桂枝加葛根汤（桂枝汤加葛根）亦可。

偏于热重的，宜表里并治，用葛根黄芩黄连汤[2]。

【评讲】　葛根黄芩黄连汤好！

表证已罢，当苦化湿热与消导并用，如芍药汤[3]、木香槟榔丸[4]、枳实导滞丸[5]等。

【评讲】　芍药汤，木香槟榔丸可以。

如痢下较爽，宜和里泄热，可用香连丸[6]；

【评讲】　香连丸应用广泛，湿热初起诊断不明确可用。

腹痛不止，可用戊己丸[7]。

【评讲】　戊己丸药对！戊己丸方中吴萸、黄连为左金丸——温肝，木能疏土。

如下利脓血，赤多白少，宜苦寒解毒用白头翁汤[8]，可酌加银花、地榆。

【评讲】　白头翁汤好！适于肝风肝热下迫大肠才用。

白头翁汤中到底无血分药，故加银花以解毒，地榆以清血热。

脱肛不收，可参、芪与苦寒同用。

【评讲】　参、芪于虚证可用，若风热下血不行，于风热下血的用熄风泄热之法。

如见噤口证象，初起热毒甚者，着重苦寒解毒，如干呕不止，当仿丹溪之法，参、连并用，如开噤散[9]等方。

【评讲】　开噤散为气阴两伤，其方意为生津、清湿热、养胃阴、调和气血。

方中石莲子——于痢疾虚热下迫，脾胃阴俱伤，有湿不好过多用苦寒药以败伤，其用为落在泥土中的，"出淤泥而不染"，能祛湿除热，因其经过秋冬后，又为果肉，天然的补脾胃药，其味苦，同时味涩止利，为阳中之阴药、阴中之阳药，其苦而不燥，清而不腻，养胃助脾而不碍湿，故在热痢未全伤阴，热势下迫，脾胃俱受伤而利不止时可用。鲜莲肉代石莲子用于早期暑热有伤脾胃的趋势亦可。

陈米——津气两伤，仓廪汤中的陈米、陈谷好！养胃阴而不滋腻，助脾又不温燥。

荷叶蒂——巧妙！于暑热有伤阴及干呕上逆之势时用，其清热苦降而不伤胃，此较柿蒂苦寒特甚为好！

【又评讲】　此着重在温病中举方。

2. 寒湿痢　以不换金正气散[10]为主；寒湿俱盛，治当温中化湿，前方加木香、砂仁、肉桂之类。

【评讲】　一般举例而已。

寒湿俱盛的中毒证，可用五苓散。

3. 久痢 往往邪滞未净，寒热虚实夹杂，宜温中行滞，用温脾汤(11)；

【评讲】 温脾汤不好用于久痢。

寒湿凝滞，腹痛，泄泻或不畅，留连不已，脉沉或迟，有痼冷泄泻留连者宜用温通；或得利而后快，通因通用，但为温通。

阴血已亏，湿热未尽，用驻车丸(12)；

中阳不足，渐见滑脱的，宜温补收涩，用桃花汤(13)或真人养脏汤(14)。

【评讲】 多一法而已——下利滑脱须涩。

桃花汤中之赤石脂及真人养脏汤中的罂粟壳为涩药。

休息痢在调理期间，一般注重健脾调气，可与四君子汤(15)加陈皮、大腹皮、木香等；腹中隐痛，遇寒辄发，可用温中散寒，如紫苏、荆芥、木香、炮姜、焦神曲、查炭之类。如有寒积，时发时止，急滞不爽，可暂用感应丸(16)以温下之。

【评讲】 以辨证论之，要注意积垢，无论何因（寒、热、气、血等可辨别），此为其特点。

结语

痢疾是夏秋间常见的疾病。大概可分为湿热痢、寒湿痢二种。湿热痢治疗以化湿热、导积滞、调气血为主。初起如见表证，宜用疏散表邪之法。至于噤口痢的治法，宜和中解毒为主；寒湿痢的治法以温中化湿理气导滞为主。

【评讲】 为一般的说法。

久痢多属虚寒，其中亦有湿滞未净、寒热夹杂、虚实并见的，可先用温中行滞、益气固涩之法。

【评讲】 不好！

休息痢多属脾虚气滞，治以健脾调气为主；如遇寒辄发，可参用温中散寒及温下之法。

【又评讲】 痢疟关系密切，治痢药除外降、外透药外，几乎都可以治疟，如至圣丹可治陈年久疟，然实在匪夷所思。

附方：

(1)荆防败毒散：荆芥 防风 羌活 独活 柴胡 前胡 枳壳 川芎 人参 茯苓 甘草 桔梗 （原方可去人参，加薄荷、生姜同煎）

(2)葛根黄芩黄连汤：葛根 黄芩 黄连 甘草

(3)芍药汤：芍药 黄芩 黄连 当归 肉桂 甘草 槟榔 木香 大黄

(4)木香槟榔丸：木香 香附 青皮 陈皮 枳壳 黑丑 槟榔 黄连 黄柏 三棱 莪术 大黄 芒硝

(5)枳实导滞丸：枳实 白术 茯苓 黄芩 黄连 大黄 泽泻 神曲

(6)香连丸：木香　黄连

(7)戊己丸：芍药　吴萸　黄连

(8)白头翁汤：白头翁　秦皮　黄连　黄柏

(9)开噤散：人参　黄连　石菖蒲　丹参　石莲子　茯苓　陈皮　冬瓜皮　陈米　荷叶蒂

(10)不换金正气散：厚朴　藿香　陈皮　半夏　苍术　甘草　姜　枣

(11)温脾汤：大黄　人参　桂心　干姜　附子

(12)驻车丸：黄连　阿胶　当归　干姜

(13)桃花汤：干姜　赤石脂　粳米

(14)真人养脏汤：诃子　罂粟壳　肉豆蔻　当归　白术　白芍　人参　木香　官桂　甘草

(15)四君子汤：人参　白术　茯苓　甘草

(16)感应丸：木香　肉豆蔻　丁香　干姜　巴豆　杏仁　百草霜

附：单方

(1)马齿苋：以新鲜马齿苋，每日一两混蜜或赤白砂糖煎服，对于急慢性痢疾均有效。

【方评讲】　马齿苋为一名方，陈年萝卜菜与马齿苋一样好！

(2)白头翁：每天一两，分三次服；或一两至二两，做成一百毫升溶液灌肠，对痢疾亦有显效。

(3)大蒜：每日一头紫大蒜，分三次佐饭服；或百分之十至十五浮游液一百至二百毫升灌肠，每日一二次，七日一疗程，对于痢疾有显效。

(4)至圣丹：鸦胆子去壳，成人每服十五粒，分装胶囊，开水送下，一日三次，连服七天至十天，对于痢疾有显效。

【方评讲】　至圣丹为名方中之名方，对休息痢解除肠间积垢有好处。

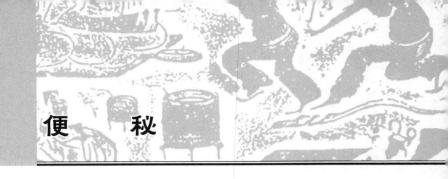

便　秘

概说

便秘一证，常见于其他疾病过程中。本篇仅就单独出现的经常性便秘进行讨论。

【评讲】 这本来是一个症状，常见于其他疾病的过程中，但若结合西医所谓习惯性便秘来讲，也可能作为一个疾病，这在杂病中有加以独立讨论的必要，其主要侧重在内伤方面。

病人有以便秘作为主诉的，但必须还有其他合并症状，习惯性便秘在临床上是有其鉴别点的，否则光有便秘而无其他症状，是很难找到一个方子来对付它的。此时至少要追出气虚及血亏的偏重情况。血亏便秘多，尤其见于妇科，气虚便秘也有，但少。而且在血亏中还应分：风重、热重、火重、津液偏虚、血亏、肾阴、肝血不足、肝阴不足等情况。气虚中则应分：阳虚、阴寒凝结等情况。而这些就必须凭症状来鉴别。

便秘的形成，《素问·至真要大论》有"大便难……病本在肾"的记载。

【评讲】 这是偏于内伤这一方面的。

肾主二便——肾与脾胃有命火生脾土的关系，而脾司运化，变水谷成糟粕。若肾阳不足有肾虚（阳）泄泻。而肾阴不足，亦有便秘——为水枯不能行舟。又肾居下焦，肾主水与膀胱相为表里，小便利与不利关乎糟粕的干稀，同时下焦压力可使大小便不畅。

后世医家在临证实践中，又有进一步的认识，如张洁古说："脏腑之秘，不可一概论治，有虚秘，有实秘，有风秘，有气秘，有冷秘，有热秘，有老人津液干燥。妇人分产亡血，及发汗利小便，病后气血未复，皆能作秘。"说明便秘的发生，是有着多种不同的性质和类型。

【评讲】 此说杂乱，其中虚秘不能离开气血，实秘不能离开热等因素。

燥热不光为六淫偏胜，而且为阴虚、津亏的兼证。

其实，从纯尽的内伤观点看来，应该是：

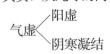

气虚　　阳虚
　　　　阴寒凝结

$$血亏\begin{cases}肝血不足\\脾阴虚\\肾阴不足\end{cases}$$

病因

燥热——多因恣饮酒浆，或过食辛热厚味，肠胃燥热，津液不布，是以粪坚结而大便燥涩。《金匮要略》五脏风寒积聚篇所说："趺阳脉浮而涩，浮则胃气强，涩则小便数，浮涩相搏，大便则坚，其脾为约。"

【评讲】 这里要分成两段来看：

前段恣食酒浆，过食辛热厚味，因为热主消烁，可以有大便秘才便结，但临床上则往往多见便血（高粱厚味酝酿蒸变而便血），其便秘非干涩，有粘液。

后段《金匮》"脾约"说，非由于酒浆辛热过度，而由于脾阴不足，兼有燥热，其伤血不多而津液有点亏，产生了一点热，热则消谷，故不影响其纳谷，但影响其排便，其大便为燥涩，未必坚硬到严重的程度。

在治法上前者偏于热重，用更衣丸；而后者偏于津虚，用脾约丸。

另外，"燥"字在这里不好用，因为好饮酒浆者每多挟湿。

气滞：《金匮翼》说："气内滞而物不行也。"此由忧思郁结，气滞不畅，津液不行，肠失传导而形成的便秘。

【评讲】 这很好！

在临床上多见于妇科，如见到忧思、寡言、沉闷、面黄瘦，挟热有滞痛、善太息、矢气多——多为秘而不结，甚至脾虚便溏；也有秘而结的，但少。

要注意秘与结的区别：秘未必结，秘为三四日不解，结者多秘，但未必全秘，其为便干燥难行，甚至状如羊矢。

忧思郁结——气内阻——肝失条达而疏泄不利，如肝炎（此非黄疸性肝炎）——便秘、便泄，便秘未必结，便泄未必畅。

又附气滞特别症状——便秘未必结，便泄未必畅，胁腹胀，胸腹胀痛，得矢气则舒，其机理为或通或不通，欲通而不畅。

虚秘：一般多见于老人、虚人，或妇人产后亡血，或病后气血未复，阴血亏耗，则肠间干燥；气虚不运，则不能传送，因而发生便秘。

【评讲】 妇人产后亡血，与其说气血两亏，不如说偏于血亏，因此由血亏而致便秘又无其他兼证时，只须养血就行。倘若由于便秘产生出其他症状，就必须是养血通便。

气虚不运，此不够突出，李东垣有专长，如补中益气汤可用，其特征是便时乏力，气短汗出。

临床上对于心脾两虚所产生的便秘，病人不会以此作主诉，而治疗亦不以便秘为主。

在这里要补充一大纲——血亏肝旺（或称作血亏虚热更好！）这仍是侧重内伤，不牵涉外感，为四纲中最常见的一证。

血亏虚热：面红、唇红、舌红，或口干、舌干、（苔黄）、头痛、头晕，大便干涩或三五日一解，解时如算盘子，小便热频数，食欲不好，睡眠不好，脉细弦。于此不可食泻盐或青麟丸等以图功于一时，因为越吃越坏，所谓"苦以坚之，苦以燥之。"应该是一味的润到底，耐烦的以增液汤为底子行，甚至用成药——天王补心丹亦可取效。但若兼及肾阴虚，肝血亏则这时又非专以润导、增液为能事。

冷秘：尤在泾说："冷秘者，寒冷之气，横于肠胃，凝阴固结，阳气不行，津液不通。"说明浊阴凝聚，阳气窒闭，影响津液流通，导致大便秘结。

【评讲】 尤说解释冷秘机理是正确的，由于无显著鉴别点而失之为"大道理"。

此在临床上很少见，但又很不易认识，用温通的温脾汤治泄泻（通因通用！）在临床上可举出其特征，而唯此为难！个人也是以气虚不运投之助气或养血而不见效后才考虑到其为冷秘，使用半硫丸。

辨证

便秘的一般症状，是排便困难，三五日或六七日大便一次。有部分患者，除大便秘结外，可以不出现其他兼症。但在长期的便秘患者，往往因粪便的燥结，引起痔核和肛门燥裂；

【评讲】 此为秘而结者才有，如血亏虚热，饮酒、过食辛热的也会有，而气滞、贫血者没有。

或有腹部胀满，头晕口干，嗳气纳减等症状。

【评讲】 腹部胀满——燥热偏盛者有，气滞为主者必有，脾约证无。

头晕——贫血、血亏虚热者有，气滞者可能有，燥结者未必有。

口干——血亏虚热、燥热、津液偏虚可能有。

嗳气——气滞为主，食滞也有。

纳减——偏于湿热者有，冷秘者可能有，血亏肝旺者没有。

以上那些症状鉴别可以肯定有。

这些兼症，往往是随着不同的致病原因，而有不同表现，如热秘可见口臭溺赤，苔黄，脉多滑实；

【评讲】 饮酒及肥甘者有口臭。

血亏肝旺及饮酒肥甘者溺赤或便血。

苔黄，滑实脉象，只是从文字上推敲得到的。

气秘则噫气频作，胸胁痞满；

【评讲】　参见病因气滞条下。

虚秘则伴有头晕咽干，形瘦唇白，或便后乏力，气短汗出等症，舌多中剥，质见淡红，脉象细涩，或虚软无力；

【评讲】　气秘便秘为气虚形瘦，便后乏力，气短汗出，脉虚软无力。

血亏（贫血）可唇白、头晕、脉细涩。

血亏肝旺可见咽干。

偏津液虚的习惯性便秘——或中心苔干、较薄，或舌多中剥，质见淡红。若血亏肝旺——舌红，苔多中剥

舌多中剥，质见淡红，此于气血两虚一点不错。

血亏的细涩脉，其中涩象有的有，有的无。

至于冷秘，一般多见于老人，很少伴有其他兼症，或有轻度腹痛，按之则舒，得温则减，脉多沉迟。

【评讲】　个人于冷秘有些不成熟的概念，如小腹满，或四肢清冷，背寒腰酸，脚软等。

参考《伤寒论》、《伤寒兼证析义》（张倬），此书对弦脉解释为阴凝之象特别突出。

腹痛得温则减——气虚兼气滞的有。

【又评讲】　习惯性便秘主要特征——能食而腹无所苦。

治法

便秘的治疗，并不单纯以通下为法，而是随着不同的原因，采用各种不同的方法，此即李东垣所说："治病必究其源，不可一概以牵牛、巴豆之类下之。"

如由于燥热内结的，宜清润苦泄，麻子仁丸(1)、更衣丸(2)、青麟丸(3)，随证选用。

因于气滞的，宜顺气行滞，六磨汤(4)加减；

阴血不足，当养阴润燥，用五仁丸(5)。

气虚的，宜益气，用黄芪汤(6)。

至于阳气虚弱浊阴凝结，温通用半硫丸(7)；温润用苁蓉润肠丸(8)。

结语

便秘是肠少津液，传导失职所致，虽有燥热、气滞、虚秘、冷秘的区分，大致可以归纳为虚实两方面。其中舌苔脉象，也是辨证的重要关键，如苔黄厚的多结热，苔白滑的为冷秘，舌红是津枯血少，舌胖属中气虚弱。至于脉象，滑实为实热，细涩属血虚，气虚不足的，多见微弱。

便秘的治疗方法，热结的宜清润苦泄，寒凝的宜温通开结，气滞者疏导之，

津血不足者，宜润燥通幽。此外，还有外治法，如猪胆汁和蜜煎导法，均可配合使用。

附方

(1)麻子仁丸：麻仁　杏仁　芍药　大黄　川朴　枳实

(2)更衣丸：芦荟　朱砂

(3)青麟丸：大黄

(4)六磨汤：沉香　木香　槟榔　乌药　枳实　大黄

(5)五仁丸：桃仁　杏仁　松子仁　柏子仁　郁李仁

(6)黄芪汤：黄芪　陈皮　麻仁

(7)半硫丸：半夏　硫磺

(8)苁蓉润肠丸：苁蓉　沉香　用麻仁汁打糊为丸。

黄疸（附：虚黄 黄汗）

概说

【评讲】 在《金匮》中有专篇当作独立病变来谈。

《内经》中很多原因，各经都可能发生黄疸，是作为症候来谈的。

从中西医来说都不否认这是一个突出的症候（体征）。

各经、各气（非六气）皆可形成黄疸，其发病机制解释就目前来说还是不够满意的，因为中医缺乏综合分析判断其主次，所以此病现在仍作为研究重点，故现在中医对黄疸这一疾病尚未过关。

黄疸的类型，其各类型间的辨证特点，尚以阴黄、阳黄较为突出，而及其余则大不以为然。

阴、阳黄以寒热虚实分太不精确，阳黄中有寒湿证，阴黄中也有热证、实证，杨志一①介绍阳黄中列寒湿例较热例为多，未免矫枉而过其正。

黄疸以身黄、目黄、溺黄为主症。在《内经》中已有记载。

【评讲】 主症对！这也只能说在常例中是对的。

其尿黄如柏汁，或如皂角汁，民间一说尿如黄枝子一样（这描绘更好！）。而仲景所述"当于寒湿中求之"的尿黄如何？又麻黄连翘赤小豆汤证、栀子柏皮汤证、茵陈四逆汤证其尿黄各如何？现代医学认为尿黄连泡沫都会黄，黄可染色，于是乎尿黄这症在临床概念上就很模糊。

《内经》云："目黄者曰黄疸"，其发病机理如何？现代医学的发病机理，归纳为肝胆，在中医，前贤侧重在脾，而到温病家又认为与肝有关。《内经》认为多经都可以发黄疸，其是否认为发黄专属于脾而不属于肝呢？通过对肝脏的研究，说明《内经》不仅未否定肝，而且说明肝为其原动力，《内经》中强调了脾，但提到"肝移热于脾"。关于这点，大家重视不一定够。

还有张仲景谈黄，为除寒湿之外，还有瘀热以行，而谈"瘀血"，则与肝大大的分不开，因而目黄者曰黄疸，其解释也就容易多了——肝为目之开窍所在，倘若侧重在脾，其解释就要绕很大的弯才行。

关于虚黄，杨志一认为是溶血性黄疸，在临床上确实有仿虚劳用归芪建中汤等取效的，其又算不算黄疸？其目黄程度又如何？

张仲景在《内经》的理论基础上，结合临证实践，在《金匮要略》里对本病的脉证叙述尤详，并根据其致病原因及症状，区分为谷疸、酒疸、女劳疸、黑疸四种。

【评讲】 仲师所分为病名结合病因分类。

在临床上最常见的为谷疸、酒疸，其次为女劳疸和黑疸。

问题在于女劳疸几乎等于黑疸的附属，因而在概念上为一个病，因为在《金匮》上女劳疸差不多等于黑疸，但有一条不衔接女劳疸，而酒疸的转归仍为黑疸，这就说明女劳疸中有黑疸，而酒疸也有黑疸的转归。

这样，女劳疸的原发症候是否为黑疸？而黑疸又是否为各疸的转归？个人的初步概念是：黑疸为各疸的转归，经文有根据。但黑疸与女劳疸在概念上有气、血之分，没有女劳疸转为黑疸的。起初是气分多，喻、尤二氏（作了病机鉴别）显著认为在原发病变上有气、血之分，因而在临床上有鉴别之分。气分多——熏黄色，非瘀血腐败而成。这样就在概念上对于四者的认识较为明确。

结论：

(1)黑疸不完全等于女劳疸，而各自独立。

(2)黑疸可以为其他疸的转归。

(3)黑疸形成有气分、血分之分。

巢氏《诸病源候论》复根据本病所出现的不同症状，进而分为廿八候。《圣济总录》更详细的分为九疸、三十六黄。

其后，罗天益从黄疸的性质分阴证和阳证二类，

【评讲】 阴黄、阳黄自此而来。

张景岳也认为黄疸大法，不出阴阳二证，阳证多实，阴证多虚。

【评讲】 阳证多实，阴证多虚，未必尽然。

这一分类法，简而赅，故本篇就阴黄阳黄作为重点讨论。

病因

黄疸的致病原因和病机变化，大致可归纳为下列几个方面：

【评讲】 从文献角度来看，搜集比较全面，而其中申述则欠缺。

1. 感受外邪，湿郁热蒸 《金匮要略》以"寸口脉浮而缓，浮则为风，缓则为痹。痹非中风，四肢苦烦，脾色必黄，瘀热以行。"指出外邪与湿蕴蒸，郁而化热，是发生黄疸的原因之一。

【评讲】 援引《金匮》此条不够突出。

脉浮为风，缓为有湿，痹非中风（但痹不遂非中风），突出湿这点。

太阴中风，四肢烦疼。

脾属中土，色黄，湿热入血分，血分因此污浊而周行。

在经文中反证出湿热条文很多，如《伤寒论》中小便不利、汗出不彻，此均

为停湿之象，由此可以反证。

《沈氏尊生》说："又有天行疫疠以致发黄者，俗谓之瘟黄。"这又进一步认识到本病是有传染性的。

【评讲】《沈氏尊生》指出瘟黄好。

【又评讲】外感中强调了湿热因素，但都不能以湿热定之。

发黄机理——湿热；瘀血（伤寒蓄血）；误被火攻。

其中根据经文及临床事实，肯定湿热，但其瘀血、误被火攻的发黄机理解释存在问题。

"于寒湿中求之"其机理如何？目黄如何？尿黄如何？而所谓纯寒湿在鉴别目黄、尿黄时比较模糊。

2. 酒食不节，劳伤过度　《金匮要略》说："谷气不消，胃中苦浊，浊气下流，小便不通……身体尽黄，名曰谷疸。"

【评讲】水谷之气入于胃，不能健运如常，清浊不分，浊气不走大肠而下流于膀胱，清不升则浊不降，小便不通则身体尽黄。

《圣济总录》说："此由酒食过度，脾胃有热，复为风湿所搏，瘀结不散，热气郁蒸，故发是疾。"

【评讲】以酒为主，酒离不了湿热。

瘀结不散，与血分有关。

《医学纲目》也说："内伤黄疸，因劳役伤形，饮食失节，中州变寒，病生黄。"这都说明黄疸的发生，是由于酒食不节，劳伤过度，引起脾胃运化失常，湿热蕴结所致。

【评讲】劳役伤形——伤气，气不充形。

中州变寒——包括了寒湿。

劳役过度，包括脾胃虚，李东垣谈过，但不够清楚。

酒食、劳伤有热，但都与湿有关。

劳动过度有虚象，脾胃受伤，运化失职；劳动有火，劳动则火动，湿从火化，故有湿热；至于虚黄，则又当别论。

3. 暴受惊恐　张景岳说："凡大惊大恐及斗殴伤者，皆有之。尝见有虎狼之惊，突然丧胆而病黄者，其病则骤。有酷吏之遭，或祸害之虑，恐怖不已而生黄者，其病则徐……皆因伤胆，盖胆伤则胆气败，而胆液泄，故为此证。"这说明精神上受到异常刺激，可以伤胆，发生黄疸。张氏称为"胆黄"，此证为其他方书所不载，目前临床上亦罕见，提供今后研究参考。

【评讲】其机制与现代医学有些相似。

听农村父老谈过——吓破胆，除急黄外，黄疸有一潜伏期，或刚好在大惊大骇之后发生此证，于是附会以为，存疑。

斗殴伤——瘀血发黄是否与此有关，《内经》中有坠堕恶血的，个人无实际经验。

一般黄病起于忧郁，现代医学所谓无黄疸性肝炎很多与忧思郁结有关。

目前，存在问题是无黄疸性肝炎，临床上往往把它当作肝病诊断——脉细弦，胸胀腹痛，嗳气，气滞或气滞血亏，或气郁，或挟湿热（肝郁）。国内报道无黄疸性肝炎，有用逍遥散取效的多，其发病缓慢，我们并不知道这就是无黄疸性肝炎。其所谓祸害之虑与情绪有关，一方面发病机制中西结合能有沟通之处，其次对于早期诊断是否有可能提出之处。

此段侧重惊恐，俗称"走疸黄"。

小结：

(1)湿热不透达成黄的，临床上多见，饮酒也多。

(2)劳伤过度的在今天有重大的参考价值。

(3)情绪方面的对黄疸不能例外，在今天看来与无黄疸性肝炎关系密切，有黄疸性肝炎与此关系占次要。

(4)跌仆瘀血发黄机理清楚。

黄疸的诱发因素，虽然可分上述几个方面，但发病机理，除暴受惊恐外，都与湿有关，尤在泾认为："胃热与脾湿，乃黄病之源也。"

【评讲】 尤说对！但肝也为一源，后来形成专谈脾胃，很少谈肝，这里有两个原因：湿为土之气，黄为土之色，黄病确实多先发于肠胃症状较多，还有同源同治之病，黄病湿热，疟疾与黄疸的关系，痢疾与黄疸的关系，牵涉到脾胃为主，尽管古典文献中有"肝移热于脾"的记载。

【又评讲】 个人以为截疟成肿胀，成痢疾，成黄病，有理论根据。诚然金鸡纳霜为一有效剂，但截疟我个人反对，为其反逆机转，非因势利导法。

《临证指南》在《金匮要略》所说："黄家所得，从湿得之"的基础上，对黄疸病因的认识有所发展，他说："阳黄之作，湿从火化，瘀热在里，胆热液泄……阴黄之作，湿从寒水……胆液为湿所阻，渍于脾，浸淫肌肉，溢于肌肤，色如熏黄。"说明脾湿与胃热，蕴蓄不化，影响胆汁流行，不循常轨，溢于肌肤，是形成黄疸的主要原因。

【评讲】 叶氏此说与现代医学很相吻合。

黄疸的发生与消失，与小便是否通利有密切关系，

【评讲】 很正确！以此作鉴别及阶段预后有效。

病有湿热发黄之机，小便利决不发黄。

小便不利则很可能发黄（预料病势将作）。

从小便色黄转变及利与不利，从而预后病势趋向严重或好转。

《金匮要略》黄疸篇说："脉沉，渴欲饮水，小便不利者，皆发黄。"

【评讲】　此为某种病例的几个主症，尤其黄疸要发作，其外在因素很多。

若发热缠绵不已，汗出不能下达，或剂颈（剂腰）而还，舌苔厚腻，面色苍黄而滞垢，胸胁胀闷，大便或秘，或反溏而不畅，或四肢烦疼，或手足自温，再加上这几个主症，可以说将要发黄。

脉沉——表示里多（《伤寒论》中有脉浮而迟）

渴欲饮水——有湿本不渴，有热蒸故欲饮水，或不能多饮，热重者亦能饮。

小便不利——里热有脉沉，渴欲饮水，但小便自利，大便燥结的。

又在茵陈蒿汤方下说："小便当利，尿如皂角汁状，色正赤……黄从小便去也。"

【评讲】　这条更切实用。

本来黄疸越发展，小便越红，越混浊，此则为服药后应有反应——这说法还不如《伤寒论》说脉沉，渴欲饮水，小便利，不发黄更好。原来黄混不甚，服药后利湿清热，小便反红、反混，这本为良好反应——湿热从下泄。

其间鉴别：

(1) 从 小便本身来看 〈 进展的　——　小便更红，更混，但更短

良好反应　——　小便更红，更混，但更长

(2) 还可从其饱胀，烧心（胁下痛，热痛）及舒服与否来看。

《伤寒论》太阴篇也说："太阴当发身黄，若小便自利者，不能发黄。"这都说明小便不利，则湿热内蓄，无从分利，故蒸郁发黄。小便得利，则湿热得从下泄而黄自已。

【评讲】　《伤寒论》这条很对！

"诸液混浊，皆属于热。"

现代医学有得二便通畅而有良好机转的。

辨证

黄疸的症状，是面目一身呈现黄色，尤其是目黄为本病的特征。

【评讲】　对！然虚黄、寒湿黄，其目黄、尿黄的程度如何？

为了便于临证分析，明确治疗纲要，分阴黄与阳黄二类。

【评讲】　参见概说按下。

至于《诸病源候论》所记载的"急黄"证候，乃是发病迅速，病情险恶的一种黄疸，我们认为是黄疸急遽转变恶化的现象，故亦附入论讨。

【评讲】　值得注意。

1. 阳黄症状　黄色鲜明如橘子色，身热烦渴，或心中懊恢而热，或胸闷纳减，腹满或痛，或大便秘结，小便涩赤，形盛脉缓，或洪滑有力，舌苔黄腻。

【评讲】 面色黄而鲜明——多偏于热。

身热烦渴——不突出。

心中懊憹而热——不出现则已，一出现则特别突出，热为自觉灼热在中焦，患者主诉右胁下痛、胀、热，发展起来腹皮灼热（急性、慢性肝炎），烦闷说不出。

胸闷纳减——一般常有，但黄疸中厌食为一主症。

腹满或痛——重要症状。

大便秘结——按谢双湖先生解，或大便反溏而不畅。

小便或涩或不涩，（涩为表示短，或有滞涩感），为小便不利，色深黄而混。

【又评讲】 仲师的"或"字，有"或然"、"或有"的含义，如小青龙汤证。唯身热发黄或不大便，此"或"非"或有"、"或无"之"或"，而为"或大便溏"之"或"。

2. 阴黄症状　黄色晦如烟熏，畏寒少食，神思困倦，四肢欠温，或大便不实，或便见黑色，小便不利，形衰脉迟，或沉细无力，舌白质淡，甚则腹胀如鼓。

【评讲】 叙症中黄色晦如烟熏，到小便不利为临床常见症状。

关于黄色晦如烟熏：

女劳疸色黑，如成无己所说为"烟熏状"，在黄疸绝中（肾绝、心绝）提到，肾绝是属于女劳疸的。倘如此正确，则酒疸转为黑疸，其黑色应为枯瘦垢腻，其实结合临床经验，酒疸转为黑疸，其病势不明显，女劳疸（肾脏枯败）转为黑疸，从临床经验看来，应为枯瘦黧黑（瘀血），不只是烟熏状。

据想象推理：面色枯瘦黧黑，肌肤甲错——瘀血为主；黄如烟熏色——气分为主。

或大便不实，病在阴经，以太阴（寒湿）为主是这样。而便见黑色此有突出处。

关于便见黑色：

在《金匮》中便见黑色多属于女劳疸，或说为黑疸。

黑疸为各疸转归（喻说由酒疸到黑疸，为污血败浊，反映为爪之不仁；酒疸与女劳疸都易形成黑疸，此有明文记载，两者发病机制有区别，一为气分为主，一为血分）。女劳疸尤其与黑疸分不开（黑疸不敢说有女劳史，但文献说得清楚），因为女劳疸一开始就可现额上黑、大便黑。所以大便色黑，为酒疸形成黑疸以后，而女劳疸须深入到肾脏才说大便色黑为主症，此解作为兼挟血分。

我们认为本讲义便色见黑有问题：

(1)未重点提出，因为便见黑色为黄疸一种比较突出的鉴别依据。

(2)牵涉到整个阴黄、阳黄分类是否合适的问题：最初阴阳黄分法，明显的为李中梓《医宗必读》一书，张景岳分得明确，其并未说阴——偏于虚、偏于寒；阳——偏于实、偏于热。此为后人所误会。

从便见色黑看，女劳疸（肾液枯竭，热重！）是不是属于阴黄？是属于的！酒疸转为黑疸，各种黄疸转归为黑疸，这又如何称阴黄、阳黄呢？

阴阳分类法在黄疸中究竟指什么？按讲义的意思：寒属阴，热属阳，但若说阳黄无寒，而茵陈五苓散证——太阳病发汗不彻，牵涉太阴发黄，像这种黄疸究为何种？换言之说，阳黄中没有表寒的吗？寒湿在表，太阳为主，兼涉太阴，因失汗而发黄也得言之阴黄吗？阴黄（此特别多）——深入厥阴血分，所表现的日暮发热，面色枯黑黧垢，唇红舌红均暗，烦躁不寐，小便赤色，大便浆黑，脉象细弦而数，此突出为一个热象，其究为阴黄，抑为阳黄？若以为热重为阳黄，则八纲与六经（如太阳——阴黄；厥阴——阳黄）就水火不相容了。

所以讲义上阴阳黄的分法，会给人一定的错觉，这点不可忽视。

在八纲中，阴阳为阴经、阳经、气分、血分，这样：

阳黄 —— 病在阳经,偏重气分
阴黄 —— 病在阴经,偏重血分
}六经八纲从此合为一家

其中阴、阳经皆有热证，或皆有寒证。

或便见黑色（黑如漆），放入纯尽阴黄，则要从抵当汤（有瘀血）去体会，茵陈蒿汤（阳明）也会黑，为酱黑垢腻，不以此为主。

阴黄中的女劳疸、黑疸，大便色黑为一个主要鉴别重点。

阴黄色黑 {
脾肾两亏 —— 气分败证 —— 黑如屋漏水,如豆汁
瘀血 —— 热证中 —— 大便黑如漆色,枯瘦黧黑,肌肤甲错,
如此则仅烟熏色不足以尽之。
}

关于小便不利：

黄疸主症——目黄、身黄、尿黄，机理以小便不利为主要点，寒湿、湿热俱有，不过有赤、有不那么赤而已。

阴黄在大便色黑之后，见小便不利为不明常变，不明主次，在其所谓阴黄（黄如烟熏，便色黑，女劳疸）中有小便自利（《金匮》女劳疸中有一条小便自利，属脾肾两亏），临床经验也是如此。小便不利为其变例、少数例子，而且这还是一个重要鉴别。

叙症中形衰脉迟，或脉沉细无力，舌白质淡——却为小便自利，也由此断其阳衰阳败。脾肾阳气衰败，焉得小便不利？至于小便不利，为其未到脾肾将败。

关于腹胀如鼓：

此阴阳黄均有，阳明证就有"腹都满……一身面目悉黄"的描绘。

临床上恐怕热证（阴阳分都可！）更多常见，（其中木克土败证那必现），寒则一定要到土败木贼时才出现。

总之：

```
        表寒                    血分深入
阳黄 ⟨              阴黄 ⟨
        湿热偏重                脾肾将败
```

按：阳黄和阴黄是根据患者的综合症状而作出归纳的。阳黄近于实，近于热；阴黄偏于虚，偏于寒。

【评讲】 阴阳黄以阴阳经分可！若以寒热虚实分则有错误成分。详见上按。

阳黄迁延日久，可转变为阴黄。

【评讲】 阳黄转变阴黄有可能，如热除而显寒象；邪在阳经久久蕴酿不退，有陷入阴经者。

《金匮翼》说："发黄皆是阳证，凡云阴黄者，皆阳坏而成阴，非原有阴证也。"阴黄多形成于黄疸后期，尤氏此说，基本正确；

【评讲】 此说未见得。

但在黄疸初期出现阴黄症状的病例，也不是绝对没有的。

【评讲】 对！杨志一大夫报道还很多用茵陈四逆治愈的。

3. 急黄　此证来势骤急，病情险恶，故名急黄。

【评讲】 这与瘟黄（《巢源》）是否为一个？

《诸病源候论》说："脾胃有热，谷气郁蒸，内为热毒所加，故卒然发黄，心满气喘，命在顷刻，故名急黄也。"

【评讲】 命在顷刻未见得。

《外台秘要》记载许仁则疗急黄病："此病始得，与前天行病不多异，五六日但加身体黄，甚则涕、泪、汗、唾、小便如柏色，眼白睛正黄，其更重状，与天行病候最重者无别。"

【评讲】 许氏所载似乎为一个——发黄骤急。

鼻涕黄机理弄不清楚，泪黄个人未见过，汗黄见过。

这是说此证除具有一定的传染性外，而且病势发展迅速，可出现高热、神识昏迷、烦躁谵语、衄血、便血等症象，一般预后多不良。

【评讲】 黄疸昏迷转归——用羚羊角、犀角、安宫牛黄丸抢救使其清醒，但后来死了。

如深入厥阴血分的症状，非急黄之类。

最后大出血也见过，但都不是急黄。

治法

《金匮要略》说："诸病黄家，但利其小便。"可知利湿退黄是治疗黄疸的基本大法。

【评讲】 此说很好！

汗出不透也为发黄的一大机转，利小便不光往下走，还要结合外透，如临床上急性传染性肝炎，结合表里双解，效果更快！

茵陈蒿汤除腹部症状，大黄栀子并用，而甘露消毒丹（茵陈、薄荷等，薄荷可疏肝）利小便兼外透，效果很好！

阳黄因是湿热郁蒸，当以清热利湿为法；但临证用药，则有湿胜与热胜之辨。

【评讲】　应辨湿胜、热胜。

湿胜于热的，重在淡渗利湿，茵陈五苓散[(1)]为主，或参以清热之品；湿甚者合平胃散[(2)]。

【评讲】　茵陈五苓散方好！

热胜于湿的，宜苦寒清泄，茵陈蒿汤[(3)]、栀子柏皮汤[(4)]或栀子大黄汤[(5)]随证选用，或佐以利湿。

【评讲】　茵陈蒿汤中的大黄不专为利大便，一样可分消小便，临床事实说明，若大黄轻用，以茵陈为主，次栀子，次大黄，则大便反应不大，而小便反应大。

如有表邪的，当从汗解，用麻黄连翘赤小豆汤[(6)]。

【评讲】　此方好！

麻黄对水湿是一味好药，湿家不可大发汗，取其宣肺通络，不取其走表，但用量宜轻于里药。

若寒热稽留不退的，用小柴胡汤[(7)]。

【评讲】　用小柴胡汤有文献根据，但一般。

小柴胡汤于湿热黄疸中作用不大。不过，这里有一个启发——疏肝胆以通利三焦，使"上焦得通，津液得下，胃气因和，身濈然汗出而解。"我们只能师其意，而不可泥其方。

至湿热太重，而又非黄疸、湿温、疟疾，用柴胡会耳聋，非柴胡不行，乃其机理不合。

阴黄是脾虚寒湿内阻，当以健脾温化为法，茵陈术附汤[(8)]为主；如出现腹胀如鼓，小便自利，宜消胀祛瘀，用硝石矾石散[(9)]；若小便不利，应予消胀行水（参照鼓胀治疗方剂）。

【评讲】　以小便利否辨蓄水与蓄血，可参考《伤寒论》129条："太阳病，身黄，脉沉结，少腹硬，小便不利者，为无血也；小便自利，其人如狂者，血证谛也。"

硝石矾石散中，硝石个人经验少，矾治臌胀有很大的效果，但要慢，用散剂，若用舟车丸取效于一时，不好！

附：治瘀胀验方（谢双湖）

胆矾　茵陈　柴胡　川朴

【评讲】 柴胡、川朴一升一降，得其升清降浊之机。

其用矾，瓦焙赤，存性，每日 3～5 分，明矾可重用。

硝石为土硝，朴硝解结作用不及土硝。

这于非湿热急性发作时，是慢性病可用。

倘患者正气已虚，宜兼进调补。

【评讲】 对！

在临床上往往遇到本病由急性转为慢性的初期，其脾土虽虚，阳尚未衰，木来乘土，每见目黄未退，胸胁隐痛，中脘不舒，纳食减少等症，则宜疏肝扶脾，用逍遥散⁽¹⁰⁾加减。

【评讲】 此为疏肝养血兼健脾法，丹栀逍遥散还能除热。

至于急黄，当以清热解毒为法，宜千金犀角散⁽¹¹⁾，或安宫牛黄丸⁽¹²⁾等。

【评讲】 救肝性昏迷，用千金犀角散或安宫牛黄丸有效。

清解热毒，犀角、牛黄兼俱，其中犀角入血分清热解毒，且清而不泻。

结语

黄疸的记载早见于《内经》，《金匮要略》曾有专篇论述。后世医家为了便于辨证和治疗，分为阴黄和阳黄二大类。

阳黄是色鲜而明，黄如橘柚，身热烦渴、溲赤便秘；

【评讲】 此为阳黄的一种。

阴黄是晦如烟熏，神思困倦，形衰脉迟。

【评讲】 此为阴黄的一种。

治疗原则：阳黄是湿热郁结，当以清热利湿为法；然临证用药，应先审辨湿与热的偏胜，湿胜的重在淡渗利湿；热盛的重在苦寒清泄。

【评讲】 辨湿胜与热盛及其治法很好！

阴黄是脾虚寒湿内阻，故以健脾温化为治。在临证上，往往遇到本病由急性转变为慢性初期，脾土已虚，肝木相乘，又当以疏肝扶脾为法。至急黄应予清热解毒，此为黄疸论治之大要。

黄疸消退，一般在三星期左右。若经久不愈，或病反增剧，则治疗较难，正如《金匮要略》所说："黄疸之病，当以十八日为期，治之十日以上瘥，反剧为难治。"

【评讲】 难治是对的，多数转为慢性。

附：虚黄

【评讲】 是否为溶血性黄疸？作者以为不是黄疸，现代医学溶血性承认为黄疸。

《金匮要略》指出："男子黄，小便自利，当与虚劳小建中汤。"张仲景以此条列在黄疸篇中，其目的，是与黄疸作鉴别。

【评讲】　小便自利在黄疸的女劳疸中，于脾肾衰败时有，它作为虚实的分界线。

黄疸是遍身发黄，眼目亦黄，色如橘柚，或晦如烟熏，小便不利；虚黄是皮肤黄而干萎无泽，目睛不黄，小便自利，以此为别。

【评讲】　目睛不黄是鉴别突出处。

溶血性黄疸——目似乎不太黄。

虚黄的形成，大都由于劳伤过度或失血所致，戴思恭说："诸失血后，多令面黄。盖血为荣，面色红润者，血荣之也，血去则面见黄色。"尤在泾说："内伤劳倦，饥饱失时，中气大伤，脾不化血，而脾土之色自见于外。"说明虚黄的发生，是脾虚血衰的缘故。

【评讲】　戴、尤二说言之有理。

本病的一般症状，面黄或遍身亦黄，干萎无泽，但两目不黄，小便自利，神思困倦，言语轻微，或怔忡眩晕，畏寒少食，或大便不实，脉虚无力。

【评讲】　虚黄与一般贫血症状及与溶血性黄疸有无区别？

气血两虚是否身黄为黄疸样，其目又是否黄？

心脾两虚萎黄证如此，牵涉黄疸又是否如此？有无突出通身为黄的症状？

至于治法，当予培补，如人参养荣汤[13]、小建中汤[14]等。

附：黄汗

黄汗是指汗出染衣色如柏汁而言。仲景以其症象"状如周痹""状如风水"，故附见于《金匮要略》中风历节病及水气病篇中，以辨其疑似。后人因其汗出色黄，遂列为五疸之一，实际上并非黄疸。

《金匮要略》以"汗出入水中浴，水从汗孔入得之"，指出本病成因，是由于水湿外袭所致。何梦瑶说："水湿遏郁汗液于肌肉，为热所蒸，而成黄汗。然汗出浴水，亦举隅之论耳，当推广之。"尤在泾说："黄汗为水气内遏热气，热被水遏，水与热得，交蒸互郁，汗液则黄。"这是后世在《金匮要略》的基础上进一步阐述引起黄汗的病机变化。

【评讲】　黄疸出汗又如何？其中有汗出黄如柏汁，其机理是一还是二呢？其实是一个，为湿郁于肌表，黄疸当然不光是这样，但有湿郁于肌表的机理。总之，黄疸出黄汗的机理与此同。

黄汗的一般症状，汗出染衣，色正黄如柏汁，面浮肢肿，发热而渴，身体疼重，两胫自冷，胸满，小便不利，脉浮的，用羌活胜湿汤[15]，脉沉迟的，用桂枝加黄芪汤[16]或芪芍桂酒汤[17]。

附方

(1)茵陈五苓散：茵陈　白术　桂枝　泽泻　茯苓　猪苓

(2)平胃散：苍术　厚朴　陈皮　甘草

(3)茵陈蒿汤：茵陈　山栀　大黄

(4)栀子柏皮汤：山栀　黄柏

(5)栀子大黄汤：大黄　山栀　枳实　豆豉

(6)麻黄连翘赤小豆汤：麻黄　连翘　赤小豆　杏仁　桑皮　甘草　大枣　生姜

(7)小柴胡汤：柴胡　黄芩　半夏　人参　甘草　生姜　大枣

(8)茵陈术附汤：茵陈　白术　附子　干姜　甘草

(9)硝石矾石散：硝石　矾石

(10)逍遥散：当归　白芍　白术　柴胡　茯苓　甘草　薄荷

(11)千金犀角散：犀角　黄连　升麻　山栀　茵陈

(12)安宫牛黄丸：牛黄　郁金　犀角　黄连　朱砂　梅片　麝香　珍珠　山栀　雄黄　黄芩　金箔为衣

(13)人参养荣汤：人参　黄芪　白术　当归　炙草　桂心　陈皮　熟地　五味子　茯苓　远志　白芍　枣　姜

(14)小建中汤：桂枝　芍药　甘草　生姜　大枣　饴糖　卫气虚加黄芪，营血虚加当归。

(15)羌活胜湿汤：羌活　独活　川芎　蔓荆子　甘草　防风　藁本

(16)桂枝加黄芪汤：桂枝　白芍　甘草　生姜　大枣　黄芪

(17)芪芍桂酒汤：黄芪　白芍　桂枝　苦酒

注：

①杨志一：已故江西著名中医。

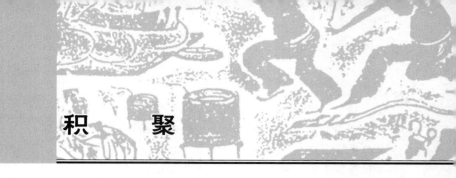

积　聚

概说

【评讲】　古典文献所载的积聚癥瘕及其治疗有可取之处，亦有不可取之处。

古典文献所制的有效方，并不在于严格区分五积六聚，而为严格认识其病在气分还是在血分。其在气分有些什么病邪（如痰、食、水等有形之邪），在血分则不仅考虑有什么邪，而且还须了解脏腑受邪阻碍瘀结到什么程度，所以定出了驱邪、理气、破积、逐瘀等几个治疗方法。

熔铸《金匮》关于五脏实质病变困难，《内经》更是重复、缺散而且零碎，《难经》虽说得清楚，但很不可信，此等困难处，当知难研求之。

积聚是指腹内有结块或痛或不痛的一种病证。

【评讲】　结块于积聚中真有块状物，或鼓起一个包状物。

其名始见于《灵枢·五变》篇，其后，《难经》根据积和聚的不同性质，而加以区别，以有形而坚着不移者为积，无形而留止不定者为聚；

【评讲】　聚则成形，散则无迹，聚散不定的为聚，也有发之以或大或小的。

积为有形痞块，固定不移。

又因积的部位不同，提出了五积的名称。

【评讲】《难经》与《内经》五积比较，价值不大。

如"肝之积，名曰肥气，在左胁下，如复杯，有头足，久不愈，令人发咳逆，痎疟，连岁不已。"

【评讲】"肝左肺右"的错误说法，是后人对原始记录的一个绝大误会，"肝生于左，肺藏于右"这是对的，而后人体会错了。但其中存在的问题，如《难经》这条"在左胁下"，就无法解释。还有明显考证（滑伯仁氏）明确指出"肝在右"，其根据是什么，是否同刑场的解剖有关？

复杯有头足——临床上有所谓鳖瘕，是有头足的。

痎疟——为顽固性疟疾，多年不愈。

此条本可改为脾之积，见下文

心之积，名曰伏梁，起脐上，大如臂，上至心下，久不愈，令人病烦心。

【评讲】 心之积，文献上还有伏梁丸，模糊。

脾之积，名曰痞气，在胃脘，复大如盘，久不愈，令人四肢不收，发黄疸，饮食不为肌肤。

【评讲】 脾之积是否可以改为肝之积。

肺之积，名曰息贲，在右胁下，复大如杯，久不已，令人洒淅寒热，喘咳，发肺壅。

【评讲】 息贲在《内经》归于肝病，牵涉到肺，见《灵枢·邪气脏腑病形》篇及《本神》篇各有一条。

"久不已，令人洒淅寒热"——肝乘肺（喘咳），临床上肝有病可见寒热如疟，《伤寒论》上有。

发肺壅——也似乎可以归之于肝

肾之积，名曰奔豚，发于少腹，上至心下，若豚状，或上或下无时，久不已，令人喘逆，骨痿少气。"

【评讲】 肾之积关系不大。

奔豚在现代医学系属何病？在祖国医学中一为肾水上冲，一为疝气。

聚虽成于六腑，因其聚散无常，痛无定处，故不能确指其为何部。《金匮要略》说："积者脏病也，终不移。聚者腑病也，发作有时，辗转痛移，为可治。"后世论积聚者，都奉为圭臬。

【评讲】 积者脏病也，终不移，以食、痰、水、血、火言可以，但有脏腑实质病变在内。

其后，《诸病源候论》别立癥瘕之目，以结块之不动者为癥，动者为瘕。其言瘕则假物成形，聚散无常；癥则有形可征，积而不移。

【评讲】 若妇科之谓癥瘕而男子谓之积聚，难说。

从《诸病源候论》来看，其解释与积聚无别。

妇科血瘕病为主。

别有一种所谓痃癖者，就以症状来说，也可归入积聚的范围，如《太平圣惠方》说："痃在腹内，近脐左右，各有一条筋脉急痛，大者如臂如筒，次者如指，因气而成，如弦之状，名曰痃气。癖者则在两胁之间，有时而痛，故曰癖也。"这些名称虽有不同，但在病情方面还是一致的。

【评讲】 痃癖不归纳为有其独立性，归纳为其形迹相似。

至于《内经》所说的肠覃、石瘕，状如杯子，多发于女子，属于妇科范围，本篇从略。

【评讲】《内经》肠覃经后人考订而非肠覃（覃为菇状物）。

妇科中有一血瘕很常见，是否为葡萄胎？以血瘕作为积聚不恰当，此为独立病变。

病因

积聚名称，虽有多种，但引起这些病证的原因，根据历代医家的观察，约可分为以下两种：

【评讲】 下列因素可促成形成脏腑实质病变，但形成与未形成是两回事，而且并不专限于这些因素内。

1. 七情所伤，气滞血瘀 严用和说："忧思喜怒之气，人之所不能无者，过则伤于五脏，逆于四时，传克不行，乃留结而为五积。"张子和说："积之成也，或因喜悲思恐之气。"尤在泾更肯定地说："凡忧思郁怒，久不得解者，多成此疾。"可见情志郁结，气滞血瘀，是形成本病的主要病因。

【评讲】 无黄疸性肝炎其实质有变化，故用逍遥散普遍，为起于情绪变化者相当注意此一问题。

因情绪引起脏腑实质病变——肝气郁结，气郁血滞，但理气疏肝未必能解决全部问题。

2. 寒气痰食停积 《灵枢·百病始生》篇说："积之始生，得寒乃生。"

【评讲】 寒主凝敛，凝结有形之物，使脏腑发生实质病变。

又《五变》篇说："人之善病肠中积聚者……由于肠胃恶，恶则邪气留止积聚。"

【评讲】 恶即为不良。

指出寒气侵袭，或饮食留滞，都能导致积聚。

张景岳说："不知饮食之滞，非寒未必成积，而风寒之邪，非食未必成形，故必以食遇寒，以寒遇食……邪食相搏，而积斯成矣。"这是后人在《内经》的基础上进一步阐明积聚的发病机理，并不是单纯的寒气与食滞，而是积渐日久，寒食相并，痰瘀互结所致。

【评讲】 张说不是完全聚可以形成积聚，必有形物遇寒才成，无形之气，必遇到有形之物，才可结为积聚。

聚中痰瘀互结可以，而谈到积，至此犹嫌不足，应说清楚脏腑因此而发生些什么样的变化。

但是形成积聚的原因，虽如上述，而最主要的，还须责之正气不足。故张洁古说："壮人无积，虚人则有之，脾胃怯弱，气血两衰，四时有感，皆能成积。"就是这个道理。

【评讲】 文献对"积"（如鼓胀、积聚等）争论很大；有的主张大攻——如张子和之类；有的主张大补——如张洁古之类。

有邪实而致正虚，非正虚而致邪实，故虽现很多虚象，仍可攻之，且受得攻之。

但也有受补而不饱胀的。

辨证

积聚是腹内有积块的一种病证，按其病变性质的不同，而分别其为积为聚。盖积为固定不移，痛有定处，聚为聚散无常，痛无定所；积则有形，渐积成块，病在血分；聚则无形，随触随发，病在气分；聚病较轻，其时尚暂；积病较重，其时较久。这是积聚的大概情况。

【评讲】 病在血分，以血分为主，气分亦然。

起初积未必固着不移，先聚而后成积。

但积与聚在临证上往往不能把它绝对化起来，每有先因气聚，日久而造成痰食气血凝着成积，也有积块固着，经过治疗而辗转他移的，所以前人每以积聚并称，就是这个道理。

【评讲】 此说对！

积经过治疗后的良好机转——或聚或散的转归。如肝硬化未至顽固积结时，经过良好治疗后，其硬处变软，而且曾一度变大，但后来会变小，变小至一定限度就难办了（先求其软，后求其小），又如疝气或癌肿转移则很不好。

兹分初、中、末三期叙述如下：

1. 初期 积块不坚，或痛或不痛，起居饮食，一如常人，脉实有力。

【评讲】 或痛——为有血阻成分；不痛——为其顽固性。一般不痛要比痛顽固，若邪正混为一家，或正气无力抗邪，相安无事，则不痛。

痛与不痛，以此分别轻重。

脉实有力——没有多少过分衰弱现象。

2. 中期 积块增大，痛处不移，时有寒热，形体日渐消瘦，大便或结或溏，体倦无力，饮食减少，舌色不华，脉弦滑。

【评讲】 至中期往血分发展多见。

挟热多舌紫绛，血分有积滞为暗色或晦暗。此在血分为主，看舌质。

舌质上有瘀点——瘀血结聚——邪着于左则现于左，邪着于右则现于右，上下分不清楚，再厉害还有边如锯齿状（齿印），这对积聚有一定的诊断意义。

齿印是舌胖为齿所压成，有时舌体尖细仍有锯齿，不会消失。肝硬化，舌质紫绛，舌尖细有锯齿，锯齿显著决定其肝硬度，而且随着治疗硬度变软而齿印缩小，齿印数目也在变少。

故舌质为暗或紫暗，或有瘀点，再厉害有齿印，也有舌色不华者，此为气血两衰，不多见！

脉弦滑，可能在聚证，甚至弦而硬，弦脉有，弦滑为或痰或热偏多时可能有。

弦脉为阴凝固结之脉，或弦数，或细弦略硬，还有沉细弦如丝，积聚无论其有热或无热，现上述脉证侧重肝多，若脉沉细弦涩，则预后多不良。

3. 末期　积块坚满作痛，有时较剧，肌肉消削，面色萎黄或黧黑，饮食更少，舌质淡紫少津，苔灰糙或花剥，脉弦细而数。

【评讲】　饮食更少——不一定，临床上有脉、证、色俱不好，但食欲如常者。

舌质少津，甚至舌萎缩还有齿印，出齿不多，有干枯少津者。

苔灰糙或花剥，有，是事实。少津至灰糙有，花剥为深入血分，舌质虽淡，有纵横裂纹。

脉细弦而不流利（痰阻食滞等脉欠流利，为涩之浅者），此时有涩脉——死管一条，无来去势，有热为数，无热也数。但主要表现在涩象上，初期甚至都有，中期更多，而末期未有不涩者。脉紧与涩（如子宫癌瘤、肝脾肿大等）很难体会。

【又评讲】　积以渐形成，有初、中、末三期，其来也渐，其去也渐，非朝发而夕至所可为者，因此治或急攻，或攻补兼施，或补为主。

治法

治疗积聚，当分初、中、末三期。

【评讲】　李中梓《医宗必读》有分三期说法。

如程钟龄所说："治积聚者，当按初中末之三法焉。邪气初客，积聚未坚，宜直消之，而后和之。如积聚日久，邪盛正虚，法从中治，须以补泻相兼为用。若块消及半，便从末治，即住攻击之药，但和中养胃，导达经脉，俾荣卫流通，而块自消矣。更有虚人患积者，必先补其虚，理其脾，增其饮食，然后用药攻其积，斯为善治，此先补后攻之法也。"这是治疗本病必须掌握的原则。

【评讲】　和之为不宜骤补，但又不以和缓为能事。

积聚日久，法从中治，程说非上策，为无法之法，应该是先补其正而后攻其邪，或先攻其邪而后补其正才是上策。

中期应分清虚实谁为主，此时虽虚实相兼，邪交结不解（这是事实！），但仍以实为主。

便从末治，即住攻击之药，"毒药治病，十去其五"，非一味攻破为能事，即得意时不可再往，此可谓操胜算处。

其操胜处——补药作为攻药前驱，不仅不碍邪，助正为攻药作前导。

当积聚初起，宜于发散的，用五积散[1]。

【评讲】　此想当然耳。

血瘀停蓄，宜消积攻瘀，用血癥丸[2]、琥遂丸[3]，或桂枝茯苓丸[4]。

【评讲】 血癥丸主要在逐血；琥遂丸主要在逐水；而桂枝茯苓丸为水血相兼。

至于腹中有块，随气上下，痛无定处，宜行气散结，用木香顺气散⁽⁵⁾或大七气汤⁽⁶⁾。

【评讲】 治有形病变，尽管血瘀、痰结、水聚等，都要兼行气，"治痰先治气，气顺则痰消"。

积聚日久，邪盛正虚，或初起正虚邪实之证，宜消补兼施。

【评讲】 应视证治之。

积聚衰其大半，应即改予甘温润养，如十全大补汤⁽⁷⁾、补中益气汤⁽⁸⁾、六君子汤⁽⁹⁾、健脾资生丸⁽¹⁰⁾之类。

【评讲】 积聚衰其大半，即不可令其伤太过。

或用外治之法，如阿魏膏⁽¹¹⁾、水红花膏⁽¹²⁾等。

【评讲】 外治之法，为辅佐消法。

结语

积聚是腹内有结块的一种病证，因其积聚的部位不同，性质的各异，因此有种种不同名称，但尽管名称有所不同，而致病的原因，大致是相同的。由于七情所伤，寒气痰食停积，而妨碍着气血的流行，以致凝聚成块，但其中正气之虚，又为最主要的因素。

在辨证方面，主要辨别它的有形无形，在气在血，这样可以掌握病情的轻重缓急，而便于分别施治。

治疗积聚，当按初、中、末病期，分别运用攻、消、补、和四法，如程氏所言者是。明·李中梓曾主张"补中数日，然后攻伐，不问其积去多少，又与补中，待其神壮，则复攻之，屡攻屡补，以平为期。"此法在临证上亦为常用，录之以备参考。

【评讲】 李法可供参考，为有经验之谈。

从临证实践体会，我们感到常苦于处在被动地位——中无所主。

附方

(1)五积散：白芷　陈皮　厚朴　当归　川芎　芍药　茯苓　桔梗　苍术　枳壳　半夏　麻黄　干姜　肉桂（表重者用桂枝）　甘草　加姜、葱煎。

(2)血癥丸：五灵脂　大黄　甘草梢　桃仁　生地　牛膝　官桂　延胡　当归　三棱　莪术　赤芍　乳香　没药　琥珀　川芎

(3)琥遂丸：琥珀　魁沉香　甘遂　黑白丑　研成细末，米粉为丸，如绿豆大，每服十丸，日一次。

(4)桂枝茯苓丸：桂枝　桃仁　茯苓　丹皮　芍药

(5)木香顺气散：木香　青皮　陈皮　甘草　桂心　川芎　枳壳　川朴　乌药　香附　苍术　砂仁

(6)大七气汤：青皮　陈皮　桔梗　藿香　桂枝　甘草　三棱　莪术　香附　益智　一方加大黄、槟榔。

(7)十全大补汤：人参　熟地　黄芪　白术　当归　白芍　肉桂　川芎　茯苓　甘草

(8)补中益气汤：黄芪　白术　陈皮　升麻　柴胡　党参　炙甘草　当归身

(9)六君子汤：人参　白术　茯苓　甘草　半夏　陈皮

(10)健脾资生丸：白术　人参　茯苓　苡仁　山楂　橘红　神曲　黄连　蔻仁　泽泻　桔梗　藿香　甘草　白扁豆　莲肉　山药　麦芽　芡实　一方无泽泻有砂仁

(11)阿魏膏：羌活　独活　元参　官桂　赤芍　甲片　生地　锻鼠矢　大黄　白芷　天麻　红花　土木鳖　黄丹　芒硝　阿魏　乳香　没药　苏合香油　麝香

(12)水红花膏：红蓼子　大黄　朴硝　山桃　石灰　酒醉

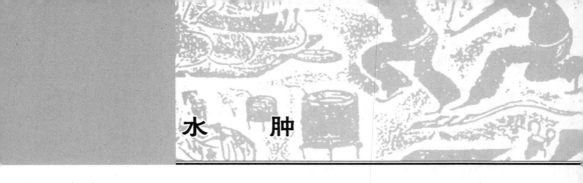

水　　肿

概说

【评讲】　此篇写得比较好，概念明确。

水肿是一症候，各种病致令形成肿的不少，《金匮》中有专篇，历代文献中也绝大数有专篇，一般文献说为"肿胀"，即"肿"（形体言）接连腹胀言。实际上水肿兼及腹胀的很多，有的又因为腹胀而牵涉到鼓胀，但鼓胀与水肿截然不同。

水肿兼及腹胀的不得以鼓胀视之（很多鼓胀与四肢肿联系在一起）。

营养不良性水肿为独立疾病。

【抄者评讲】　据杨志一大夫讲，先头足肿而腹大为水肿；先腹大而四肢肿为鼓胀。

水肿是由于体内水液潴留而引起全身浮肿的疾患。

【评讲】　标题与概说相符。

中医理论有"虚气肿"（病后多见）的提法，因"气与水"、"气与血"的关系密切，只是有所侧重。

它的形成，主要是肺、脾、肾三脏功能的失调，同时与膀胱、三焦有着密切的关系。

【评讲】　水肿原因很多，牵涉机理也很广。本文根据历代文献，侧重肺、脾、肾三脏，有临床指导的现实意义。

脏腑为本，而又以脏为本。

直接关系三焦——皮肤肿胀，与膀胱也直接相关，但其原动力仍与肺、脾、肾分不开。

《素问·阴阳别论》说："三阴结，谓之水。"

【评讲】　三阴为太阴，太阴的功能失调，水液可以停留。

又《水热穴论》说："肾者胃之关也，关门不利，故聚水而从其类也。"

【评讲】　此更明确指出，肾主水，主五液，若关门利则水能正常运行与排除，若关门不利，则聚水以从其类。

全身肾主水液，金水同源，土制水，肾阳蒸化水液。

盖肺气不宣，则不能通调水道；脾失健运，则不能升清泄浊；肾主水液，肾虚则水气泛滥。肺、脾、肾三脏俱病，又势必影响到三焦决渎的作用，与膀胱功能的失常，这样就能使水液停聚，而发生水肿。

【评讲】 见上按。

《金匮要略》水气篇根据不同的病因和脉证分为风水、皮水、正水、石水和黄汗五种类型，前四者属本病范围。

如"风水其脉自浮，外证骨节疼痛，恶风。

【评讲】 此条条文好！

其以肿为主，为一般感冒风寒不同，故不能光言风而遗水。

水停留于肌肤，内为脏腑功能失常（如《内经》所说："肤肿者本于肾"）以至水停，再加之外感诱因（为寒风所郁遏），而不能汗出——在临床上也确实离不开开发透表药，开鬼门的治疗方法在临床上有指导意义。

对于风水，我们不能把问题看得这么简单：

(1)不要忘记水肿的主症。

(2)水肿形成的因素包括在内，还有我们所想象意外的因素存在，其脉浮——为从风重，《内经》说"脉反沉"——其为从水重的描绘。在《金匮》水气篇中也有："寸口脉沉滑者，中有水气，面目肿大，有热，名曰风水"的记载。

皮水其脉亦浮，外证胕肿，按之没指，不恶风，其腹如鼓，不渴。

【评讲】 胕——按文献习惯，一为皮肤，一为足跗，此可理解为皮肤之肤。

腹如鼓——为水兼胀。

不渴——为水有余，水证中不渴有两种意义：一为水不挟热者不渴；一为水在上者多不渴。

应注意经典著作中的症状描绘。

此外证不等于八纲分类的表证。

正水其脉沉迟，外证自喘。

石水其脉自沉，外证腹满不喘。"

【评讲】 均见下【评讲】。

风水、皮水属表，为阳。风水与皮水的区别为：皮水无骨节疼痛，不恶风；风水则因风邪与水湿杂凑，故显现骨节疼痛与恶风的症状。

【评讲】 皮水也侧重表，但无多少风象，不恶风，皮肤肿与腹胀较风水厉害，风水有风寒症状，皮水无风寒症状。

正水、石水属里，为阴。正水与石水虽均属里水，而正水则水气上凌于肺，故外证自喘；石水则水邪结于下焦，故腹硬满而不喘。

【评讲】

正水
石水 } 偏里 { 水在上——寒水射肺(喘),如小青龙,若凌心多而凌肺少则不喘。
水在下——(不喘)如苓桂术甘,但肾气虚盛,则动而气喘。

【又评讲】 作者小结很好,但须知其中的变例。

同时《金匮要略》又认为水邪偏胜于某脏,即可能出现某脏的病证,因即以脏名证,所以又定出五脏水的名称。

【评讲】 五水、四水有偏表、偏里之别,其间并非另生枝节。

如心水是"少气,不得卧,烦而躁。"

【评讲】 此条文具有心水的特征。从而避开了很多不利的条文,仅此条文也省去了头的"身重"、结尾的"阴肿"。

心烦不得卧——心属火,肾属水,心火必须下交肾水,肾水必须上济心火,水火既济才不致烦,否则水火不能交故烦。

少气——为水凌心。

阳不能入于阴故不得卧。

肝水是"腹大,不能自转侧,胁下腹痛。"

【评讲】 此条文后面两句话省略了,这两句话是"时时津液微生,小便续通。"难于解释。

据临床,个人以为一度发现营养不良性水肿经过探索有两个非常突出的现象:

(1)小便自利——水停蓄本小便不利,援引此条,"时时津液微生,小便续通",当然结合营养不良性水肿不一定为肝脏有病。

(2)凡肝硬化发生腹水的小便不通为多见。

于此,此条个人理解是小便续通为小便次数多,但每次小便量较少。"津液微生"——水肿有渴证,而肝水在临床上很少见渴;小便利其人可治,肝主疏泄,因为津液时时微生,故小便得以续通,但小便不长,只次数多而已。注意此为一用功途径。

胁下腹痛——为肝主两胁。

肺水是"小便难,时时鸭溏。"

【评讲】 肺水中有小便难者,但不突出。

鸭溏在脾水中也有,而在肺水中不突出。

原文也还有其身肿,但身肿也不突出。

不过,肺为水之上源,也可以影响三焦水道失调导致身肿。

肺水于临床上有结合风水言,而且还比较常见——临床还有喘咳,倚息不得卧,如葶苈大枣泻肺汤证、泻白散证、小青龙汤证等差不多以寒水射肺的机理治疗，结合 X 光透视为肺积水，肺水肿也可用此治疗。

《金匮》此条不突出，其余文献附带地提到。

其身肿——肿本身有各式各样，如先发于下，先发于上（有上盛下盛的机理），头面肿、脚肿，或由腹延及四肢，或由上肢延及于腹，或眼肿甚，或上肢肿，或下肢肿等。另外，还有突作，全身骤肿〔此为风为主，肯定无疑！偏于实（八纲），偏于表（八纲，不完全），治疗方法——祛风，开鬼门（发表）这可以指导临床，机理——营卫气道阻滞不通，在临床上应侧重在肺，文献中零碎提到〕，其身肿，本为水肿，从肿势及症状有这些区别。

而此身肿可理解为全身骤肿，侧重在肺，有一定的鉴别意义，但所有肺水不能说是有全身骤肿，然全身骤肿绝大多数牵涉到肺。

故肺水症状应为：咳喘，倚息不得卧，全身骤肿。

脾水是"腹大，四肢苦重，津液不生。"

【评讲】 条文简略了"但苦少气，小便难"这句。小便难为一般水肿（肾虚水肿为小便多）俱有，少气——呼吸不利，见水肿中漫延及肺者，由下凌心，射肺也有此种现象，这种简略非脾水特殊鉴别点，但仍有值得注意之处。

腹大——脾主腹；脾主中宫（腹为人身之中）。一般水肿按历代文献及临床观察很少脱离脾，虽然其本在肾，其标在肺。

其他四水（脾水除外）并不是绝对的不影响腹部肿胀，可见初起光肿未必胀，只肝水有些肿兼及腹胀（肝水最初自觉胀，最后演成鼓胀）而肿与胀始终只有脾水非常的突出。

所以腹大一症在脾水中具有一定的意义，其腹大为肚子上无青筋暴露，而肝水腹大往往是其结果，起初有主诉胁腹中脘有隐痛，气胀不大，而至肝水有腹大说明病已进展到相当程度了。

脾水中小便不畅，大便有的溏泻（肺水也有），不欲饮食，有饱闷感，肚子胀，其所辨为水偏实困脾或脾虚水肿而已。

脉多濡而不过分弦，缓而濡为有湿，弱为脾虚。

四肢苦重——凡水肿现于形骸则身比较重（非身痛！）。但是特别重，病人以此作为主诉，那又是属于脾，脾主四肢，四肢为诸阳之末，四肢浮肿特别甚，那说明其在脾，而病人主诉为苦重（以重为苦，非乏力、软）更说明在脾。

津液不生——此说明"小便难"的发病机理。当然还可以兼涉口渴来认识，脾肿（土不克水）及其他一般为小便不利，倘脾虚也可能小便不利不特别突出，这时已牵涉到肾去了。再结合"下利而渴"与"下利不渴"分析其水湿多少。

津液生与不生，结合口渴来说本来可以，但作为小便通与不通则更合适。

少气与短气在临床描绘时有时互用，而要严格区别则为：

少气——有特殊意义——疲倦，气不足

短气——气阻塞

临床上肝炎以疲倦为主症，但倦非肝病本身发病机制，而为脾病的机制，这时已牵涉到脾了。

脾水发病机制——土不克水。

肾水是"腰痛不得溺，阴下湿，其足逆冷。"

【评讲】 此为浓缩后的条文，即鉴别点的浓缩。

其主要为腰痛不得溺，因为腰为肾之府，肾主腰膝。

肾主二便，肾为水脏，膀胱为肾之府，膀胱得气化以出，气化则根据于肾。

小便癃闭虽发于膀胱，而其责在于肾，不得溺为小便欲解不通而有所苦，阳虚（虚，寒水，肾突出）固然常见，阴虚热癃（肝热、肝风）也有。

经文说："关门不利，故聚水以从其类。"

阴下湿——临床上理解属肾的发病。

其足逆冷——阳虚现象非常突出，水湿盛于下，下趋故足逆冷。

足肿除非发炎，才有热有肿外，而其余均不热，其中特别逆冷属肾。（若未有肿有此主诉，仍责之于肾）。

这几个症状对肾水描绘非常突出。

此条原文还有"其腹大，脐肿"——腹大，肿与胀始终伴随只有脾水突出。而肾水初起未必有，最后可能有，临床也是如此。肾水（慢性肾炎）腹并不大，最后会大，而且腹大的发病机理不在肾而在脾。

脐肿为水肿一突出现象，肿胀而致令脐突出的为一预后不良的机转，脐突其发病机理为伤脾，不在肾。脾为中枢，而脐在中枢，脐突一定有腹大，未有腹大而不脐突者，中医认为其发病机理虽在脾，但肾阳不虚，其脐不突，故至脐突，为脾肾阳败，这也说明《金匮》记载"脐突"这条有一定的意义——关系到生死预后。

【又评讲】 小便续通；小便难；不得溺，由此可以看出，《金匮》此篇对尿的解释特别突出。

【又评讲】 《金匮》水气专篇记载突出，对临床实用价值很大。

其后，《千金要方》、《外台秘要》在五脏水的基础上来辨别水肿病的五种危重证候。

【评讲】 其实，这在《巢源》上就有。

此有一定的意义，其中有常见的，也有比较少见的。

如（1）唇黑伤肝；

【评讲】 这经常见到，且不仅伤肝，而且损害还很重，肝水唇黑这突出点多在鼓胀与积聚（成肿）中见到，且有顺逆之机——"由腹入四肢"和"由四肢入腹"。

其机理——唇本属于脾，但黑与不黑关乎血分（肿辨水分、血分很要紧，这里缺!!），肿胀机理，尤其肿牵涉到血分则以肝为主，若以血分为主对肿而言则是过分强调，而于鼓胀则然。

此有木克土的意义存在，瘀血败坏严重，为一般水肿常见。

（2）缺盆平伤心；

【评讲】　个人偶然看见，留待以后验证。

应该是可靠的。

（3）脐突伤脾；

【评讲】　这是不错的，但脐突为脾肾两败，其根源为肾阳衰败，此在临床上常见到，慢性者预后不良，死得不快，中途消水，甚至还会缩一点。

（4）足下平满伤肾；

【评讲】　常见，虽不能言之为肾绝，但可据此及跌阳脉绝等判为预后不良。

涌泉穴为肾穴，其水肿发展不致严重是不平的，此时可救，因为其危险性不算大，这里为提高警惕性言。

（5）背平伤肺；

【评讲】　此太常见，难以据此认为伤肺，全身肿时背也会肿，此也为肿得厉害之根据。

水肿病而见上述五种症状的，则病属难治。

【评讲】　详见以上【评讲】。

此外，历代医家对于水肿的分类虽有不同，但目前临证上多以朱丹溪所提出的阴水和阳水的分类法为依据，进行辨证施治。

【评讲】　水肿偏于里，或里多于表，寒多于热，或表证多，或由里及外，或由表证引起，这种认识还可以，只是谈到血分、水分时就稍微有点问题，然较之黄疸的阴黄、阳黄分法谬误要少。

病因

1. **风邪外袭**　肺主一身之表，外合皮毛，如邪袭于表，则肺气失宣，不能通调水道，下输膀胱，致风遏水阻，流溢肌肤而成水肿。

【评讲】　此代表水肿兼挟表邪的一大方面。

此机制主要在肺，原因主要在风，此中还有营卫不利的机制——风水。

2. **水湿浸渍**　居处卑湿之地，或涉水冒雨，水湿之气，外渍肌表而为肿。也有水湿不化，久蕴成热，致气机壅滞，三焦决渎无权，因而成肿。

【评讲】 此表现为在肌肤，而又并不完全由外因所形成，其中可能包括皮水在内。

居处卑湿之地……外渍肌表而为肿——皮水；

也有水湿不化……因而成肿——包括正水。

其肿虽不一定有寒热，但觉得肿胀，甚至疼重。

鼓胀是以血分为主，湿热较少，但有其独立意义，因此水肿气分多，以气分为主，兼涉血分，但若有湿热的，则兼涉血分可能性大。

3. 脾肾阳虚 脾主运化，肾司开阖，脾肾阳虚，致水湿蕴聚，泛滥横溢，形成水肿。

【评讲】 此是水肿的主要原因。

脾主运化，肾司开阖，喻说更清楚。

这其中的阳虚占绝大多数，但也有阴虚有热的成分在内。

张景岳说："水为至阴，故其本在肾；水化于气，故其标在肺；水唯畏土，故其制在脾。今肺虚则气不化津而化水，脾虚则土不制水而反克，肾虚则水无所主而妄行，水不归经，则逆而上犯，故传入于脾，而肌肉浮肿，传入于肺，则气息喘急。虽分而言之，三脏各有所主；合而言之，则总有阴胜之害，而病本归于肾。"从张氏的说法，可以体会到水肿的形成是在于肺、脾、肾的功能失调所致。

【评讲】 涉及肺，因表邪存在的仍有里面的原因。

水湿浸渍，倘无表邪，更应侧重于里了。

肾主水，主五液，犹如肺主气，心主血一样。

肺为水之上源，其化气，故其标在肺。

水制在脾，这是一个生理作用，倘若脾不能制水（即土不克水）倒反是一个病理变化。

水停聚中则为胀、为满，故肿胀难以分开，所以脾虚者起初即现肿胀。

肿虽有血分，但毕竟以气分为主；虽有热邪，但毕竟以阳虚为主。

阴水、阳水中以阴水为最多，因为阴胜为寒。

其本虽在肾，其标在肺，而形成病理变化又主要为土不能克水，照此选方用药不错。

治风水虽治肺，但仍不会忘掉脾，余此类推。故除大剂逐水剂外，都很难与脾分开。

【又评讲】 一般说来，病因中的这样三纲对水肿形成似勉强，不突出为热、为血分；虽然其究竟是少见，但既然有血分者，也须明白才行。

辨证

水肿的辨证，概括地可分阴水、阳水两大类。阳水多属表属实，阴水多属里属虚。阳水包括风水侵袭、水湿浸渍、湿热蕴结等；阴水为脾肾阳虚所致。

【评讲】　阳水属表属实，阴水属里属虚，接近事实。

阳水靠风水支持它，另外靠湿热相合。

水湿浸渍，阳水、阴水都有，而且阳水更是。正水已经虚多寒多，皮水也包括有点湿热。

阴水至鼓胀也夹杂有湿热蕴结。

兹分述如下：

1. 阳水　由于风邪侵袭的，症见面目浮肿，多先肿上体，继及全身，恶风，骨节疼痛，或见寒热，苔白腻，脉浮。

【评讲】　此叙症可以记住。

"先肿上体，继及全身，面目浮肿"中医辨证是这么一回事，因为风性上行，所以风水多肿在上，只有水湿偏重才在下。

在水湿浸渍中常可见苔滑，此侧重风水谈，故苔白滑一症可要可不要。

先肿上体而延及全身者固属风水，而通身骤肿者，更为风水谛症。

面目浮肿——在经典文献中有描绘为"目下如蚕卧"。

风水不以面目浮肿，脉浮等症为限，须知风水有病在肾的。

要确见风水不疑，从肿字看——很快全身骤肿一症，则断其为风水，思过半矣。

肾水肿往往先发于上，（又名曰风水），脉不完全浮而有反沉的，所以光看面目浮肿作为风水，其结论尚太早。

《素问·水热穴论》："跗肿本之于肾，名曰风水。"由此可见肾水中亦有表证发生。

临床上肾水也有寒热、恶风、骨节疼痛等症状的，据此即可以断定其挟有表邪（或由表邪触发）成分在内。因此，虽肾水为里水，而当这些症状出现后就应明确其变化。

附案以证：某，肾水，寒热而脉反沉——用麻黄附子细辛汤取效。

在《金匮》中风水仍有脉沉的记载，如"寸口脉沉滑者，中见水气，面目肿大，有热，名曰风水。"

肿及全身，恶风，骨节疼痛，寒热——此为风水肯定有的症状。

小结：（1）肾水有挟表证者。

　　　　（2）风水有脉浮者，亦有脉反沉者。

由于水湿浸渍的，症见肌肤浮肿，按之没指，小溲不利，脉浮而不恶风，骨节不痛，口不渴，苔白腻，脉浮。

【评讲】 口不渴为在上、在下或有热、无热的鉴别点。

苔腻不腻于水证中少见。

其脉不一定浮，水的正脉以沉为主，或弦。如《金匮》水气篇中说："少阴脉紧而沉，紧则为痛，沉则为水。"又说："里水者，一身面目黄肿，其脉沉。"故除风水脉浮外，其余都以脉沉为多见，以里为主的水证，若脉反浮大，其病情严重，预后不良，所谓"水病脉出者死。"

皮水无表邪时，脉不浮，有表邪的脉不沉未可料。

由于湿热蕴结的，症见遍身肿胀，烦热口渴，小便赤涩，大便秘结，胸痞腹胀，或气粗喘满，舌苔黄腻，脉滑数而有力。

【评讲】 湿热肿胀并不多，若有（事实上也有！）为皮肤比较胀急，局部（上肢或下肢）红肿，不凉，甚则反热，这有初步牵涉入血分的势头。

小便可改为短赤，大便秘结也可以反溏。

盛于上者——气粗喘满，热较寒更易蒸于上。

苔腻黄——湿热熏蒸时可能有。

红肿已经牵涉到了血分，这为热所遏。

水肿有血分的症状——红痕（不一定要多少热，兼热会灼热），赤络满布。此治疗时用血分药如紫荆皮于五皮饮中。这在妇科中更是常见——月经有问题。

《金匮》水气篇："师曰：经水前断，后病水，名曰血分，此病难治；先病水，后经水断，名曰水分，此病易治。"倘是血分的，定要破瘀散结，如当归、桃仁等，只有如此，才能使水肿消。

2. 阴水　由于脾肾阳虚，症见面色苍白，遍身浮肿，腹满，或下肢先肿，不烦不渴，小溲清白短少，大便自调或溏泄，四肢清冷，舌苔白腻，脉见沉迟。

【评讲】 此叙症着眼处——在腹满。

小溲清白短少——对虚实鉴别不好！因为脾肾阳虚为主的小便虽有的不利，但甚则小便反长，"肿证而小便反利"为虚证的谛症，有一份不利便有一份实邪，小便利为虚象，其他一切都可以不管，此时应助脾，安可利小便乎？

实脾饮证小便有利与不利，而到真武汤证时小便反利。

苔腻——脾肾阳虚无此症状，而为舌裸无苔（裸为舌淡溶溶）。

下肢先肿为湿胜于下。

此时完全属于里，属于下，也有肾虚挟热，深入血分的，但少。

肾脏炎，虚寒的好治，任其挟表不挟表，脾虚也好，肾虚也好（如《金匮》肾气丸之类）。若偏于里，偏于下焦，肾阴虚兼血分，兼挟热，这就难治。

附案：某，现症皮肤肿胀，苍厚，自觉灼热，小便短，红甚，甚则涩痛，腰痛特甚，甚则如针刺，转侧不利，常常心烦不眠，唇红，舌尖也比较红，小便中有血，治时先服附桂八味后见饱胀，下肢发作，甚则红痕赤络满布，又用猪苓汤（猪苓、茯苓、泽泻、阿胶、滑石）——比较合理，有效果，但腰痛如常，尿血如常，最后取辨证用药加琥珀、三七见效——转侧利，尿血不见。

【评讲】　此例说明水肿尽管水分多，气分多，而也有个别阴虚挟热，兼犯血分的。

治法

水肿病的治疗，如《素问・汤液醪醴论》说："平治于权衡，去菀陈莝……开鬼门，洁净府。"

【评讲】　开鬼门——发汗；洁净府——利小便。

《金匮》对本病的治法，指出"诸有水者，腰以下肿，当利小便；腰以上肿，当发汗乃愈。"本病在临证上一般应用的，主要有发汗、利尿、逐水和健脾温肾等法，而这几种方法，往往数法合用，或一法单用，须视疾病的情况而定。

【评讲】　合理合法，而且下列方剂多常用有效。

由于风邪外袭的，宜发汗为主，用越婢加术汤[1]。

水湿浸渍的，治以通阳利水，用五苓散[2]或五皮饮[3]。若脉浮身重，汗出恶风的，用防己黄芪汤[4]。

水气在皮肤中，四肢肿而聂聂动的，用防己茯苓汤[5]。

湿热蕴结，证实脉实的，宜峻剂逐水，用舟车丸[6]、济生疏凿饮子[7]、十枣汤[8]、己椒苈黄丸[9]等随证选用。

【评讲】　舟车丸等为肿兼及胀而用的，而且只能认为是急则治其标而用，如饮食、睡眠因此而受到影响，腹皮胀急，甚则腹压太甚，而使药不得入口，必须解决一下，但决不可以视为长策，于体壮实骤发者可，于脾虚者不可，它会反复，此与西医放水同，但不损失蛋白。

脾肾阳虚的，宜以温阳为主，脾虚的用实脾饮[10]；肾虚的用真武汤[11]或金匮肾气丸[12]等。

本病除上述各种治法外，并可配合针灸疗法。另有外治法，如外敷脐方[13]，河白草洗身[14]等。又如水肿小便不利的，可酌用乌鲤鱼汤[15]。

在饮食方面，古人也早已注意，如《千金要方》指出："瘥后须慎口味，否则复病。"许叔微更指出："忌盐一百二十日。"说明前人对肿病忌盐已有深刻的认识。

结语

水肿的发生，主要由于肺、脾、肾三脏的功能失职，导致水湿泛滥，溢于肌肤所致。

治疗水肿，必须辨别阴水和阳水、在表在里与属虚属实。阳水宜发汗，利小便，壅结于内，则用逐水法。如脾肾阳衰，用健脾温肾法。但须注意病机的复杂情况，可以考虑有关各种治法的配合应用。

附方

(1)越婢加术汤：麻黄　石膏　生姜　甘草　大枣　白术

(2)五苓散：泽泻　茯苓　白术　猪苓　桂枝

(3)五皮饮：大腹皮　桑白皮　茯苓皮　陈皮　生姜皮

(4)防己黄芪汤：防己　黄芪　白术　甘草　生姜　大枣

(5)防己茯苓汤：防己　黄芪　桂枝　茯苓　甘草

(6)舟车丸：甘遂　芫花　大戟　大黄　黑丑　木香　青皮　陈皮　轻粉为丸，一方有槟榔。

(7)济生疏凿饮子：泽泻　商陆　赤小豆　羌活　椒目　木通　秦艽　茯苓皮　大腹皮　槟榔　生姜

(8)十枣汤：芫花　甘遂　大戟　大枣

(9)己椒苈黄丸：防己　椒目　葶苈　大黄

(10)实脾饮：附子　干姜　白术　甘草　厚朴　木香　草果　大腹子　木瓜　生姜　大枣　茯苓

(11)真武汤：附子　白术　茯苓　芍药　生姜

(12)金匮肾气丸：六味地黄丸加附子　桂枝

(13)外敷脐方：大田螺四个　大蒜去皮五个　车前子末三钱　上药研成饼，敷贴脐部，以布缚之。

(14)河白草洗身方：河白草（即雷公藤）煎汤沐浴。

(15)乌鲤鱼汤：乌鲤鱼　桑白皮　陈皮　赤小豆　白术　葱白

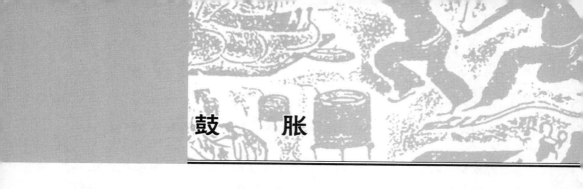

鼓　胀

概说

【评讲】　从中医看来，这是一个疾病，"痞癖鼓膈，妙药难医"，故为一难治之疾。

自从对血吸虫病重视以来，钻研还好，而且远程疗效不坏。

喻说："痞块为鼓胀的根"，临床上可以达到使痞块软缩，但很难拔除，直到今天问题仍然存在，此中有两个问题：

（1）不能以现有水平为满足，使痞根完全拔除，故消痞尚待过关。

（2）肝脾组织扩大后在短时期难以恢复，又有出院检查缩到某一程度，而出院后虽没有吃药，但能继续自己缩下去的报道。

目前鼓胀并不是没有治法的病，消腹水的办法还比较多，远程疗效腹水不反复者确实有（从鼓胀之根痞块消缩情况来看）。

鼓胀是指腹部膨胀如鼓状而命名。

【评讲】　肿与胀很不容易截然分开，鼓胀不等于一般水肿腹胀，鼓胀一经形成，它有其独立证候。

病名还存在"鼓"与"蛊"的争执，"蛊"有时称"蛊毒"，还有所谓单腹臌（胀），文献上有的主张"鼓"与"蛊"分开，有的认为二者为一，讲义上则承认为一个，个人也基本同意这一看法，不过要弄清楚两点：

（1）"蛊"在历史上已经弄成是另外一种"蛊毒"——以一器盂放诸虫任其互相吞噬，而后独存一条，名之曰"蛊"。历史上还有万氏放蛊毒的一大案件，事实上，那种"蛊"并不等于现称的蛊胀。

（2）单腹臌与臌胀是一还是二？这只是一个程度问题，臌胀兼及手足，至单腹臌为肚子特别大，而手足反而瘦小，故文献有的称为"蜘蛛病"，这名称只形容单腹臌，这两者为病程上的一个转变，表现有所不同而已。

因此，个人以为除开放蛊毒的蛊胀外，以上三种均为一个疾病。

《灵枢·水胀》篇说："鼓胀者，腹胀身皆大，大与肤胀等也。色苍黄，腹筋起，此其候也。"

【评讲】　此言鼓胀与肿胀的鉴别处——色苍黄，腹筋起，非水肿的冻明透亮（皮薄明亮）。水肿毕竟着重在气分，虽有赤痕散布兼及血分的，而鼓胀一定为深入血分才形成（这其中当然有脱离气分及未脱离气分的）。

上面那两句话，确实为临床的鉴别点，有很大的临床指导意义！如有青筋露出，这确为蛊胀！（与称的蛊毒不同）。

又《素问·腹中论》说："有病心腹满，旦食则不能暮食……名为鼓胀……治之以鸡矢醴，一剂知，二剂已……其时有复发者……此饮食不节气聚于腹也。"由此可知《内经》中早已记载了鼓胀的症状以及治疗的方法。

【评讲】《素问》这一节摘得好！

其中举方鸡矢醴到如今仍有一定的作用，曾于做血吸虫试验时应用过一次，但又没有完全依靠它，其法有模仿意义。今天，我们认为鸡矢醴，其鸡为肝之畜，鼓胀与肝脾肿大都有关系，而且已深入血分。然肝脾两者，肝更为主要（厥阴多血少气，太阴少血多气），临床事实证明，厥阴型特别多，鸡可以入肝经血分，其矢以浊攻浊，而鼓胀是无论如何有浊的，甚至有蛊毒在内，一剂知，二剂已，在临床上是否可早期治疗呢？此方合法并且有前途。

心腹满——中脘连及肚子，"从心下至少腹硬满"。

旦食则不能暮食——肝脾有湿浊，或脾虚木郁克土都有此症，胃病有时也有此种变证，总之为消化机能不强（上午属阳分，下午属阴分，运化力差，年老肝脾两虚吃晚饭差）。后贤有把此条列为谷胀或食鼓。

其时有复发者——观察很细致，气聚于腹，由于饮食不节，临床上有此事实，而并非所有鼓胀反复，均为饮食不节而引起。

同时，《内经》认为本病的发病原理是"浊气在上，则生䐜胀"，因此以泄浊通利之剂，作为治疗本病的主要法则。

【评讲】情况并不完全如此。

牵涉到鼓胀都必须使用泄浊通利之品，因为其发病原理为浊气凝结，清气不能上升，而浊气反居于中上，失其生理之常，由于升清降浊失职，故气血同时受阻，因此无论用什么法都必须懂得泄浊通利（此为消导法中的顶峰）。但又不只是如此可以胜任的（如或攻补兼施，先补后攻，先攻后补等），此为主要法则而已。

要记住，无论用什么方法，都不可忘记泄浊通利这点。

关于鼓胀的名称，在《诸病源候论》、《直指方》、《本事方》中均以蛊作鼓。如《本事方》说："但腹胀四肢不甚肿者为蛊，蛊即胀也。"戴思恭说："蛊与鼓同，以言其急实如鼓，非蛊毒之蛊也，俗谓之膨脝，又谓之蜘蛛病。"张景岳说："血气结聚，不可解散，其毒如蛊，亦名蛊胀。且肢体无恙，胀惟在腹，故又名单腹胀。"足见《内经》中的鼓胀和以后各家所称的蛊胀、单腹胀、蜘蛛病等名称虽异，实际却是一类病证。

【评讲】蜘蛛病为专门描绘单腹鼓的，流行在江浙一带。

蛊胀、单腹鼓、蜘蛛病都是一类病证，个人同意。

又有因气、因血、因食、因虫、因水而分别称为气鼓、血鼓、食鼓、虫鼓、水鼓等名。

【评讲】　临床上以上几种，很难得互不相兼，如水兼气等。

病因

引起本病的原因可以分为以下几点：

【评讲】　以下三类原因不好平等列出，它包括了：①原因；②机理转变；③病程转变。

1. 酒伤食伤，脾胃受损，不能运化，清浊相混，湿热壅滞，发生鼓胀。

【评讲】　酒一身具湿热二因，且能入于血分，故得鼓胀者多。

食伤阻碍脾胃，使脾胃不能正常运化，从而停滞湿热。

凡一切碍于消化机能的，都可令腹胀。

李东垣说："伤酒食面及厚味之物。膏粱之人，或食已便卧，使湿热之气，不得施化，致令腹胀满。"

【评讲】　李说作一般积滞解释可以，面有滞气的作用。

张石顽说："嗜酒之人，病腹胀如斗，此得之湿热伤脾，胃虽受谷，脾不输运，故成痞胀。"

【评讲】　张说解释切实，嗜酒得痞胀者如是。

2. 肝气横逆，木来克土，侵及脾胃，肝脾内伤，气机因而阻滞，血流不畅，经络壅塞，而致本病。沈金鳌说："臌胀由于怒气伤肝，渐蚀其脾，脾气极虚，故阴阳不交，清浊相混，隧道不通，故其腹胀大。"

【评讲】　此为本身机理问题。

其中病因（1）也可以形成木克土，但精神病变也可致令木克土而形成臌胀，木克土的机理都与臌胀分不开。

无论其因食、因水、因血等。不过，有的因精神因素而来，有的因外邪因素而来。

讲义把这点当作精神情志，其实精神、酒食、湿热均可影响气滞，形成木克土，内伤则因机能不调而造成停食、停水、停血等，再影响气滞，形成木克土。

木克土——此为病态——克土太过，结果便涉及脾胃，沈说只专解释了有因情志而致的鼓胀者。

3. 黄疸积聚，迁延日久，均足以导致本病。《金匮要略》说："黄家日晡所发热，而反恶寒，此为女劳得之。膀胱急，少腹满，身尽黄，额上黑，足下热，因作黑疸。其腹胀如水状，大便必黑，时溏，此女劳之病，非水也。腹满者难治。"喻嘉言说："不病之人，凡有癥瘕积块、痞块，即是胀病之根，日积月累，腹大如箕，腹大如瓮，是名单腹胀。"病势久延，脾土薄弱，中气虚耗，斡旋无力，因虚致滞，而致腹满。

【评讲】 此为病程转变，由黄疸积聚形成本病。

《金匮》此条说明为黑疸转为臌胀，并说明在血分——大便色黑，非水分病，即非一般水肿。

由黄疸转成腹胀者，难治，一点也不错。

喻说："胀病与水病，非两病也，水气积而不行，必至于极胀，胀病亦不外水裹、气结、血凝。而以治水诸法施之，百无一愈者，失于师承无人，轻施妄投耳……不似水气散于皮肤面目四肢也。仲师所谓石水者，正指此（按：单腹胀）也。"此发前人之未发，认为单腹鼓为《金匮》的石水，对！

痞块即为胀病之根，临床观察如此，与近代医学相符。

此说明应早期治疗，即在肝脾肿大时，即应动手，不可因虎狼药而不敢投。当时搞血吸虫病有人主张攻，个人至少主张攻补兼施，结果自己用过虎狼药（自己并不承认其为实，但可胜任）。却奇怪为什么可以胜任呢？结论是此因病致虚，而非因虚致病，所以它可以胜任虎狼药而不致死。

徐灵胎说："（肚胀）虽为正虚，终属邪实。"由此反证出这两句话是对的，但是只对了一半，因为果如此，便可一味攻到底而痊愈，事实并不如此，应该是攻攻补补，又因为因虚致滞——只指情志方面——非虫、食、血、水等方面，故只对了一半。

辨证

【评讲】 辨证中的早期、中期、晚期只能说明病势发展阶段的轻重，指导治疗意义不大。

这里罗列了一系列的症状，未突出其鉴别点，同时所叙症状并不等于每症必个个出现，尤其于水分、血分，就更有不同之点，此未列出。

关于本病的一般症状，如食欲减退，或进食觉胀，胁下胀满，倦怠无力，身体渐瘦，面色萎黄或黧黑，腹部胀大如鼓，青筋暴露，脐心突起，小便短少或艰涩，大便秘结或溏薄。

【评讲】 食欲减退——鼓胀，肝、脾、肾三脏为主，而肝脾从中医眼光来看，是直接影响消化的脏器，木能疏土，土主健运，土主化物，土之化、之运全仗肝木疏泄，肾在鼓胀中是最后不良转归，但初起也有兼挟肾的问题，其余病势发展多在肝脾范畴之内。其全程既以肝脾为主，故自始至终有消化道症状并不少见，所以此症为一般症状，至后来顽固进入血分（为主）胶着状态，不完全在气分，这时有些患者，食欲并不过分减退而反能食，此为常中有变。

进食觉胀——无论气分或血分，无论能食或不能食，俱有。

胁下胀满——此为主症，没有什么例外，肝脾居于两胁（肝病会传脾——木克土，木土相关，脾病会影响肝，现代医学证实）。实际上，此为鼓胀尤其必然的现象，由于肝脾居于两胁，故可看作两胁，但有所偏重，或左甚、或右甚，夸大一点说，早期发现肝病，往往左胁胀满，诊断为肝病，后来发展也居然如此。文献上也有很多这样说的，并不一定要肝脾同时肿大才两胁胀满，往往只是病在肝，脾并不肿大，就有两胁胀满的，目前着力于这种研究的不多，这不仅有临床事实，而且有文献根据，如何解释呢？

关于"肝左肺右"：

"肝左肺右"形成了历史错误的说法，但把肝积列之于左，肺积列之于右，是一个问题。要不然是其错了，要不然是我们对发病的机理不了解。但临床事实——肝病初起，见左胁胀满，且屡见不鲜，这时不仅中医诊断如此，并且后来往往转为肝的实质病变亦如此，我个人对这点是深信不疑的，这样看来，其两者（肝之积、脾之积、肺之积）不可乱改。

个人对此概念解释——肝病初起，肝脉以弦为主，初起左弦右不弦，我怀疑这为中医研究肝病早期诊断的机理，而后发展成实质病变，右手脉也弦起来，尤其是三部，初起左关有点变化（或弦，或独沉），可见不仅左胁胀满，而且脉亦现于左，至后来脉现于右，并且突出在关部。个人认为中医理论以为"肝从左升"肝气分受到影响，故左脉先发生变化，而后至右，已经进入血分，发生实质病变，所以右脉变化也就表现出来了，这里还存在一个问题，中医理论有的以左右分气血，以为左主血分、右主气分，于是这样两者又有矛盾了。个人以为"左为血分，右为气分"不错，但《内经》说"肝从左升"，左右为阴阳出入之道路。因而左虽属于阴，并不等于其无阳气，右虽属于阳，也并不等于其无阴气，根据此理由，《内经》说法是对的，又阴阳互根——这样左不等于有阴无阳，右不等于有阳无阴。

左为气分，右为血分也有根据，因为气血有深浅之分，而援引少阳厥阴行身之侧，无可怀疑，少阳偏于气分，厥阴偏于血分，少阳居浅，厥阴居深，左右有气血之分不错，但其有深浅之分，左属气分为病初起，在生理浅表层，所主为气分，为血中之气，而右属血分，为深一层论。因而觉得最初现于左，而后现于右似乎可以这样解释，肝胆相为表里，病初起为在血中气分，当然现于左，最后进入脏器实质变化，当然现于右，这以诊断和预后根据若对，这样就可以此（见于左）为肝病早期发现的依据。

又两胁痛，中医脏腑学说是基本中心，然脱离经脉去解释，有时会感到困难，肝之经脉行于身之两侧。

故胁下胀痛，为肝主两胁，肝脾俱在两胁，在气分时，气机阻滞会有，而致实质病变更会有。

倦怠无力，身体渐瘦——无论肝、脾、肾都有此现象出现，但有轻重不同，其中大多数比较突出，也算作主症（指倦怠言），身体渐瘦，早期所见不多，于晚期然。

面色萎黄或黧黑——应为面色苍黄或苍白，甚则黧黑，中医认为一到黧黑，就预后不良。这不仅关乎肝的血分，而且还要注意肝肾两败的问题，苍为青，肝色青。

白多 —— 㿠白、薄白

青多 —— 苍白（同时出现多），或言铁青

腹部胀大如鼓——

兼青筋暴露——鼓胀与水肿鉴别处。

兼脐心突出——在水肿中谈到为不良预后的依据，此描绘好！或言脐心平。

兼小便短少或涩——短并不涩，短少并不痛苦，艰涩则有痛苦，此隐隐指出寒热的问题，短少偏于寒，艰涩偏于热。

兼大便秘结或溏薄——溏薄偏于寒重、湿重、气分多；秘结偏于热多，兼及血分。

临证之时，对虚实的辨别，最为重要。

【评讲】 鼓胀虚实夹杂，而辨虚实为主，辨虚实为急。

张景岳说："小便黄赤，大便秘结者多实；小便清白，大便稀溏者多虚；脉滑有力者多实；脉浮微细者多虚；年青少壮，气道壅滞者多实；年衰积劳，神疲气怯者多虚。"

【评讲】 小便黄赤，大便秘结多实——对！

小便清白，大便稀溏多虚——肯定无疑。若不连小便清白谈，稀非垢腻多为虚。

浮微细脉——无价值，没有经验，此绝无仅有！

年青少壮……——只一般。

在临证上所遇到的病例，大都是由实转虚，而致虚实相兼的。

【评讲】 临证上因实转虚和因虚致滞均有。

血吸虫等 —— 为由实转虚

情志方面 —— 为因虚致滞

现从发病后的经过情况，根据病情的轻重，分为三期叙述，在这三期中包括了气、水、血三者，而三者又每互为因果。

【评讲】 气、水、血每每相互为因，很难得用早、中、晚三期分，其积极

意义不大，只是便于称道而已。

积极意义应该是——了解其机转到什么程度？（如肝败，肾败，进入血分，或还留在气分等！）

1. 早期　此时表现实证较为明显，由于气滞食阻，湿热壅结，病属脾胃为主，并与木旺有关。其症腹胀满，面色晦黄，手心热，午后神疲，食后作胀益甚，舌苔多腻，脉多弦滑。

【评讲】　病属脾胃为主，不尽然，也不太合适，初期就有属于厥阴的。一般属于气分多些，影响消化道，脾胃为主，若"知肝之病，当先传脾"言，则脾胃之病又在中期了。

面色晦黄——不好！

手心热、午后神疲——就有犯营趋势，午后神疲与阴分（营分）有关。

食后作胀益甚——是有此症状。

舌、脉——是可以有。

2. 中期　此时表现本虚标实较为明显。本虚由于肝脾两伤，气血已亏；标实则如上述。由于瘀凝水聚，其症腹大日增，面萎黄不泽，形体渐瘦，小便短少，此时舌质可发现红绛或花剥，或有黄苔，脉象多濡缓或沉细弦数。

【评讲】　本虚标实是这样明显。

腹大日增——不错！

晦黄、萎黄分虚实（初、中期对照），不尽然。

舌质可发现红绛或花剥——为断章取义，有临床价值（跟着入血分，又不可据此用药，满舌干——营阴受伤。而不干、满舌有水，此时就不能用滋阴剂。红绛、满舌有水——为气血不能运行，胃不能蒸胃浊成苔）。

附案：某，腹水大得很，满舌红绛，这时仅据此（未辨满舌干或不干），而用大剂滋阴，结果使人饱闷欲死。

花剥——描绘很好！血分中有问题不错，但何以会花剥？舌上有时并不干（干为营阴受伤，胃阴不够）。但在鼓胀中，有时会满舌有水，这时水分血分混为一家（胃气、营阴不受伤不会见花剥），而此时须注意分辨水分、血分谁为主，才能用药。转入血分，营阴曾经大受伤，胃气不布，但决不可据此症状用药，此仅有参考意义，在辨此症状时尤其要注意干与不干，及综合其他症状判断才对！

或有黄苔——多，白而厚也有。

脉象多濡缓或沉细弦数——鼓胀中都有，而完全出现濡脉少，而现虚弦（浮取弦，重按濡）。此仅从血吸虫病这一角度来看，沉细弦——多见，数也不少，甚则沉细弦涩，再厉害则"关脉小细沉紧"（《伤寒论》）。

3. 晚期　此时表现本虚更为明显，标实依然存在。本虚由于肝脾肾俱伤，气血大亏；标实为气滞血瘀，水浊挟热壅结。其症腹大筋露，面色苍黄或黧黑，形瘦肢肿，饮食即胀，二便不利，或齿龈出血，或大便稀溏，阴阳两虚，舌质红绛或起刺，苔干糙黄腻，脉多弦细而数。病至此预后多不良，大都死于呕血、便血，以及昏迷等证。

【评讲】 本虚由于肝脾肾俱伤……水浊挟热壅结，概括性大，但嫌其含混。

腹大筋露——中期就有，到此时突出。

面色苍黄或黧黑——有，为肝肾两败之征，结合黄疸

$$女劳疸\begin{cases}黑如晦滞烟熏——气分\\ 黧黑垢腻——血分\end{cases}$$

形瘦肢肿——多余之叙，往往单腹鼓，晚期见得很多。因血吸虫病而发育不良以肝肾为主——肢体消瘦。若以心脾肾为主——全身浮肿，肚子肿大。

二便不利——中期也有。

或齿龈出血，或大便稀溏——此为或然症状。

舌质红绛或起刺——有，以血分为主。

苔干糙——热重。黄腻——湿重。

脉多弦细而数——脉多为沉细弦涩。（判别肝硬化——脉弦而涩，这很可靠！）

死于呕血、便血以及昏迷等证——对！

本病与水肿的鉴别，在于鼓胀为单腹胀大，有青筋暴露，或兼下肢肿胀；而水肿则头面四肢先肿，继及全身，腹胀，其色不变。

【评讲】 其鉴别点对！

一般水肿，不管其肿多大、胀多大，补脾胃有效，而鼓胀就没有这么简单，因为它本身牵涉到肝，以血分为主，非实脾饮所可胜任。

鼓胀特出点——青筋暴露。

鼓胀——色苍厚，非以水为主

"从腹流入四肢"、"从四肢到腹"。此为顺逆，一般说来，病在紧要地带，而后延至四末，此为顺象，而若由四肢侵及腹便为逆。

肿胀由四肢攻腹，这是一个不好的现象，为逆；而鼓胀由腹延及四肢又是好呢？此也并不见得好。因为攻来攻去，脾肾两虚，而至脾肾要败时，脚肿起来，这不是好现象。

若右胁见软，而水流入肚子，使肚子见硬见大，用攻法逐水，脾肾则败，脚跗肿大为不好，若用助脾、养肝、逐瘀、消导、扶正法后，肚子见软见小，而脚跗先不肿或因此肿大，这为好，不必害怕。

凡病由腹→四肢，此为顺，由四肢→腹，此为逆。唯鼓胀发展至肚子肿、四肢肿，为病势进展，这并不好，说明水势盛，而且鼓胀只以攻法逐水，而使得脾肾虚败，足肿如泥，不好！若用消导、健脾、扶正等法，腹部见软，青筋见大，而脚并不肿，但因此肿起来，此时水势流窜为正常，不必害怕，应视大本营（腹）如何而定。

关于本病的预后，如李中梓说："四肢不肿，但腹胀者，名单腹胀，难愈。"喻嘉言也有"从来腹胀遍身，头面俱肿尚易治；若单单腹胀，则难治"的说法。

【评讲】　李说对！

难愈并不等于不可治疗，尤其是儿科的疳积（无辜疳劳）——四肢瘦小，腹如鼓大，青筋暴出，中医也看作作为单腹胀，只在儿科中名曰疳积（单腹胀中腹水并不重，当然也有腹水多的），治疗虽困难，但绝对不是不可治疗，而且治疗效果很高，能够使儿科中的这种疳积做到软化和消。在血吸虫病中，在鼓胀中，利用治无辜疳的方法也获得了效果。

法——攻补兼施

方——煅石燕（可消积软坚）；胡黄连（为挟热时用）；鸡内金（健胃健脾助消化）；五谷虫（于疳积用）；参、术、苓、草（鼓胀虚证可用，健脾消积很灵）

我觉得单腹鼓可用此法——去菀（郁）陈莝（消导、攻补兼施），此仅少逐水药，个人经验用过，于疳积中的单腹鼓很有效。

在无辜疳中，若肌肤甲错、黧黑、搔鼻挖耳，肚大青筋，其时离死不远。

喻为伤寒大家，指出一般肿胀易治，肺、肝、肾都要照顾。

李说、喻说为恰如其分的预后描绘。

又危亦林《得效方》说："若脐心突起，利后复腹急，久病羸乏，喘息不得安，名曰脾肾俱败，不治；腹满咳逆，不得小便，不治"等等。这些记载，说明本病为顽固难治之证，及至肝脾肾三脏俱损，则预后多不良。

【评讲】　脐心突起非一般平满，这已经在水肿中为不良预后，而利后复腹急——不仅为症状反复，（用攻水药取效于一时，事先应明白，虽腹围见小，毋喜！其会复发。）这为预后很不良！即使不用逐水法，而用其他法得到这种情况也是预后不良。久病……不治——对！四肢消瘦极甚，有朝一日现气喘或兼咳，其命在朝夕，此为气不得归根，阳气上浮喘者死（为肾气内动！），亦有为腹水压迫的，则不属此列。

腹满咳逆，不得小便，不治——此有商量的余地；

倘为：（1）在血分多，肝乘脾，木克土之外，还上乘肺；

　　　　（2）腹水太厉害而倒灌，水上凌心肺，小便点滴不下，此时急得很，视其程度，脉又沉又细又弦，又为久病，则危险。而肝逆犯肺，无热重，脉沉细弦涩，亦为不治。

倘为下面两种就不一定难治：

（1）脾肾阳亏，停水太多，为一时现象——用温化药。

（2）肝乘肺，挟热挟风上逆——平肝清热熄风镇逆。

治法

本病在治疗时，首当分其虚实，确定虚实，然后再立攻补之法。

【评讲】 鼓胀为虚实夹杂要注意！

《丹溪心法附余》说："古人治病之挟虚，有先攻而后补者，有先补后攻者，有攻补兼施者，何尝一于攻也。"

【评讲】 此说仅一般。

《格致余论》说："此病之起，或三五年，或十余年，根深矣，势笃矣。欲求速效，自求祸耳，知王道者，能治此病也。"

【评讲】 此话很好！

久病无实证过于武断，久病即于健壮者未必尽虚，然虽不能说久病无实证，但正气必受伤。

"欲速则不达"——其来也渐，其去也渐，尤其是中医对于实质病变确乎如此，若行险侥幸及姑息养奸不得以王道论，只潜移默化，其所谓也。所以治疗八法中，于攻下之外另有消导一法。

又说："医不察病起于虚，急于取效，衒能希赏，病者苦于胀急，喜行利药，以求一时之快，不知宽得一日半日，其肿愈甚，病邪甚矣，真气伤矣。"

【评讲】 此是事实。

鼓胀未必都起于虚，其实不管其是否起于虚实，而至根蒂深固，都不可求其速效。不过，如是言攻药无用又是不对的！

进攻剂于：①将顽固而未顽固，乘敌人立脚未定，体气未虚，有转顽固之机，一鼓而下，虽服后会见虚象，而应煎好高丽参以备急，否则就会养痈遗患；②不得已的背城借一，腹压过高，甚至影响饮食睡眠，喘急特甚，痛苦万分，甚至连药也不得下，此时可用，但"得意时，莫再往"一见松即缩手。

因此，我们在应用攻下的时候，必须考虑到病人的体质，而采取先攻后补，先补后攻，或攻补兼施，以及二补一攻，一攻九补，补数日攻数日等法。

【评讲】 鼓胀——攻补兼施——为其不二法门。

兹根据虚实，分列治法如下：

实证用疏肝、健脾、消积、逐水、去瘀等法；虚证用益气、养血、温阳、滋阴等法。

【评讲】　大致方法不错。

疏肝如逍遥散(1)；

【评讲】　疏肝扶脾为一方法，而逍遥散对鼓胀力量差。

健脾如胃苓汤(2)、中满分消丸(3)；

【评讲】　胃苓汤有时有效，但不可言起根本作用，只以温胃除湿为能。中满分消丸更合法。

消积如鸡矢醴(4)、小温中丸(5)；

【评讲】　鸡矢醴——合法。

小温中丸——有效，针砂、苦参消积，关于肝不顶多，关乎脾多，热不重，水更多，肚子胀，既稳当而又有效。

逐水如千金大腹水肿方(6)、舟车丸(7)；

【评讲】　最初腹水甚，背城借一，故用逐水法。

去瘀如禹余粮丸(8)、大黄䗪虫丸(9)；

【评讲】　禹余粮丸有效！其中蛇含石、针砂为主要药，禹余粮关于肝多有效，三棱、莪术破血而不伤血。

大黄䗪虫丸效不大。

【又评讲】　大凡治鼓胀，疏肝理脾，柴胡、川朴为好方法，参见谢双湖治瘀胀验方。

小温中丸、禹余粮丸之所以好，因为除积药好，对于软肝软脾消腹水很有前途，其中针砂不可忽视，煅石燕也可以。

益气如香砂六君子汤(10)。

【评讲】　此可作消导的底子。

脾肾阳虚而大便溏泄者，以附子理中汤(11)为主；

【评讲】　附子理中汤于寒象的合理。

肝肾阴虚而齿龈出血者，以加减四物汤(12)及大补阴丸(13)为主方。

【评讲】　鼓胀至阴虚不及肝肾阳败那么急，此最困难也最棘手。用上两方为主方是一想法。

在应用这些方法时候，视其具体情况，而参酌施治，并可配合针灸治疗。

除以上药物治疗外，起居饮食最当注意，如《格致余论》说："却盐味以防助邪。"在本病的后期，出现腹青筋起，脐心突，小便难有腹水症状的，都须忌盐。又《丹溪心法》说："须远音乐，断厚味。"意即安静休息，清心寡欲，禁食肥甘，以免助湿生热，妨碍消化。

【评讲】　忌盐，此为一消极疗法，对！

结语

鼓胀之名，始见于《内经》，它对于本病的发病机理、症状、治疗等，早有记载，《金匮要略》虽未把本病另立专篇，但在水气病篇中有类似本病的叙述，后世各家对此病有进一步的认识，在治疗上也有很大的发展。

《内经》中所说的鼓胀，与后世所说"蛊胀""单腹胀""蜘蛛病"，以及因气、因血、因食、因虫、因水而分为气鼓、血鼓、食鼓、虫鼓、水鼓等名虽异而实则同，且在临证上常合并出现，很难机械地划分。

【评讲】 作者名虽异而实则同的这一看法，个人同意。

本病的辨证与治法，首先应当辨清虚实，实则宜攻，当从标治，如疏肝、消积、健脾、逐水、祛瘀等法；虚则宜补，当从本治，如益气、养血、温阳、滋阴等法。但须注意虚中挟实，实中挟虚的情况，故"行实当顾虚，补虚毋忘实。"

【评讲】 鼓胀几乎没有纯实证，也几乎没有纯虚证，"手挥目送"——为一治疗很高明的方法！

对于攻下之剂，虽能取快于一时，但损伤元气，病多复发，因此，应用攻下之时，必须辨证明确，同时还须时时考虑到患者的体质，而定先攻后补，先补后攻，攻补兼施等法。

除药物治疗外，必须安静休息，清心寡欲，饮食忌盐等，均须加以注意。

附方

(1)逍遥散：当归　白芍　白术　柴胡　茯苓　甘草　薄荷

(2)胃苓汤：苍术　厚朴　陈皮　甘草　白术　茯苓　泽泻　猪苓　肉桂

(3)中满分消丸：厚朴　枳实　黄连　黄芩　知母　半夏　陈皮　茯苓　泽泻　猪苓　砂仁　干姜　姜黄　人参　白术　甘草

(4)鸡矢醴：鸡矢炒微焦，入无灰好酒同煎，用布滤取汁，五更热饮，则腹鸣，辰巳时行二三次，皆黑水，觉腹皮渐有皱纹，可再饮一二次。

(5)小温中丸：针砂　半夏　香附　苦参　白术　茯苓　黄连　神曲　甘草

(6)千金大腹水肿方：牛黄　椒目　昆布　海藻　牵牛　桂心　葶苈

(7)舟车丸：甘遂　芫花　大戟　大黄　黑丑　木香　青皮　陈皮　轻粉为丸，一方有槟榔。

(8)禹余粮丸：蛇含石　禹余粮　真针砂　羌活　木香　茯苓　川芎　牛膝　桂心　白豆蔻　大茴香　蓬莪术　附子　干姜　青皮　白蒺藜　三棱　当归

(9)大黄䗪虫丸：大黄十分（蒸）　黄芩二两　甘草三两　桃仁一升　杏仁一升　赤芍药四两　干地黄十两　干漆一两　虻虫一升　水蛭百枚　蛴螬一升　䗪虫半升　上十二味末之，炼蜜为丸，小豆大，酒饮服五丸，日三服。

（10）香砂六君子汤：人参　白术　茯苓　甘草　半夏　陈皮　木香　砂仁

（11）附子理中汤：人参　白术　干姜　炙草　附子

（12）加减四物汤：苍术　羌活　川芎　防风　香附　白芷　石膏　细辛　当归　甘草

（13）大补阴丸：黄柏　知母　熟地　龟板　猪骨髓和蜜为丸。

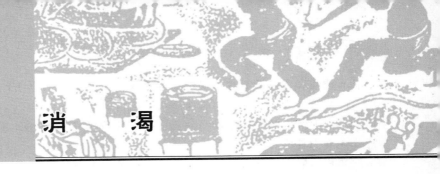

消　　渴

概说

【评讲】　消渴在中医文献中，一作为疾病看待；一作为症状描绘。作为症状描绘的意思是大量地饮水犹不能止渴。

此讲义非指症状而为指疾病。疾病特点——除大量饮水不能止渴外，还有尿多，这两个条件就构成为消渴。附带有一个作为中消的善饥消谷。因此其定义为大渴引饮，消谷善饥，尿多。尽管如此，在临床上有时就有少数病例，虽然饮水多，尿多，但并不一定消谷善饥，还有极少数病例，连三多都不很突出（如郭光州政委），但通过现代医学的检验，发现尿中糖量很高（＋＋＋＋），应为消渴。

总之，阅读中医文献时，应注意其或为症状，或为疾病的区别。

消渴是病名，以渴不止、小便多、消谷善饥为主症。

【评讲】　主症说得很对！

与《伤寒论》中所说的消渴不同。

【评讲】　这句话说得含糊，正确的说法应该是与症状描绘所说的消渴症不同。

《伤寒论》中的消渴有很多是症状描述，其中有三个大方面：

（1）厥阴篇："厥阴之为病，消渴，气上撞心，心中疼热，饥而不欲食，食则吐蛔，下之，利不止。"这条在《金匮》消渴篇中也引用了，这里的"消渴"无论从病因、病证、治法、方药都是消渴症状，不可视作为例外。

（2）白虎汤证的消渴，尽管是症状描绘，而且无论其病因、症状、方药、治法、鉴别诊断，都可应用到消渴病上来，当然不可因为能够搬用就以为白虎汤的消渴为消渴病。

（3）五苓散证中有一个消渴："太阳病，发汗后，大汗出，胃中干，烦躁不得眠，欲得饮水者，少少与饮之，令胃气和则愈。若脉浮，小便不利，微热消渴者，五苓散主之。"这与消渴病无论从病因、症状、治法、方药来说，是风马牛不相及的。

《内经》从本病的发病原因及临床症状，分为消瘅、膈消、肺消、消中等。

【评讲】　《内经》说的每一个有独立意义，但实际意义不算顶大。

张仲景在《金匮要略》里则统称为消渴，并提出了治疗大法。

【评讲】　统称消渴，有临床意义。

讲义中所说的大法是指肾气丸，但附带介绍了白虎加人参等，权衡轻重，肾气丸确为其代表方。

其后各家方书对本病的认识，有所发展，如《诸病源候论》提到消渴病多发痈疽疮疡，或为水肿；

【评讲】　该书所叙转归，其中以痈疽疮疡为突出。

消渴转为痈疽疮疡的记载，不自《诸病源候论》始，而在《伤寒论》厥阴篇中就有，如"……其热不罢者，此为热气有余，必发痈脓也。"其热不罢，其中就包括了消渴不已（另外还有厥热不已，下利不已，脉数不已等），理论上和临床上均是如此。这要求我们必须要有六经辨证眼光来看，或为血分，或为肝风。

《千金要方》提出在药物治疗的同时，必须控制饮食；

【评讲】　控制饮食，这是中西医一致承认的。在临床上，与西医有一些出入，如西医主张完全控制糖分，甚至淀粉，我们则不一定要那么严格，在康复医院实验病例就有任其吃饭而治疗得当，仍然于病无碍的。

控制饮食的问题有：

(1)控制些什么样的食物；

(2)依中医说法要禁肥甘，但应到什么程度？

(3)更重要的课题还是：治疗时糖分药成分多的可否用？用了尿中糖分反会降低？

在临床上，我们治疗阴虚糖尿证，有反用糖膏药而获效的，这粗浅的概念是：尿糖非糖有多，而是不能吸收，而中医又以为甘药助脾健运，以致糖分不会下渗，西医如何解释呢？

《外台秘要》更指出小便甜为本病的临床主症。

【评讲】　尿甜的更早记载还是《古今录验》，《外台秘要》这点就是从那里引来的。

宋以后医家复根据消渴的多饮、多食、多尿三个主症，区分为上、中、下三消，以多饮的名为上消；多食的名为中消；多尿的名为下消。但病候的性质则一，正如《圣济总录》所说"原其本为一，推其标有三。"

【评讲】　宋以后的三个主症区分三消，便于称道，其发病机制是否如此也有适当的依据，但也有矛盾出现，如《内经》肺消为饮一溲二，这难以说是属于上消或下消。

病因

消渴的成因，可作如下的归纳：

【评讲】　此为文献叙述根据的归纳，我们在临床上据此因素区分很难作出指导治疗的明确诊断，应该从发病机转，寒多，热多，风盛，燥盛等六淫七情去区别。

1. 多食肥甘（包括饮酒过度）《素问·奇病论》说："此人必数食甘美而多肥。肥者令人内热，甘者令人中满，故其气上溢，转为消渴。"

【评讲】　甘为土之味，甘主壅阻，使气机不得输通，停滞积而为热，热就上蒸。

提到"内热"有指导临床意义。

其后，各家方书也反复地说明饮食过度与消渴的关系，如喻嘉言说："肥而且贵，醇酒厚味，孰为限量哉。久之，食饮酿成内热，津液干枯，求济于水，然水入尚能消之也，愈消愈渴，其膏粱愈无已，而中消之病遂成矣。夫既瘅成为消中，随其或上或下……以次传入矣。"于此可知饮食不节，是构成消渴的重要原因之一。

【评讲】　随其或上或下，为文人弄墨之论，未必尽如是也。嗟乎！中医之有今日，文人之功也，然中医之至于今日，文人之过也。设肺消饮一溲二，其或上或下之次第传入安在哉？

2. 情志因素　古人认为长时期的精神刺激，对消渴的发生与复发，都有密切关系，如刘河间《三消论》说："消渴者……耗乱精神过违其度之所成也。"《儒门事亲》说："消渴一证……不戒嗜欲，不节喜怒，病已而复作。"

【评讲】　情志因素与上、中、下三消无法衔接，有情志因素还须有其他显示才能指导治疗。

情志因素于七情是属于哪些呢？消渴一般因素为阴虚内热（此系主要原因！也有阳虚不可蒸化的）。而七情中最易动火，消耗阴液的是怒与思，怒属于阳，思有阴阳的区别，过违其度，第一是怒多，第二是思多。

怒不节制，肝火上炎，热极动风伤液；过度思耗，彻夜不寐，动火暗耗血液，影响体液的为血、津液；影响脏腑为肝、心、脾。

所现症状最初为口干、舌干、心烦，甚至嘈杂善饥，伴随症状有头晕、头痛，脉或弦或数，或见神经症状，小便多，时时欲解。此阶段有虚火、虚风上扰，因而会出现头晕目眩这些症状，也只有这样，才可动手治疗了。

《儒门事亲》中喜耗心气、耗心液的有，但发展成消渴却少见。

病已而复作——消渴会反复，控制其发作，重要在饮食中注意，当然精神也应注意。

　　总之，只说精神因素未免空泛，未言及其影响到底如何，所以没有临床实际意义。

　　3. **房室过度或服食丹石**　严用和说："消渴一候，皆起于肾盛壮之时不自保养，快情纵欲……或服丹石，遂使肾水枯竭……由是渴利生焉。"这就说明了房室过度和服食丹石（这是过去封建社会中，在腐朽的统治阶级中间，为了追求长生，纵情淫乐而流行的一种风尚），都令肾燥精虚而发生消渴。

　　【评讲】　房室过度直接伤精，精包括阴阳两种 $\left\{\begin{array}{l}阴——精血\\阳——精气\end{array}\right.$ ，因此它应该是直接原因之一了，（还有为肥甘从中焦出的直接原因），真正消渴，要么肾阴亏，要么肾阳亏，肾燥精虚无论其房室过度或服食丹石，这有指导临床治疗的实际意义。

　　综上所述，认识到本病的形成，是在于情志因素，或多食肥甘，或房室过度。由于五志过极之火或肥甘积累之热，造成了体内的阴虚，特别是肾阴之虚。但应指出，病延稍久，往往导致肾阳亦虚，但也有少数病例，初起就兼有肾阳不足的。

　　【评讲】　此段中"由于五志过极之火……特别是肾阴之虚"指出得很好！火热消耗阴血，造成体内阴虚。

　　上消—心火肺燥　下消—脾胃燥热 都会牵涉到水的根源——肾，不能机械地脱离肾阴，只是受伤的程度及其所表现症状偏于上、中而已。肾阴虚为上、中消的转归的终点！上、中燥热纵使伤了一部分津液，或者伤了一部分血，若没有牵涉到肾阴都不致成为消渴的，如清燥救肺（上），黄连泻心（上），脾约丸（中），人参白虎（中）都不是消渴，一定要兼带肾阴虚才成。

　　肾阴虚会造成消渴，这在中医学术上、文献上肯定能够，而且有临床症状作为依据。在临床上有根本属于阳虚的，其与阴虚根本鉴别点在于小便清长而多，甚则饮一溲二。讲义指出病延稍久，往往导致肾阳亦虚，这种说法有临床经验，如最初出现一派阴虚现象，而至尿转清长而多，甚至恶寒，甚至夜尿多于日间，此机理为由阴及阳，阴阳两虚而阳虚偏重。

　　初起兼有肾阳不足为初起即有阴阳两虚偏于阳虚这一方面的现象。

　　肾阳虚可形成消渴，结合糖尿病，中医承认尿甜为其主症，在临床上有饮十几瓶开水，尿很多，清长，中医诊断是肝肾两亏，西医检查为尿中无糖，名之曰尿崩，这样就产生几个问题：

　　（1）多饮、多尿，甚至多食（或三症具备，或二症具备），我们肯定为消渴，而消渴又是否为以尿甜作主症呢？

（2）小便清长者尿不甜，是否一定要尿如脂膏状才甜呢？

（3）附桂八味丸可治消渴，其小便清乎？浓乎？清占多少？浓又占多少？倘清时又是否甜呢？

（4）是否消渴只属于糖尿，而小便长不甜者则以尿崩论之呢？

（5）用膏糖药治消渴（化验有糖），而仍用膏糖药可治无糖消渴，其疗效机制何在？何以可治尿甜，又可以治尿不甜？何以尿甜又可以用糖分药？

（6）消渴是否可以包括糖尿与尿崩？

我们应该弄清楚尿甜的发病机制，倘发病机制不清楚，则其症状真假就弄不清楚，因为纵使治疗好仍然糊涂。

辨证

【评讲】 以下概论性的这段，有些东西很好！值得记住。下面所叙的上、中、下三消的重要意义还不及此。

《金匮要略》消渴篇说："男子消渴，小便反多，以饮一斗，小便亦一斗。"

【评讲】 这几句话很扼要，可作为主症的基础。

临床上男子患消渴者多于女子，有这一事实。

小便反多的"反"字提出与消渴症状的鉴别，说明消渴这一疾病与一般消渴症状有所不同，如：

五苓散证的消渴为水不化气，故见小便不利；

阳明白虎燥热消耗水分，最低限度小便不能与之成正比例，真正燥热伤阴，有消渴还有小便短的可能。

又说："趺阳脉数，胃中有热，即消谷引食，大便必坚，小便即数。"这就明确地指出了消渴主要症状，是多饮、多食和多尿。

【评讲】 消渴以多饮多尿为突出主症，其中又有多食，多食为在中多、胃多，上消亦有胃的机理存在，但不及消谷完全属于胃（胃中燥热）的机理。

趺阳脉即胃脉，脉数说明胃中有热。

大便必坚这不仅包括胃中燥热，同时还包括了小便利，小便必多这一点，这从《伤寒论》反证出："若不大便六七日，小便少者，虽不受食，但初头硬，后必溏，未定成硬，攻之必溏，须小便利，屎定硬，乃可攻之。"可见有几日不大便，判断其大便是溏、是硬。应该看小便利与不利了，所以仲师说"大便必坚"而"小便即数"，否则就与一般胃热消谷没有什么不同了。在这里还最好把厥阴篇的风消意义引进来。

这几句话说明了多饮多尿在《金匮》中有明显的记载，多食也是这样，后来进一步补充为：①尿多而且甜；②消谷善饥但饮食不为肌肤。

唐李郎中又进一步认识到本病尿味不咸而甜，他说："消渴者……每发即小便至甜。"此后，各家方书对于尿甜也有不少记载，例如《卫生家宝》说："夫消渴者，日夜饮水百盏，尚恐不足……小便频数，其色如浓油，上有浮膜，味甘甜如蜜，淹浸久之，诸虫聚食，是恶候也。此名消渴。"

【评讲】　肾主水，水味咸，故尿、汗为咸味，今不咸反甜，其机理何在呢？——中医粗浅认为木克土，土气下泄所致，但其中不甜又是否以尿崩论之呢？

《卫生宝鉴》提到的"小便频数，其色如浓油，上有浮膜。"临床上有事实发现，但阳虚的清长如白开水无油膜，究竟这种是否也尿甜呢？

消渴的小便包括有浓如油脂，上有浮膜和清长如白开水，即使黄也不混浊没有油光这两部分。

"是恶候"有一定依据，因为小便至此，消瘦特甚。

也有只叙述三多症状不及于尿甜的，如《医学心悟》说："渴而多饮为上消，消谷善饥为中消，口渴小便如膏者为下消。"

【评讲】　《医学心悟》的分类要言不烦。

就临证所见，消渴而尿甜的患者，固属多见，但也确有渴饮尿多而尿味不变的。

【评讲】　"确有"二字，或为作者有经验，作了临床观察候的话，值得注意。

由此可知，本病的主症，是口渴引饮，善食而瘦，小便频数而量多；至于尿有甜味，是可有而不必尽有。

【评讲】　"可有而不必尽有"，这又是值得注意的话。

多饮、多食、多尿三者，在表现上常有轻重的不同，或有明显的多饮，而其他二者不甚显著；或以多食为主，而其他二者为次；或以多尿为重，而其他二者为轻。

【评讲】　有明显的多饮而其他二者不甚显著，此话略有语病，因为多食不显著犹可，若多尿不显著，则不好称其为消渴。

多尿为重而其他二者为轻，如饮一溲二就是这样。

后贤根据这三多症状的孰轻孰重，冠以上、中、下三消名称，作为辨证的标志。

【评讲】　辨证的标志如是，但未必尽如是，如肺消就无法区分其为上为下。

另外上、中、下消的叙症中也存在一些问题。

兹分别叙述于下：

上消：渴而饮水多，口干舌燥，大便如常，小便频数，为肺热津伤。

【评讲】　大便如常与中消大便坚结有别，小便频数也是自利。

这一系列症状归结为肺热津伤是不错的，而肺消饮一溲二到底是怎么一回事呢？

中消：消谷善饥，饮食倍常，不生肌肉，大便硬，是胃中燥实。

【评讲】 这些症状临床多见。

饮食倍常，不生肌肉，这两点区别了其他胃热消谷者。

把中消的机理归结为胃中燥实，在指导治疗时往往不够，因为胃中燥实只可用人参白虎、承气之类，而且这也只是在燥结特甚的情况下，为取快一时，仅用一下，且应中病即止，所以这样提是大为不足的。

在临床上肝脾症状（风消、脾约）就很多，所以或为脾阴虚，肝风妄动；或为肝血亏风消，甚至伤阴者，总之，为血虚阴燥动风形成消渴的特别多，而落到胃中燥实的很少，而把肝脾症状归纳为胃中燥实也是无可无不可的。

此外，还有病发于中，而又不是糖尿，其消渴症特别显著（多饮、多尿），但无中消症状，大便泄泻，称为暑泄，俗名"天干地漏"，治疗时应从治渴着手，渴止则尿少而泻亦止，若缩尿或止泻则根本不解问题，这凭临床说它是或不是消渴是很难谈的，然而消渴难道有泄泻的吗？

中消这些症状，还不能离开多饮，这往往是燥热伤阴伤血才形成这种状态，倘只见燥实，为承气证（虽然尽管承气可移治消渴，但也只是暂时使用，中病即止），由此可知其发病机理是属于内伤范畴，而非外感范围。

下消：小便频数量多，或如膏油，是肾阴不足。饮一溲一，甚或小溲无度，尿量多于所饮，阳痿，面色黧黑，则不独是肾阴虚，肾阳亦衰。

【评讲】 下消所叙比较全面。

小便频数量多，或如膏油，是肾阴不足，对的！例外情况是当津气两虚也会出现，然仍责重于阴虚。

饮一溲一以下叙症说得精确，因为面色黧黑消瘦，非面色㿠白，加上多饮多尿，若仅说为肾阳虚是不精确的。

消渴到了此阶段，不阳痿也阳痿了，但有阴虚燥热的消渴会出现阳强不痿的现象，故于此指出阳痿这点有对照意义。

饮一溲二的机理：《内经》上说为肺消，肺为水之上源，金水相生。据个人的看法，其机理虽牵涉肺肾，但仍侧重于肾虚，故治疗时也侧重温化、温下。"肾为胃关，关门不合。"

【总评讲】 上、中消只举例说明而已，下消所叙较为全面。

在本病发展过程中，古人认为"病多转变，宜知慎忌。"尤其在尿有甜味的病例，容易发生各种急性或慢性的合并症。

【评讲】 此指出消渴的转归与合并证。

张仲景曾指出消渴病可以转变为肺痿，

【评讲】 从这里反证出发病机理：上消以肺为主，（膈消以心为主仍属上消）。故消渴会转变为肺痿，同时消渴与肺痿同是燥热伤阴的结果，另外也由此看出，消渴与肺痿合并出现，它们二者结了不解之缘，临床上肺痿转归为消渴的亦乎有。

《诸病源候论》也说消渴病变多发痈疽，或皮肤生疮，或是水肿，

【评讲】 水不足即渴，消耗极度，热即窜扰血分，发为痈疽，或生疮。

消渴转为骨瘦如柴的案例多见，而转为水肿的少见，转为水肿的因为肾虚，尽管尿多，但肾阳不足，热耗水分不多，聚而为水肿。

后世医家根据临证实践，对于合并症尤多阐发，如金·刘河间说："夫消渴者，多变聋盲疮癣痤痱之类，皆肠胃燥热怫郁，水液不能浸润周身故也。"明·戴思恭说："三消久之，精血既亏，或目无见，或手足偏废如风疾。"这些合并症的出现，不仅使病程延长，而且往往促使病情趋向严重。

【评讲】 疮癣痤痱的解释见上。

聋盲是事实，水不够则亏极血分，血不足则视力不行；耳为肾窍，肾气不够，肾阴虚，相火妄动，亦致耳聋。

临床上视力不行，未必要等待到消渴转归时才出现，有时肾水消烁快会同时合并出现。

临床上痈疽疮疡有时是恶劳转归时出现，然而也有时在基本见好时还要发出痈疽的。

手足偏废如风疾即是痿证。

治法

【评讲】 凡病只有说明了病因、病所才能指导临床治疗。

本病虽有上、中、下三消之分，肺热、胃热、肾虚之别，但临证上三多症状常同时存在。又因本病的形成，是由于阴虚与燥热，而二者又往往互为因果，热之盛由于阴之虚，阴愈虚则热愈甚，热愈盛则阴愈虚。

【评讲】 两者互为因果是对的！

热之盛由于阴之虚，因果关系清楚，所以消渴多为阴虚燥热，属于内伤范围。

肺、胃、肾三者之间，又能相互影响，肺胃燥热，必然消烁津液，终至下劫肾阴。《临证指南》说："三消一症，虽有上中下之分，其实不越阴亏阳亢，津涸热淫而已。"而张景岳则认为："最当先辨虚实，若察其脉证果为实火，致耗津液者，但去其火则津液自生，而消渴自止；若由真水不足，则系属阴虚，无论上中下，急宜治肾，必使阴气渐充，精血渐复，则病必自愈。"事实上，本病属于实火的病例，并不多见；即使有实火可凭，必须使用苦寒直折，亦只

有中病即止，不可过用。

【评讲】 张说有实火，除实火外，一般以虚为多，且以肾为主，符合临床。

《金匮要略》消渴篇说："男子消渴，小便反多，以饮一斗，小便亦一斗，肾气丸主之。""渴欲饮水，口干舌燥者，白虎加人参汤主之。"前者不仅是肾阴虚，水虚不能制火，而且是肾阳亦虚，火衰不能化水；后者则是偏于肺胃之热盛津伤，但已揭示了治疗本病的规范。

【评讲】 人参白虎汤证燥实尚有虚象存在，而承气汤证则更实，须急下存阴。另外，得温病法后，一方面滋阴，一方面抽薪，如增液承气汤之类，这较承气汤更为稳当。

八味肾气丸以肾阴为主，但不仅治肾阴，亦兼能有阳虚不能化水者。

白虎加人参为其伤了津，故其规范；消渴即使有实证存在，亦有虚象。

历来各家方书对本病的治疗方剂，都在《金匮要略》的基础上，不断地有所发展，根据病因，采用生津清热、滋养肾阴、益肾温阳，以及荡涤阳明等法。兹举例叙述如下：

滋养肾阴：如六味地黄丸[(1)]加减。

生津清热：如白虎加人参汤[(2)]、玉女煎[(3)]、黄连丸[(4)]、消渴方[(5)]等。

益气养阴：如黄芪汤[(6)]。

益肾温阳：如金匮肾气丸[(7)]、三因鹿茸丸[(8)]。

胃中燥实：如调胃承气汤[(9)]、三黄汤[(10)]。

【评讲】 胃中燥实不如前述所说荡涤阳明更加负责。

以上的分类，乃举其大端。至于对合并症的处理，自当根据合并症的类别，参以不同的治疗方法。例如并见痈疽，参用黄芪六一汤[(11)]或忍冬藤丸[(12)]等。

本病除药物治疗外，还必须重视调理，《外台秘要》说："人欲小劳，但莫久劳疲极，亦不可强所不堪耳。""食毕即行步，稍畅而坐。"又说："宜食鸡子马肉。""生牛乳，暖如人体，渴即细细呷之。"《圣济总录》说："服药之外，当以绝嗜欲，薄滋味为本。"徐东皋也说："凡初觉消渴，便当清心寡欲，薄滋味，减思虑，则治可瘳；若有一毫不谨，纵有名医良剂，必不能有生矣。"这是说明在精神方面，要避免过度紧张，保持思想上的安静；饮食起居方面，要适当的控制饮食。在轻病患者还须进行轻度的体力劳动。这几点都极为重要，因此，在进行治疗的同时，必须告知患者应注意上述各点。

结语

消渴之名首见于《内经》，自唐以后，各家方书根据本病的多饮、多食、多尿三个主症，冠以上、中、下三消名称，作为辨证的标志。

　　本病的主症是口渴引饮，善食而瘦，小溲频数而量多，或尿有甜味。致病原因则基于"阴虚"与"燥热"，但二者往往互为因果，热之盛，由于阴虚，而阴虚又使热益甚，热愈盛而阴愈虚，故本病的重点是在于阴虚阳亢。至于治疗方法，肾阴不足，宜滋养肾阴，涉及阳虚的，兼与温阳；若热盛津伤，当以生津清热为法。至于苦寒荡涤为适应实热诸症而设，但必须中病即止，不可过用，这是应当注意的。在药物治疗外，还须使情绪稳定，适当的控制饮食，同时进行轻度的体力劳动。

　　本病是一种慢性疾患，尤其在尿甜病例，容易发生各种急性或慢性的合并症，如肺痿、痈疽、聋盲、手足偏废等。至于治疗方法，当根据合并症候的虚实性质，给以不同的治法。

附方

　　(1)六味地黄丸：熟地　山萸　山药　丹皮　茯苓　泽泻

　　(2)白虎加人参汤：石膏　知母　粳米　甘草　人参

　　(3)玉女煎：石膏　地黄　麦冬　知母　牛膝

　　(4)黄连丸：黄连　生地

　　(5)消渴方：黄连　花粉　生地汁　藕汁　牛乳

　　(6)黄芪汤：黄芪　陈皮　麻仁

　　(7)金匮肾气丸：六味地黄丸加附子　桂枝

　　(8)三因鹿茸丸：鹿茸　麦冬　熟地　黄芪　五味子　肉苁蓉　鸡内金山萸肉　破故纸　人参　牛膝　元参　地骨皮

　　(9)调胃承气汤：大黄　芒硝　甘草

　　(10)三黄汤：大黄　黄连　黄芩

　　(11)黄芪六一汤：黄芪　生甘草

　　(12)忍冬藤丸：忍冬藤

癃淋（癃闭　五淋　附：浊）

概说

【评讲】　按讲义定义应当为癃、淋、浊。

概说中所作的定义应当记住，但到正文中却有些混乱。

癃与淋均系小便困难的疾患。古代并称之为癃，孙思邈《千金要方》说："古之经方，言多雅奥，以淋为癃。"戴侗《六书考》也说："淋癃实一声也，人病小便不通者，今谓之淋，古作癃。"

【评讲】　古代在《内经》中癃淋均有，《内经》中的癃符合其定义的有，混称的也有。

癃与淋的定义提出，在文献与临床中均有一定的依据。但又不能绝对看待。

癃淋之所以会混称，是因为癃闭与淋在病因上，病机上很多地方是同一的，只是病情表现上有程度的轻重。

《千金要方》一说有根据，《金匮》中就有一条干脆说癃闭为淋闭，如五脏风寒积聚篇："热在下焦者，则尿血，亦令淋秘不通。"

引孙说和戴说在训诂学和音韵学上介绍癃、淋之间的关系，其实，这样亦难得出明确的概说来。

后世医家，为了便于辨证施治，遂将癃淋划分为二，以小便不通的叫癃，亦称癃闭；小便滴沥涩痛的叫淋。

【评讲】　个人概念的结论，小便完全不通，是否也会点点滴滴？会的！只是不成串；淋沥也即是坠胀难通。癃闭坠胀想解不得解，闭甚会滴几点到身上；淋沥也是坠胀，一点一滴，两者坠胀痛苦相同，而点滴程度不同。

　淋沥点滴

　癃非闭甚才点滴，且不成串

"膀胱不利为癃，不约为遗尿"这一机制，既适用于淋，也适合于癃。

以热淋为例：受热后小便点滴不畅，而癃闭亦乎暑天多见。

就原因说，心移热于小肠，涉及膀胱，甚至还有肝移热的，热气壅闭可以成癃，然亦可以成淋（气壅闭到点滴成淋）。

应该翻查《内经》、《伤寒》、《金匮》，在《伤寒论》中有淋，亦乎有癃，

237

其描述为小便不通。

总之，癃淋定义是二，但因为病因病机很多地方同一，故很容易混称，所以专凭症状作诊断分类是存在问题的。

<h2 style="text-align:center">一、癃　闭</h2>

病因

【评讲】　下述第一个病因应该好好记住！病因2、3可作备考。

气化失常：癃闭的病因，主要是由于三焦气化不能运行，《内经》说："三焦者，决渎之官，水道出焉。膀胱者，州都之官，津液藏焉，气化则能出矣。"膀胱为聚溺之所，溺聚膀胱赖气化以运行。若三焦气化失常，则决渎失司，而水道闭塞。上焦为肺之分野，上焦之气化失常，则不能通调水道，下输膀胱。中焦为脾之分野，中焦之气化失常，则不能升清泄浊。下焦为肾之分野，命门火衰，不能化水，以及肾与膀胱俱热，水热互结，均能引起气化失常而成癃闭。

【评讲】　个人认为癃闭通通是关乎气化失常，而尿道阻塞与肾督虚衰也是气化失常。

引《内经》说明生理正常现象："气化则能出矣。"其"出"包括上出（蒸津气上升）和下出（排尿）。

膀胱为聚溺之所，据《沈氏尊生》说明病理现象。

从一源两歧来说：

（1）命门火衰不能化水，上不能蒸气上升，下不能排尿。

（2）膀胱与肾俱热，水热互结，狼狈为奸，由此说明热气会壅闭。〉可见都关于肾

统而言之，形成癃闭的原因，不外为气化失常，分开言之，常见癃闭的机理不外乎气闭、气坠、气逆（淋证在外）：

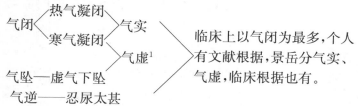

气闭〈热气凝闭　　气实
　　　寒气凝闭　　气虚[1]　　　临床上以气闭为最多，个人
　　　　　　　　　　　　　　　有文献根据，景岳分气实、
气坠——虚气下坠　　　　　　气虚，临床根据也有。
气逆——忍尿太甚

1注：此处原稿（即邓必隆教授早年整理的笔记）为"气实"，整理者通过前后文对照，将此处改为"气虚"，因为"气虚——虚气下坠"属气虚无疑，同时"寒气凝闭"，虽有邪实的情况，但亦有基于阳气虚弱而成者，故其可双跨于"气实"与"气虚"。——整理者

尿道阻塞：瘀血败精，阻塞尿道，亦可形成癃闭。张景岳说："或以败精，或以积血，阻塞水道而不通也。"《证治准绳》亦说："有瘀血而小便闭者。"

【评讲】 根据概说定义，癃淋不分，放此可以。要分则于此不合适。从临床上看，败精瘀血阻塞尿道，是否小便点滴不通？若败精瘀血成癃闭一点不通，会死！所以由此成点滴不通的是淋，不是癃闭。此原因应放入淋中。

景岳与《证治准绳》的说法，均为癃淋混称，与《内经》混称癃与淋一样。

肾督虚衰：高年阳气虚衰，精血亏耗，肾督不充，不能总督一身之阳，小便传送无力，也能引起癃闭。

【评讲】 这其中包括了寒气凝闭（阳偏衰），气坠（精力不充沛，气偏衰），这仍然为气化失常。

【总评讲】 将就其概说定义，其病因应是：大纲为二：气实与气虚；子目为三：气闭、气坠、气逆（详见病因1条【评讲】）。

辨证

癃闭的症状，主要为小便不通，点滴均无，腹胀满，隐隐作痛。

【评讲】 主要为小便不通，对！点滴均无，不致于此，闭甚会滴沥裤衩。腹胀满，对！隐隐作痛，形容不够，有的文献用"小腹急满"形容比此甚，对的！若气坠形成的会隐隐作痛，但胀亦甚；若热气壅闭或寒气凝闭及气逆形成的疼痛剧烈，痛不可忍！

一般多突然发作，

【评讲】 此说很好！与缓缓形成之淋有别！因气机扰乱发病才快，而有形之邪发病才缓之。

如稍延时日，往往小便不通而引起水肿、呕逆、气喘，昏冒等症，以致危殆，正如张景岳所说："水道不通，则上侵脾胃而为胀，外侵肌肉而为肿，泛及中焦则为呕，再攻上焦则为喘，数日不通，则奔迫难堪，必致危殆。"

【评讲】 "如稍延时日……以至危殆"，很好！其中水肿发展得慢一些。呕逆、昏冒，临床所见不少。

景岳所说的转归，符合事实，很好！

【又评讲】 上面这一段，关于癃闭的主要症状，发展趋势，转归均有。应特别记住！

小便不通，在病情上有寒热虚实的不同。

【评讲】 此应注意。

肺热的咽干烦躁，口渴欲饮，呼吸短促，苔薄黄，脉滑数。

【评讲】 肺热叙症偏于肺燥的多，会不会形成癃闭，很难说，或为举例，或为推论，供作参考。肺热气闭形成癃闭的有，若上焦气闭、呼吸奔迫，形成癃闭是肯定的。

属于脾虚的，多见体重身倦，懒于动作，脉来缓弱。

【评讲】　属于脾虚的，也只是提供参考。

属于气虚下坠，也有些类似现象。

若胸腹满闷，渴不欲饮，舌苔黄腻，脉滑者，属湿热蕴结。

【评讲】　属湿热蕴结，其机理可形成癃闭，不过，临床上形成淋多，形成癃闭少，若形成癃闭，比单纯热形成的严重，但可治。

属于下焦积热的，口渴不欲饮，少腹胀满特甚，股胫发热，大便不畅，

【评讲】　属于下焦积热，临床上有。少腹胀满特甚，股胫发热，确实如此。大便不畅也是事实。这偏于热方面。

若面见㿠白，神气怯弱，脉来沉细，为命门火衰。

【评讲】　此可以形成尿闭。不过，于临床所见嫌其描绘一般化，不够深刻。

至若少腹急胀，小便滴沥不畅，则为败精瘀血阻塞尿道所致。

【评讲】　按定义此为淋，非癃闭。若形成癃闭，一点不通，则非死不可。淋证原因属败精瘀血的多见，而以此形成癃闭的个人少见，放此仅供参考。

治法

上焦之气不化，属于肺经有热的，宜清肺热，用黄芩清肺饮[1]；

【评讲】　合理，可作参考。

如上源水竭而燥的，宜清肺而滋化源，以前方加天冬、麦冬、桑皮、杏仁、紫菀治之。

【评讲】　可作参考。

中焦之气不化，属于气虚有湿的，宜益气分利法，用春泽汤[2]。气虚下陷的，宜升提法补，用补中益气汤[3]。

【评讲】　此在临床上常用，且有效力。

下焦之气不化，属于命门火衰的，宜温补肾阳法，用金匮肾气丸[4]。

【评讲】　此有力量。

由于肾与膀胱俱热的，宜坚阴化气法，用滋肾通关丸[5]。

【评讲】　有理，很好！

其因血瘀于下的，宜破血祛瘀法，可用虎杖散[6]。

【评讲】　可供参考。

高年肾督虚衰，用温补肾阳法而不效的，宜助阳通窍法，可用香茸丸[7]。

【评讲】　用香茸丸值得参考，若于救急，麝香、鹿茸想得很好！此方很有

意义！

本病治疗，除内服药外，一般常可用探吐法及外敷法，用之得当，其效亦颇显著，

【评讲】 外治法不只是探吐，外敷，还有针灸，且效果很快！

兹特介绍于下：

探吐法，历来医家对于癃闭用这种方法的很多。朱丹溪说："吾以吐法通小便，譬如滴水之器，上窍闭则下窍无从泻通，必上窍开而下窍之水出焉。"其法用手指或鹅翎探吐，亦有先根据病情服药，服药后再探吐，吐时可以使患者气往上行，气上行则下焦通利。

【评讲】 探吐法此段很好！

探吐得朱丹溪对后世启发很大，凡用桔梗，用补中益气汤与探吐法意思一样，不过探吐反应较大。

由此得到启发，只升提即可以通降，故未必一定要用探吐。

临床上是否夹杂有痰水阻中上，必得吐法才能取效（因为气虚停水停痰很有可能），值得参考。

朱对探吐法的疗效机制解释很好。

总之，探吐法的意思是升提气机，不仅于癃闭中有用，而在其他病变中亦可用。我们用桔梗、用补中益气汤亦取法于此。

仲师说："上焦得通，津液得下"解释探吐法治癃闭的机理很合适，确须注意。

外敷法：

(1)用独瓣蒜头一枚，栀子三枚，盐少许，捣烂，摊纸贴脐上，良久即通；未通，涂阴囊上。

(2)用食盐半斤炒热，布包熨之。

(3)用活田螺一个，连壳捣为泥，入麝香少许，置脐上，蛤蜊合之，外用帛扎。

【评讲】 外敷法有的取效，有的不一定。

(2)法对寒气凝闭、气虚下坠、气逆的有效，但应除外热气壅闭。

(3)法应用过，但不这样麻烦，也不太灵。

补充内容

气闭：

应弄清楚热气壅闭与寒气凝闭，多病势突然。

癃闭首先应分辨寒热，热闭中有心移热、肝热、胆热等，举例不及，但寒热应分：

热——肝热下迫——见《溺血篇》中所附谢双湖医案。

寒——寒气凝闭——一军官妻，于秋末冬初早寒天气，性交后或忍尿，小便不得出，痛苦特甚，面色苍白，冷汗淋漓，手足厥冷，但又赤身露体，小腹不可近手，尿会点滴，不燥，初误会为脱证，脉沉细弦，以为阴寒直中腹痛，当时介绍一为黑锡丹，一为肉桂末，结果回到黑锡丹上。

这与上案（面红、唇红、口干、烦躁、胀痛欲死、脉弦细而数——白头翁汤）显示寒闭与热闭有明显的区别。

热闭——尿燥、赤、烙肉；而寒闭——尿不燥、不赤。

寒气凝闭会牵涉虚，但寒也有比较实的，故其包括虚实两部分。

气虚下坠：

此比较慢，胀有，痛不甚，小便也拉不出，但下腹部胀痛欲死，这往往牵涉肺气虚多。少气懒言、面色苍白、手足清凉、老年人多，青年人亦有，比较慢，亦要求通。

气机上逆：

此在临床上也不少见，这须依靠病史，为突然间发作，面色夹滞，人无多少病态。如无多少病态，这可以取嚏，或按摩少腹，热敷取效。

附带问题：

转胞证和胞痹证，这在《内经》上均有，研究癃闭对于上两证是一个问题。妇人转胞，《金匮》上描述为"妇人病，饮食如故，烦热不得卧，而反倚息者……此名转胞，不得溺也，以胞系了戾，故致此病。"仲师以为胞系了戾，其"了戾"的生理机制究竟如何？目前解释不了。胞系"下根于肾气，上及于心系"，故"了戾"应该为有形实质病变，若能反证，实在为一进步！

转胞证应放入寒气凝闭中。

妇人转胞未成癃闭只是急尿时，应分辨寒热，倘无热象或稍有一点，都可用金匮肾气丸，且效果比已成癃闭更著。

胞痹——膀胱麻痹是否同此呢？《内经》痹论篇："胞痹者，少腹膀胱，按之内痛，若沃以汤，涩于小便，上为清涕。"临床上很像。

胞痹证应放入寒气凝闭与气虚下坠中，其因为寒气，轻者热敷，内服热药则通之。

倘研究出转胞、胞痹为有形发病机制，所以痹是否为寒凝、气血不充，或因为湿及其他原因，这说明我们不仅有生理解剖，而且有病理解剖，这是一个问题。

二、五淋（附：浊）

【评讲】　癃与淋应区分，因为其有程度的不同，又因为淋的种类很多。文献分类大致为五淋，而五淋内容各有不同，有的还有冷淋（独立的！）、热淋也应为原因，而且比较多见，可以独立。本书确也包括了热淋；癃闭就不可分出这么几种。若有形物质阻塞窍道出现癃闭就比较困难，而淋的成因中有形物质形成的为多，故为指导临床方便，不能不区分开来谈。

病因

《金匮要略》论淋病的原因，是由热在下焦。

【评讲】　肯定说热在下焦形成的淋证占压倒的多数（占绝大多数），尽管有例外——冷淋，但热淋究竟是多数，无论《金匮》及临床所见均如此。

《诸病源候论》亦谓："诸淋者，由肾虚而膀胱热故也……肾虚则小便数，膀胱热则水下涩，数而且涩，则淋沥不宣，故谓之淋。"

【评讲】　此就原因、机制作了申述。

肾虚的"虚"，应从邪之所凑，其气必虚去理解。淋证有虚证，尤其气淋与冷淋，其他则为虚中夹实，而且是实多虚少，如膏淋、石淋、血淋然。临床治疗，还必须分析当前机转阶段，到底虚实各占多少。

肾虚则小便数——时时欲解，总有肾虚的成分，若为实，则应归咎于热，热势逼迫（有风、有热、有火）亦可致小便数。

膀胱热——水道即不通利，水下即涩，这应该有阻塞的原因在里面，以《内经·热论》为证："诸液混浊，皆属于热。"甚至会结成有形之物。

姚国美氏认为水煮可以成盐（就寒论，则以为水寒可以成冰）。

水下涩，可以有两点体会：一为小水不利，一为有阻塞的机制，其阻塞物究竟是什么东西？

此后，历代医家也各有发挥。如方右庵说："淋证其感不一，或房劳、厚味醇酒、忿怒所致。夫房劳者，阴虚火动也；忿怒者，气动生火也；醇酒厚味者，酿成湿热也。积热既久，热结下焦，所以小便淋沥作痛。"

【评讲】　方氏所举，除忿怒外，他如房劳、醇酒厚味为临床常见。

房劳成淋的，虽有纯为阴虚火动，但亦有败精瘀血的机制。

醇酒厚味成淋的，在临床上比比皆是，可见湿热成淋较其他因素，为特别多见。

纯为忿怒成淋的少见。

但本病初起，因多属热，而病延日久，亦可转为虚寒。

【评讲】　此层次说明好！冷淋有如此转归（津气两虚），然亦因秉体不同，初起即为虚寒者。

张景岳说："淋之初病，无不由乎热剧……淋久不止，及痛涩皆去，而膏液不已，淋则白浊者，此惟中气下陷及命门不固之证也。"对淋病的认识更臻全面。

【评讲】　张说指示淋证转归由热→冷，少见。但有此机理，临床上也有此事实，但也有初起就有虚寒者。

"膏液不已"为膏淋中事实，其他如石淋、血淋，液则有之，膏则未必。

"淋则白浊"，这是一个问题，见后述。

辨证

关于淋病的症状，《金匮要略》淋病篇说："淋之为病，小便如粟状，小腹弦急，痛引脐中。"

【评讲】　照作者意思，这几句话为淋病主症。

"小便如粟状"，注家有很多意见，作者以为，这为一般淋证所共有的主症，并非石淋、砂淋所独有，故为形容小便点滴如粟状，非形容小便中之夹杂物，个人同意这一意见。

小腹弦急——近代医学中缺少此类描述，若能体会，实在很好。

痛引脐中——此形容很好！这就是淋证主要现象。

自来注家，以小便如粟状，认为即后世所称之石淋。然石淋下细砂石，不当云如粟状。惟徐忠可以为"色白滴沥甚"与《诸病源候论》所说："其状小便出少、起数"，互相印证，则其为诸淋通有之症，自无疑义。

【评讲】　以小便如粟状，不必局限于砂淋、石淋，个人同意。然石淋下细砂石，不当云如粟状，也未必尽然。

"小腹弦急，痛引脐中"，即膀胱部挛急疼痛，此种现象，也为其他淋病所共有。

【评讲】　个人同意。

兹再将五淋各症，分述于后，以为辨证时之参考。

【评讲】　讲义所分五淋，患重复的少，还好！问题在于五淋之外，又添热淋是一重复，但热淋又较多。

石淋：小腹隐痛，小便难，黄赤，或浑浊，痛不可忍，尿中夹有砂石，出后稍松。

【评讲】　石淋，包括砂淋在内，很普遍。

此叙症好！稍补充一点，在"痛不可忍"之前，应加上"茎中砂涩"，此为男多见，而痛苦厉害也是男的。

"小腹隐痛"与癃闭小腹痛剧有程度不同，而且只尿时痛苦。

"痛不可忍"，为尿道砂涩所致，非小腹隐痛也。"出后稍松"，确乎如此。

气淋：有虚实之不同，实者气滞，少腹满痛，小便涩滞，常有余沥未尽。虚者少腹坠胀，逆注肛门，里急后重，逼切作痛。

【评讲】 此含混一些，不过可取它的虚实之辨。

"实者气滞，少腹满痛，小便涩滞"此描述还好。"常有余沥未尽"则不太好，如此，则与气虚"尿后遗沥"区别何在？

我们说"气利"（下利滑脱，大便随矢气而出——诃黎勒散证）很规矩，此说"气淋"，实则气滞，应有其他原因，此为湿热壅阻，气滞没有申述出来，故显得含混。

虚者一段，其言痛又与虚不合，而"逼切作痛"合上诸证，又为一气虚癃闭的叙症了。所以有的注家主张不采，因为无论热淋、石淋、膏淋等均有气滞机理，故前半段实者气滞补作为原因，于此还应分辨出其气滞属何因，其中到了气虚又与劳淋重复了。

要采只可采气虚淋——少腹略有坠胀，时时欲便（溺），溺出点滴无力，（纯尽气虚，尿可以清，但中气不足，亦有小便为之变，如米泔状），气虚淋痛苦不大，就是要解，另外还有少气懒言，面色㿠白等兼症。

血淋：溺中有血，疼痛满急，血色红紫，脉数有力，属实热。若病延日久，血色淡红，疼痛不甚，脉虚带数的，属血虚而热，宜养阴清热止血。

【评讲】 此在临床上也常见。此段描述均好。

"脉数有力"后应有"小便点滴，痛苦难忍"，还有"溺时自觉灼热"。既然淋证以热压倒一切，则此症为淋证（不只是血淋、砂石淋、膏淋等属湿热重者，只气虚淋、冷淋除外）的主症。

膏淋：小便脂腻如膏，溺时茎中涩痛；若缠绵日久，形体消瘦，溺时多不作痛，为肾虚精竭之象。

【评讲】 前段不错，进一步应分湿重、热重，或兼有虚。

后段仅作参考，因为其中有问题。

劳淋：遇劳即发，小便淋沥不绝，有脾劳肾劳之分，少腹坠胀，唇淡脉弱，属脾虚。若腰膝酸软，舌质淡红，脉见沉细，属肾虚。

【评讲】 对！脾虚包括了脾肺气虚。

气淋中的实者气滞，在热淋、石淋、膏淋中均有此机理，而其中到了气虚又与劳淋重复了。所以有的注家主张不采气淋。

补充：热淋常见于盛夏季节，奔迫于烈日之下，尿闭住，时时欲解，点滴灼热，甚至尿道涩滞作痛，更甚至点滴不出而成癃闭，还有口渴心烦面赤等暑热症状。

暑热淋于暑热很常见，硬有独立的，掌握益元散、导赤散、萆薢分清饮（湿偏重）确有效果。但以此立名而取消淋又是问题。

治法

本病初起多实证、热证；但久延不愈，或过服通利方药，也可出现虚证、寒证。实证，治宜宣通清利为主；虚证，则应顾及脾肾。兹按五淋治法，分述如下：

石淋：宜清其积热，涤去砂石，石韦散[8]、二神散[9]、琥珀散[10]，随证选用。并可用金钱草煎汤常服。

【评讲】　琥珀散，为已兼涉血分。

金钱草去湿热浊作用好！曾用此治好苏加诺而震惊世界，若用于肾结石效果就其次了，尤其有阴虚的，宜斟酌使用，否则因过分渗利伤阴，以至最后不得已还要滋肾助肾。

气淋：实证宜疏利，用沉香散[11]；若气虚者，则宜益气，可用补中益气汤[3]。

【评讲】　沉香散中之沉香理下焦之气，湿热之浊，甚至冷淋有所阻滞，用它理下焦有一定意义。

益气用补中益气汤对！

血淋：初起宜清热、凉血、止血，用导赤散[12]，或八正散[13]，甚则加犀角。久病虚者，宜养阴清热止血，用茜根散[14]，或小蓟饮子[15]。

【评讲】　导赤散中之生地可凉血，或八正散，甚则加犀角，加得好！

小蓟饮子中的小蓟能入血分行水。

膏淋：初病小便涩痛，属实，宜通淋化浊，用萆薢分清饮[16]，或八正散[13]。日久不痛，可从虚治，宜益肾固精，如菟丝子丸[17]、聚精丸[18]。

【评讲】　萆解分清饮用于砂石淋或小便混浊时有效。

菟丝子丸等用于膏淋中有时有效，应分辨虚的成分。

劳淋：脾虚，宜补中益气汤加车前、泽泻。肾虚，用金匮肾气丸[4]。

【评讲】　用金匮肾气丸是对的。

淋病治法，古有忌补、忌汗之说，因"气得补而愈胀，血得补而愈涩，热得补而愈盛。"《金匮要略》也指出："淋家不可发汗，发汗则必便血。"由此可知，汗法与补法，在治疗淋病过程中，是不宜轻易使用的。

【评讲】　古有忌补、忌汗之说，这对以热压倒一切的原因所形成的淋证是不错，然而老人患淋，犹可补之，暑热淋因外感诱因引起，用透汗法并不是坏事。

结语

瘾为小便不通，淋为小便淋沥涩痛。

【评讲】 这是对的。

瘾闭病因，主要为三焦气化失常，故其病与肺脾肾有密切关系。而淋证则由下焦结热所致。因此，治疗瘾闭，根据肺脾肾病变，辨证施治，不宜肆用通利方药。

【评讲】 瘾闭治疗，不宜肆用通利方药，因为瘾闭是壅闭而后停小便，责之于气机，如寒凝闭的，只可温通、温化为法；热气壅闭的清热；气坠的升提；气逆的调和。由此可以反证瘾闭其发病也骤，而且在气分多。若一味通利，则越利越瘾的多。

而淋证治法，古人有忌汗、忌补之说，故一般淋证初起都以宣通清利为主；病延日久，则宜用兼顾脾肾之法。

【评讲】 淋证以渗利为主，这是对的！

附：浊

浊病，是指尿道时流浊物而不疼痛的疾患而言。

【评讲】 "而不疼痛"是有问题的，这个问题是属于整个中医的问题。

首先从中医文献谈起，记载浊证界说很不清楚，这与疾病史分不开，与流行病史分不开，与此有关系的是梅毒。

梅毒是外来的，还是为我国民族所固有，倘属外来，又是几时来的，而且几时才记载清楚？

中医有膏淋、尿浊、滑精，"中气不足，小便为之变"的说法，而花柳病是不是在中医的浊证范围内？

就中医内科言浊证，浊有两个：

一为讲义所说："尿道时流浊物而不疼痛。"

一为"茎中如刀割火灼"，姚国美氏引此为主症作为鉴别，其原文是"马口时有秽物，如疮脓、目眵，淋沥不断，与便溺毫不相混，故便时茎中如刀割火灼而溺自清。"

肾有两窍，姚国美氏认为淋为尿窍病，浊为精窍病，淋浊分开这倒是无妨的，今天存在的问题是，关于浊证的概念非常模糊，从讲义所述的浊看来似乎与梅毒无关，而姚氏所引又似乎是一梅毒，不过，若以姚氏所述为鉴别诊断，则白淫、尿浊又完全与此无关。

讲义上的"浊"与姚氏所引的"浊"，应该说来同是中医的浊证，而其发病机制，鉴别诊断又在哪里呢？

讲义上的"浊"，是否为中气不足，小便为之变的"浊"呢？也不尽然。尿浊又是否为精窍病呢？

《内经》"诸液混浊，皆属于热"，此包括了淋、浊在内。若单独对浊而言，内经有："脾移热于肾，小腹烦冤而痛，赤白"，此非形容一般水液混浊，而为形容精窍有病的唯一的一条。

临证上可分赤白两种。排出物混有血液者为赤浊，不混血液者为白浊。

致病的原因，大约可分为二点：一为房劳过度，忍精不泄，而致败精流溢；一为过食肥甘，湿热下注所致。

在证候方面，流赤色秽浊之物者，乃心虚而热，宜益气清心，用清心莲子饮[19]；流白色秽浊物者，乃湿热内蕴，宜清利湿热，用治浊固本丸[20]，或萆解分清饮[16]；如见肾虚有寒，时下白浊，宜补肾固精温阳，可选用菟丝子丸[17]、聚精丸[18]、家韭子丸[21]。

补充内容

白浊——关乎脾肾湿热——白的精液时时流出　　湿热多——草薢分清饮
　　　　　　　　　　　　　　　　　　　　　　　　　虚——治浊固本丸

赤浊——与心脾有关——精液流出来时还带有血——清心莲子饮[19]、琥珀散[10]

白淫——脾肾不固，虚成分占多——专门泄精而稀——固摄，为菟丝子丸[17]、聚精丸[18]

尿浊——湿热渗于膀胱——小便如米泔——以萆解分清饮[16]为主，有虚象的仍可用补中益气汤[3]。

附方：

(1)黄芩清肺饮：黄芩　栀子　热服探吐之不应，加香豉。

(2)春泽汤：茯苓　白术　猪苓　泽泻　人参　桂枝

(3)补中益气汤：黄芪　白术　陈皮　升麻　柴胡　党参　炙甘草　当归身

(4)金匮肾气丸：六味地黄丸加附子　桂枝

(5)滋肾通关丸：知母　黄柏　肉桂

(6)虎杖散：虎杖草(如无，代以杜牛膝，加麝香一分调服)

(7)香茸丸：麝香　鹿茸　附子　苁蓉　熟地黄　破故纸　沉香　当归

(8)石韦散：石韦　冬葵子　木通　瞿麦　榆白皮　滑石　甘草

(9)二神散：海金沙　滑石　木通、麦冬、车前煎汤下。

（10）琥珀散：琥珀　滑石　萹蓄　郁金　当归　木通　木香　芦叶

（11）沉香散：沉香　石韦　滑石　当归　瞿麦　赤芍　冬葵子　白术　炙甘草　王不留行

（12）导赤散：生地　木通　甘草梢　竹叶

（13）八正散：萹蓄　木通　瞿麦　山栀　甘草　车前子　大黄　滑石

（14）茜根散：茜根　黄芩　阿胶珠　侧柏叶　生地黄　甘草

（15）小蓟饮子：小蓟　炒蒲黄　藕节　滑石　木通　生地　当归　甘草　栀子　竹叶

（16）萆解分清饮：萆解　石菖蒲　乌药　益智仁　茯苓　甘草梢　食盐

（17）菟丝子丸：菟丝子　茯苓　山药　莲肉　杞子

（18）聚精丸：黄鱼鳔胶　潼沙苑

（19）清心莲子饮：人参　黄芪　甘草　地骨皮　柴胡　黄芩　麦冬　赤苓　车前子　石莲肉　一方加远志、菖蒲。

（20）治浊固本丸：黄柏　黄连　茯苓　猪苓　半夏　砂仁　益智仁　甘草　莲须

（21）家韭子丸：鹿茸　牛膝　肉苁蓉　熟地　当归　菟丝子　巴戟天　炒杜仲　石斛　桂心　干姜　家韭子

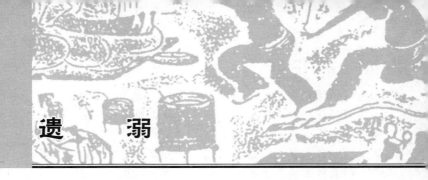

遗　溺

概说

　　遗溺是指小便不受意识控制自行排出的症状而言。有睡中自遗的，有频数不禁的，前者以童稚为多见，常于睡梦中溺出，醒而后觉，亦称遗尿、尿床；后者则多见于老人，无论夜间或白昼都可有小便频数不禁现象，亦称小便不禁。二者在症状上虽有所区别，而致病原因大致相同。

　　【评讲】　概说定义概括范围大，它包括了小便不禁，从中医说来，遗溺与小便不禁是应分开谈的。

　　讲义上说遗溺与小便不禁这两者机制大致相同，其实两者并不完全相同，即同中亦有异，这在作为预后诊断方面尤应注意！不得以小便不禁混称为遗尿，两者等同不得。

　　在临床上应问其是否有知觉？睡中自遗为不知觉，没有多大知觉，虚证遗尿呈习惯性，久久不已的，往往没有知觉；而小便不禁是完全有知觉的。

$$预后方面 —— 遗溺 \begin{cases} 有知觉的 —— 预后良好; \\ 没有知觉的 —— 预后困难, 但又非完全不良。 \end{cases}$$

　　遗溺辨证，最难莫过于中风了，其次是温病神昏，其实，倘若有知觉，都会有一种表示，这样就不能认之为肾绝或病危了。

　　至于续发于温病、中风，以及妇人产后疾患等的遗溺或小便不禁，则不在本篇讨论范围之内。

　　【评讲】　遗溺可以是一个疾病，也可以是一个症状描述。本讲义中所叙述的为疾病，不是症状描述，倘作症状描述，则内容大为缺乏，如此段所述除外的那几项。

　　另有症状遗溺，多有客邪刺激所致，如温病（热邪），中风（虚脱多，但倘有意识，仍不得以虚脱论之），妇人产后（伤尿泡）。当然也有正虚，温病，妇人产后仍有属于虚的，应该加以补充。而属于疾病者，则绝大多数是属于正虚。

病因

　　遗溺的成因，古人皆责之于虚。虚，是指有关泌溺方面的功能不及。

【评讲】 机制说明直截，成因包括了小便不禁，泌溺功能不及是对的！

《素问·宣明五气》篇说："膀胱……不约为遗溺。"说明小便的失禁，是由于膀胱的不约，而膀胱的不约，是因肺、脾、肾的功能不及。

【评讲】 此条经文解释遗溺的机理很好！

于此应补充《金匮》水气病篇："气转膀胱……实则失气，虚则遗溺。"

"而膀胱的不约，是因肺、脾、肾功能的不及"，其中大有文章焉。

盖肾司二便，与膀胱为表里，肾虚则不能约制其水液，致令小便失禁，正如《金匮要略》五脏风寒积聚篇所说："下焦竭，即遗溺失便。"而肺脾气虚不摄，亦能影响膀胱不藏，尤在泾说："肺脾气虚，不能约束水道而病不禁者，金匮所谓上虚不能制下者也。"这说明肺脾或肾虚弱，都能导致膀胱失却其应有的约束作用，发生遗尿或小便不禁。

【评讲】 尤在泾解释得不好！

肺为水之上源，肺主气，气虚，水不能收摄，不能周运。

又脾属土，土能克水（此为生理状态，只克之太过，才为病理状态）。若脾虚，土不能制水，水则泛滥横溢，收摄不住。

此外，遗尿有因于小儿从幼不加检束，形成习惯的，亦为临证所常见。

【评讲】 这里应补充：大人尿床以为从幼不加检束，中医不能同意！因为这关乎临床病因，这与习惯性便秘是有原因，因而能治疗一样，决不可用习惯性来忽视辨证治疗。

恶劣习惯造成的，有轻车熟道，下意识，不等发觉即遗，但见得少数。

小儿遗溺，尤其是在八岁以前，看其形成是不知道，其实是知道的。这其中有：一为顽皮（梦魂不安）；一为娇惯；一为不能报尿。这都不能算是病理状态，而应认为是生理状态。若超过十六岁，用尽千方百计，犹不能控制，无知觉的，才算是病理状态，但总的说来，这仍然是可治的，因为其机制很清楚——肾虚不能制水。

辨证

遗溺的主症，是小便不能控制，频溺，或滴沥不禁。

【评讲】 "滴沥"二字有语病！因为其中包括癃闭滴沥与尿后遗沥，且尿后遗沥与此混淆，问题倒还不大，因为同为肾虚。若癃闭与此混淆，治疗差别就悬殊很大，故应改为"不能自禁。"

频尿放在小便不禁里好些。

肾虚的，有头晕腰酸，或大便溏薄，脉象细小或微弱；

【评讲】 上面的佐证，只能看作举例而已。

十六岁以后的遗溺者，伴随症状很少，并不出现如书所列的肾虚那些症状，可有些未必尽有，否则，倘以此辨证，则有"刻舟求剑"之虞。

肺脾气虚的，劳顿则不禁益甚，神疲肢倦，脉多虚软。

【评讲】　此解释为小便不禁恰当，其症状为必然会出现。

童年遗尿往往除主症外，很少伴有其他症状。

【评讲】　童年遗尿没有伴随症状，这不可认为是病理状态，不过遗尿完全没有伴随症状的也有。

一个人从小到大都不能控制小便，其他症状很少，临床上如何摸索辨证？这可从四诊中望、切、问及病史中求之，首先应辨明有无知觉？再做除外，然后看其是否有其他客邪存在，如六淫中风、寒、热三种是否有？用药时则针对客邪。

倘有风——应见头晕，心跳，口渴，善饥，磨牙，手足抽，此时可用？

有虚寒、寒——略有知觉，虚寒水不化气，积尿多等不得发觉，面色㿠白，手足清冷，腰痛是否怕冷，小肚子冷，经常要以衣被保护，此时应用温化药治疗。

有虚热、热——梦尿即遗尿，甚至有性欲旺盛，但早泄特甚，或有眼发蒙、作干，烦躁不安，坐立不是，此为虚热扰乱，虽应用肾药，但应少用温药，这有明显知觉，只是因为轻车熟道来不及。

这样在治疗时可兼带治风、治寒、治热。

内伤方面到底是否为纯属肾虚，或兼带脾虚（或脾肾虚，这更多见！）或为肺虚（此于小便不禁多见。）

脾虚——面色萎黄，甚则浮肿，肌肤疏松，食欲不好，有兼大便溏或正常的，脉象虚软，这种例子很少！

肺虚——面色苍白或薄白，易感冒，小便频数，这也少见。

这样一来，处方就比较精确了。

治法

遗溺的发病原因，是基于虚，故从《内经》说："虚则遗溺。"

【评讲】　基于虚是对的，是肯定的。

《灵枢》中有遗溺则补之的话。

因此，对遗溺的治疗，应以培补为主，虚在肾，宜固涩益肾，可用桑螵蛸散[1]、缩泉丸[2]。

【评讲】　桑螵蛸散有些效，完全用此方在临床上并不多。

桑螵蛸有力，较覆盆子为好。而且不仅治遗溺好，就是对脾肾虚的白带也有效果；龙骨对安定神经有用；龟板应视情况而定，牡蛎可用。

缩泉丸在中医院试验过，有疗效。

益智仁与肉桂比较：同能入肾，祛肾寒。但益智仁为温固药，而肉桂温肾化肾气，不能固，有寒象，用肉桂兼化气，无寒象用益智仁好。乌药能调整下面气机。

若阳气不足，宜温摄下元，如巩堤丸⁽³⁾、桂枝加龙骨牡蛎汤⁽⁴⁾，随证选用。

【评讲】 巩堤丸在文献中选用得多，很合理！为脾肾双补法。其中特别是菟丝子、五味子、补骨脂、韭子。（在临床上应特别注意有效方药！）五味子具酸涩之性，能安神纳肾气，方见都气丸中。韭子温性固精，兼入血分，补骨脂能强肾。

桂枝加龙骨牡蛎汤于遗尿中，除非有心跳等用它来安定神经外，而用于一般遗尿则把握不大。

虚在脾肺，宜益气举陷，用补中益气汤⁽⁵⁾或固脬汤⁽⁶⁾加减。

【评讲】 补中益气汤于遗尿中尤其于脾肺气虚很合理。

明确诊断为脾肺气虚，可用升麻、柴胡于小便不禁有很大的疗效，甚至起决定性作用。对于脾肺气虚，顽固性遗尿者，用补中益气汤再参考其他药有效。

固脬汤合理。

姚国美《诊断治疗学》中治产后伤胞，顽固性遗尿，肾虚不摄，且有血分症状，用补脬饮，方组如下：

生黄丝绢（一尺，剪碎） 白牡丹根皮（千叶者） 白及各一钱 上药为末，水煮至绢饧，空心顿服，服时不得作声，作声即不效。

个人于上方不仅用于治遗尿，就在肾脏炎中也用，不过改黄绢为黄茧。

结语

遗溺是包括小便不禁与遗尿二症，它的致病原因，是由于肾之虚衰或脾肺气虚，累及膀胱不能约束所致，故益肾固涩、温摄下元、补中益气是为治疗本病的基本大法。但肺脾肾之间，每多相互影响，故临证上常视患者的具体情况而综合应用，例如肺肾两虚，当以益气与滋肾并进，故张景岳说："水虽制于肾，而肾上连肺；若肺气无权，则肾水终不能摄。"

【评讲】 肾阳——益气与温化并进。

肾阴——滋肾与补脬并进。

景岳说："肾上连肺。"这在生克制化中说了，其中是否有通路，是一个问题。经脉通路有找的必要。在遗尿中，临床印象为肾决定肺多，而张说肺决定肾，应该探讨一下。

遗尿虽以童稚为多，但成年患者亦为临证所常见，大都是儿童时期失于检束，养成习惯，以至缠绵难愈。对于这种病例，在药物治疗外，可配合针灸治疗。

附方

(1)桑螵蛸散：桑螵蛸　龟板　龙骨　人参　茯苓神　菖蒲　远志　当归

(2)缩泉丸：益智仁　乌药　怀山药和丸。

(3)巩堤丸：熟地　菟丝子　五味子　益智仁　补骨脂　附子　白术　茯苓　韭子　怀山药和丸。

(4)桂枝加龙骨牡蛎汤：桂枝　芍药　甘草　生姜　大枣　龙骨　牡蛎

(5)补中益气汤：黄芪　白术　陈皮　升麻　柴胡　党参　炙甘草　当归身

(6)固脬汤：黄芪　潼沙苑　桑螵蛸　黄肉　当归　茯神　益母子　白芍　升麻　羊脬

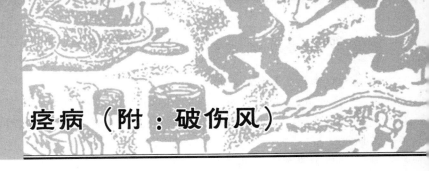

痉病（附：破伤风）

概说

痉病，系以项背强急，甚至角弓反张为主症。

【评讲】 主症叙述得对！或专现强直、拘急而不反张。

至于感邪发痉，在表为风寒湿壅滞于经络，自《内经》指出了风和湿，以后，《金匮要略》不但认为风寒湿之邪，可以合而为痉，且进一步认识到津液耗伤，能使筋脉失其濡养，更易发痉，所以指出"太阳病，发汗太多，因致痉""疮家虽身疼痛，不可发汗，汗出则痉""夫风病，下之则痉，复发汗，必拘急"等。

【评讲】 原发证就有此病，详见《金匮》、《伤寒论》太阳篇。

《内经》指出风和湿系指病机十九条的"诸痉项强，皆属于湿；诸暴强直，皆属于风。"

痉病与痉厥分不开。

有人以为太阳病之刚痉、柔痉非正式的痉病，但是在《内经》中就有太阳戴眼反折的机理记载。正痉不一定为阳明病的痉证。

痉证以六淫概括力大，痉病为一个大的证候。

六淫何以发痉？病因何以限于风、寒、湿、热、津伤、血伤会发痉？燥伤又何尝不会发痉？

仲师告诫疮家不可发汗，否则发痉，以及产后发痉，说明伤血易发痉，不仅是津液耗伤。

一般的说，里热盛，便闭，邪无出路，走窜经脉；或亡血过多，阴枯液耗，筋失所养，皆能发生痉病。

【评讲】 里热盛——湿温伤阴发痉；风温发痉；阳明实热发痉；亡血——产后发痉。

病因

痉的原因，可分外感、实热和阴血亏耗三个类型。

1. 外感发痉 《内经·至真要大论》篇指出："诸痉项强，皆属于湿；诸暴强直，皆属于风。"《金匮要略》痉病原文都冠有太阳病三字。这些都是说明邪从外来，壅滞筋脉，发为痉病。

【评讲】　此是否为风、寒、湿杂至而为痉？为什么又不杂至为痹呢？若分风痉、寒痉、湿痉，其侧重于何处呢？另外，外来又何以发痉呢？可参考《金匮》。

2. 热甚发痉　热甚发痉，广义言之，应该是包括各种热病发痉在内的。《金匮要略》用大承气汤所治的痉病，乃指阳明实热，消烁津液所致。他如血虚发热，热势鸱张，内伤阴分，甚至火盛动风，则非大承气所能胜任，应在阴虚火盛中求之。

【评讲】　大承气汤为对实热，但不能因看到大承气汤而就言实热，大承气汤证仍有内伤阴分的因素，因为它是急下存阴的手段。

热甚发痉侧重热甚。

应用大承气要善于区别气分与血分，倘热盛气分偏多血分少，急下存阴非大承气泄其气分热不可；若气分少血分多，就不可用大承气，而应从温病法中求之。

他如血虚发热一段，有问题。

3. 阴血亏损　凡误汗误下，都能使津血耗亡而发痉。它的机理，是津血耗亡，筋脉失于濡养，与外感的邪阻筋脉而强急，是有不同的。

【评讲】　此条所叙，对绝大多数来说是对的。(伤阴条件为诱因，首先存在)。

临床上也有发展太急，突作而不经过误汗、误下的。

此外，小儿科的"卒中""卒发"有可能不必经过误汗、误下。

辨证

1. 外感发痉　风寒湿邪壅滞于太阳经者，以项背强、恶寒发热、头痛为主症，苔白腻，脉紧弦；若汗出而津液不足，脉象可见沉迟。

【评讲】　参考《金匮》栝蒌桂枝汤证条文："太阳病，其证备，身体强几几然，脉反沉迟，此为痉。"

脉紧弦：夫痉脉按之紧如弦，紧非痉脉，为"急有如弓弦"，故弦倒为痉脉。刚痉、柔痉，并不一定具有紧弦，往往均有弦脉，这在读古典文献时要注意。

舌白腻：腻是扣湿字而来，其实临床事实不一定为白腻，而为白而润不干，顶多白而根紧似粗。

2. 热甚发痉　阳明实证，症见胸闷，口噤，卧不着席，脚挛急，必龂齿，大便闭结，小便短赤，苔黄腻，或糙黄，脉象沉弦有力。

【评讲】　此为一般所说的正痉。阳明可以发痉。

胸闷——为胸高气粗；卧不着席——为角弓发张的描绘；䶘齿——为磨牙。大便闭结多，然便溏垢腻臭味亦乎有。小便短倒不一定，因为大便闭结了，挟湿的可能短。若光热极伤阴，不挟湿，形成尿短，那预后很不好。而"小便利者才可治"。

苔腻也不一定，挟湿的可见。热重黄厚或糙黄（津液受伤厉害）。

脉象亦有弦而鼓指的。热极伤阴，病入厥阴，亦有此脉象。

3. 阴血亏耗　一为亡血之后，症见项背拘强，眩晕自汗，少寐神疲，并见热象；一为燥热伤阴，阴血亏耗，血燥生风，肢体强急，烦躁不安，舌光绛而干，脉细弦而数。

【评讲】　产后亡血发痉，往往在产褥热时，或以外感为诱因而发热，或风热、风寒、风湿侵入阴分，或风温发痉，热极伤阴，就有热象。

【总评讲】　总之，本讲义所提三个，在外感中外寒、外风、外湿，风寒湿甚至风热（此于小儿科中）都可以发痉。

热甚发痉也有伤阴伤血的基础，但也有纯热甚发痉的。

阴血亏耗仅为其侧重，并无热象难说。

治法

风寒湿壅滞经络的，宜祛风燥湿，用羌活胜湿汤(1)；如发热、恶寒、无汗、项背强急，宜解肌发汗，用葛根汤(2)；如发热、汗出、不恶寒，项背强几几然，宜和营生津，用栝蒌桂枝汤(3)。

【评讲】　有汗——栝蒌桂枝汤；无汗——葛根汤。

栝蒌桂枝汤一方面去风湿，另一方面是照顾津液。

由于阳明实热的，宜泄热存阴，用大承气汤(4)加减。

由于阴血亏耗，并无热证，宜气血双补，用人参养荣汤(5)。倘属燥热伤阴，血燥生风的，宜养阴熄风，用大定风珠(6)。

结语

本篇所讨论的痉病，除了由于风寒湿壅滞筋脉之外，必须认识到《金匮要略》对痉病的治疗，在祛邪方中，以滋养津液为主的重要意义。

【评讲】　此说明即使外感发病，也要考虑津液内伤的影响。

痉病，个人以为应包括小儿急、慢惊风，慢脾风等。

补充内容

脑膜炎即中医之痉证，现将其主症、病因、辨证、治疗分述于下：

主症——身热，颈项强急，背反张或头动摇，或口噤，脚挛急，或手足瘛疯，甚则神识昏迷。

病因

急性——多因津血素亏，风邪挟热（挟寒、挟湿者则为少数）而暴发。亦有因风温、湿温、产后麻疹，伤及津血而骤转痉者，挟风痰者，小儿中亦不鲜见。

慢性——多因脾虚肝旺，久泻伤脾，肝经虚风得以窃作，或挟痰涎阻闭，更有本属脾虚肝旺而呈阴阳错杂者。

辨证

急性——多现面红、目赤、舌粗（或黄或黑，但质必红）、唇红，便多闭结、或泄泻垢腻秽臭，其色为深黄、酱黑或墨绿，强急瘛疭，必特别有力，热必壮盛，脉多弦数或洪大有力。总之，现一派阳热之象。

慢性——多现面青、目青、唇舌俱淡，大便泄泻、色淡黄或淡青，强急瘛疭，俱觉无力，挟痰者，往往胸高气逼，或喉间有痰声，热必不盛，脉多不数而缓，或沉细无力。总之，现一派阴寒之象。

（其中虚的有虚至大便泄泻，面色淡黄如柿，手足清冷，属慢脾风之类，此则重脾虚，气血虚，于小儿不少；虚的还有属慢惊风之类，其夹虚而仍有邪）。

阴阳错杂——每多寒热互见，面色时青时红，手足厥冷，脉证多现阴寒之象，但稍挟心烦、不寐等热症。

治法

急性 ⎧ 气分偏多 —— 以竹叶、石膏、知母、洋参、石决明、胆草、玄明粉、牛黄丸为主

⎩ 血分偏多 —— 以生地、玄参、石斛、羚羊角、犀角、紫雪丹、牛黄丸为主；石决明、玄明粉亦可参用

经验介绍：重用玄明粉，以代犀、羚之咸寒；
　　　　　　重用石决明、钩藤、胆草以泄气分之热。

慢性 ⎧ 救脾为主 —— 用乌蝎四君子（不用乌头，一说为制川乌，而用胆星白附子亦可），小儿回春丹及钩藤之类

⎩ 熄风 ——①

阴阳错杂——用乌梅丸加减。

另附单方：白矾研末吹入鼻内，病在左侧，吹入右鼻孔，右侧则左取，左右皆患，则吹入两孔，片刻出鼻涕随下血水而愈，其机理为白矾搐鼻开窍而兼

除湿，用于早期有效，可推广。

附：破伤风

破伤风系由破伤之处，中于风邪而引起发痉，故巢氏《诸病源候论》中称为"金疮痉"。在发痉之时，症状与痉病相似，但其发病因素，则各有不同。如破伤风是由损伤之处，中于风邪而发病；痉病是在各种疾病过程中出现的。

破伤风的主要症状是颈项强急，四肢抽搐，角弓反张，频频发作，面现苦笑；若邪毒归心，可见恶心、呕吐，其伤处不甚红肿，创口起白痂，流出污黑之水。

【评讲】 面现苦笑，疮口流污黑水，此为突出症状。其机理为心主血，而邪入犯心，使心志喜现笑。

小儿脐风列入破伤风仍可以，甚至疯狗咬伤也有此种现象。

症状突出处为在中毒现象，其症状偏虚少。

恶心呕吐，痉证有，这可用风热上逆去理解，此则为中毒，邪毒攻心。

在治疗上，初起宜用解邪清毒法，用玉真散[7]，或木萸汤[8]加减。若出现角弓反张，频频抽搐的，用解毒除痉法，以五虎追风散[9]为主方。痉挛停止，病有转机时，则以养血调理为主，用当归地黄汤[10]。

【评讲】 治疗突出处，为祛风毒。

肝藏血，风气通于肝，故外科多用白芷、防风、荆芥。

附方

(1)羌活胜湿汤：羌活　独活　川芎　蔓荆子　甘草　防风　藁本

(2)葛根汤：葛根　麻黄　桂枝　芍药　甘草　生姜　大枣

(3)栝蒌桂枝汤：栝蒌根　桂枝　芍药　甘草　生姜　大枣

(4)大承气汤：大黄　厚朴　枳实　芒硝

(5)人参养荣汤：人参　黄芪　白术　当归　炙草　桂心　陈皮　熟地　五味子　茯苓　远志　白芍　枣　姜

(6)大定风珠：生白芍　阿胶　生龟板　干地黄　麻仁　五味子　牡蛎　麦门冬　炙甘草　鸡子黄　生鳖甲

(7)玉真散：防风　南星　白芷　天麻　羌活　白附子　蝉衣

(8)木萸汤：川木瓜　吴萸　防风　全蝎　蝉衣　天麻　僵虫　胆星　藁本　桂枝　白蒺藜　朱砂　雄黄　猪胆汁

加减法：破伤风已知初兆，去雄黄、朱砂、白蒺藜，加荆芥、白芷、细辛、羌活。毒已入里，发痉甚者，去蝉衣、桂枝，加蜈蚣、巴豆霜。痰涎壅盛，可加麝香、天竺黄。体虚可加当归、川芎、黄芪、白芍。小儿再加真珠粉，钩藤。

(9)五虎追风散：蝉衣　南星　天麻　全蝎　僵虫

(10)当归地黄汤：当归　地黄　白芍　川芎　防风　白芷　藁本　细辛

注：

①原件方剂脱失。

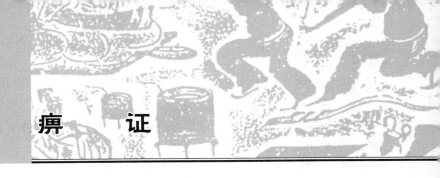

痹 证

概说

痹者闭也，是阻塞不通的意思。痹证，是指外邪侵袭，痹阻于络脉，引起肌肉关节疼痛、肿大、重着的一类疾患。

【评讲】 外邪主要是风寒湿，其中又有挟热、挟痰，甚至还有挟瘀血。

关节痛多（筋）；肌肉痛（脉）；关节肿大——白虎历节风。

痹证在《内经》里论述很多，根据其发病原因及见证，分行痹、痛痹、着痹。又以其发病季节与邪客部位以及症状上的差异，分筋痹、骨痹、肌痹、脉痹、皮痹、众痹等，这一分法，实际上仍属于三痹范围，正如《金匮翼》所说："《内经》论痹，又有骨、筋、脉、肌、皮五痹。大率风寒湿所谓三痹之病，又以所遇之时，所客之处而命其名，非此行痹、痛痹、着痹之外，又别有骨痹、筋痹、脉痹、肌痹、皮痹也。"

【评讲】《内经》谈痹很多，不过有时与痿痹、痹厥在一起谈。

众痹即周痹，为周身麻痹。

痛、行、着痹系由病势而分，而病所所分的五痹虽包括在三痹内，但也因其有各自的特点，故还有论述的必要。

除上述三痹外，《内经》又谈到痹热，它说："其热者，阳气多，阴气少，病气胜，阳遭阴，故为痹热。"此种痹证，后世称为热痹。与风、寒、湿三痹，同为本病的大纲。

【评讲】 热痹机制有二：一为风寒湿闭热；一为风寒湿化热。

至于《金匮要略》所论历节风，即行痹、痛痹之属，后世称为白虎历节风，又名痛风，今与三痹一并讨论。

【评讲】 所提三痹、五痹名称，可惜不太切合实用，应该重点申述为常见病名，例如历节风（痛风）比痹还通俗易懂。

历节风有痛、行、着三种，故与三痹同一，而无须分别讨论。

病因

1. 风寒湿痹 《素问·痹论》说："风寒湿三气杂至，合而为痹也。"又说："食饮居处，为其病本也。"可知本病是由于饮食饥饱失调，或居处潮湿，或触冒风雨，减弱了人体的抗病能力，从而风寒湿邪，得以乘虚侵袭，痹阻于络脉，气血运行受阻，发生风寒湿痹。

【评讲】 风寒湿三气杂至而为痹，实为主要，为痹的指导思想。

居处地方潮湿，如北方人到南方来，往往易得。

《伤寒论》中的汗出入水中浴，风湿相搏，也申述了此方面的机理。

2. 热痹 热痹的致病原因，大致可以分为下列两个方面：

(1)经络蓄热，风寒外束：《金匮翼》说："热痹者，闭热于内也……脏腑经络，先有蓄热，而复遇风寒湿气客之，热为寒郁，气不得通，久之寒亦化热，则㾦痹熻然而闷也。"说明热痹是由于热蕴于内再感外邪壅阻络脉所致。一般多突然发作，故病势较急。

【评讲】 不光为风寒闭住，还有湿滞在里面。

气不通亦复血不行之义，气有余便是火，血不行郁也化热。

一般说来，热性急骤，故发作起来是要急，但此突然发作，只在表现热势时方是，与一般急性传染病突然发作仍有别。

(2)风寒湿邪，郁而化热：风寒湿蕴郁于肌肤、脉络之间，日久寒渐化热，湿郁化火，发生热痹。《类证治裁》所说："初因寒湿风郁痹阴分，久则化热攻痛。"

【评讲】 此叙述得很好。

综上所述，痹证的发生，是由于外邪侵袭，壅阻于血脉经络之间，络道不通，气血运行受阻，因而发生痹痛，日久不已可以产生痰浊瘀血，从而延长本病的病程。

【评讲】 此说得很好！——提出了痰浊与瘀血（病理产物致病因素）。

只有从风寒湿杂至，还认识到会深入血分而有瘀血等因，这样指导临床才有更大的意义。

若病至瘦削，关节肿大，痛苦欲死，不仅病程延长，而且难治。不过，风痰流注还是可以治好的。

辨证

本病的主症，是肌肉关节疼痛、肿大、重着，或局部红肿灼热，日久不愈，可能发生肢体拘挛，或关节变形。至其发病情况，有突然发作的，也有缓慢进行的。

【评讲】 主症为风寒湿或风寒湿郁热均有。

局部现症则为热痹的突出表现之一。

风寒湿痹与热痹的转归均可关节变形，而病至关节变形，每每难愈。

其发作多缓慢进行，但也有突作的。

为了便于临证分析，仍分风寒湿痹与热痹二类。

1. 风寒湿痹　风寒湿痹是由于风寒湿邪杂至而成，而这三种邪气的感受，有偏重偏轻的不同，因此又可以分为三种类型，亦即《内经》所说："其风气胜者为行痹，寒气胜者为痛痹，湿气胜者为着痹。"

【评讲】　风寒湿中以湿为主，因为"无湿不成痹"，故多带固着性，与中风别此。

喻嘉言认为"肾着"（腰重如带五千钱）也为痹证，认识正确！

兹将三痹各个主要症状，简述于下：

行痹——以肢体痠痛、痛无定处，或历节走注为主症；有时也有寒热，舌苔薄腻，脉浮。

【评讲】　此往往见于上肢或下肢，但左右有所偏重，或左手右脚等。

临床表现为历节走注为主症，痛无定处为便于统括五痹而言，而若以历节走注为主症则不可统括。

有时有寒热（其多见于《伤寒论》条文中），看其侵犯营卫成分多或少，或直接入筋脉。前者有一度恶寒发热，倘在这一阶段治好，不失表从外解，则风寒湿就不至于流入络脉而为痹，后者直接入筋脉则无寒热。

舌苔在行痹中出现腻苔较少，腻为浊、厚、润三者总合，而行痹风气胜者，为白而润，或白而不干。

脉浮——一般均如此说，风寒湿外受或风气胜时一般如此，但临床上如无寒热的，则脉不浮亦不沉，而为脉软。

痛痹——以关节疼痛，得热则舒，遇冷更剧为主症；局部皮色不红，触之不热，舌苔白，脉浮紧。

【评讲】　此着重寒而言，甚至自觉关节冷而怕风。

痛脉多弦，寒为紧，甚至沉紧。

着痹——以肌肤麻木不仁，肢体关节着重、肿痛，病处固定不移为主症；久则关节变形，或肌肉瘦减，脉象浮缓。

【评讲】　脉象沉反多，浮少，除非关节肿痛，急性发作，热象见时倒可以出现浮脉，其他则不多见。若牵涉血分，可见沉细涩。

【总评讲】　痹的具体内容就是麻木，麻而不木的（属血虚有风），不好包括在痹证内，热痹也具有上述三种痹的特征。

2. 热痹　多见关节红肿热痛，得冷则舒，身热微恶风，苔黄，脉滑数，甚则壮热口渴，烦闷不安，关节红肿灼热，痛不可近，苔转黄糙，舌质见绛，脉弦大而数。若但见下肢肿痛，小溲热赤，舌苔黄腻，脉见濡数的，则为湿热下注脉络。

【评讲】　其突出症状为红肿热痛，得冷则舒。

急发时脉可见滑数有力；苔转黄糙，厉害时还有剥脱的。

上述症状多为着痹（顽固而重）。

痹证初起，正气未衰，都属实证，在肌肤者，病浅易愈；在筋骨者，较为难治。若病久则气血虚衰，营卫枯涩，肌肉失养，发生肌肉瘦减，手足无力；或肝肾两亏，筋骨枯槁，因而肢节拘挛，艰于行动，甚则骨节蹉跌，致成残废。如侵及内脏，则为正虚病重，预后不良。又本病每因天阴霉季，或遇冷受湿，辄易复发。

【评讲】　初起都属实证，很难说！初起有正虚併发的，如行痹，一般临床印象为血虚挟有风湿，治疗时血虚不可忽略，但决不能以补为主（痹者闭也，气血不能运行），须"通"，此为治疗原则。还有肌痹属气虚挟有风湿的，但较少。

临床上见痹着厉害，寒凝厉害，必须用热药，甚至如乌附，温而通之！故治疗痹证，越虚实夹杂，越顽固，而越要辛温通窜，否则只能隔靴搔痒。

痹证中（其他病亦然），有因虚致病，也有因病致虚，治病时必求其本。

痹证中因病致虚表现很明显，气血不能运行，旧者不去，新者不得生，因此产生虚象，此虚与一般因病致虚情况不同，而是虚实夹杂，以实为主，虚实夹杂至极，多预后不良，因为此时邪正已混为一家。

治法

本病的发病原因，是基于外邪侵袭，痹阻经络，因此对痹证的治疗，应以去邪通络为法。

【评讲】　治法——去邪通络——对！

但在临证应用时，宜体会仲景之说："风湿相搏，一身尽疼痛，法当汗出而解，值天阴雨不止，医云：此可发汗，汗之，病不愈者，何也？答曰：发其汗，汗大出者，但风气去，湿气在，是故不愈也。若治风湿者，发其汗，但微微似欲出汗者，风湿俱去也。"确是精要之论。

【评讲】　仲师此说，不仅适用于痹证，就是对一切湿证作为治疗指导原则都很宝贵！发汗过急，风去，而湿气存于经脉之间，来不及去，故只风去而湿在。若微微发汗，风湿才可全去（湿性濡滞，顺其自然之理）。

此中有常例，亦有变例

风寒湿痹的治疗，应根据风寒湿邪的偏重偏轻适当地运用祛风、散寒、除湿等相结合的方法。

如风胜的行痹，以祛风为主，佐以散寒除湿，用防风汤[1]。

寒胜的痛痹，以散寒为主，佐以祛风除湿，用乌头汤[2]。

湿胜的着痹，以除湿为主，佐以祛风散寒，用薏苡仁汤[3]。

日久气血虚弱，或肝肾不足，宜参用培补气血，滋养肝肾之法，如黄芪桂枝五物汤(4)或三痹汤(5)。

若病久而疼痛屡发不愈，必有痰浊瘀血阻于络道，应予化痰祛瘀，如南星、半夏、白芥子、桃仁、红花等。甚则并用虫类之药，以搜剔络道，如蜈蚣、全蝎、山甲、蜂房之类，以及芳香透络如麝香等，或用大、小活络丹(6)(7)、麝香丸(8)等丸药吞服。

【评讲】 对于、痛、着三痹的主方，在临床上确有效，但不可拘泥。

如痹证侵犯血分多，宜行血破瘀活络，如山甲、蜂房、蜈蚣、全蝎应注意用。

风寒湿邪只要一入筋骨就演成慢性，对于慢性就应用缓慢的方法如丸剂之类，因为丸者缓也。

热痹的治疗，轻则疏风清热，桂枝白虎汤(9)或桂枝芍药知母汤(10)加减，重则凉血解毒，千金犀角散(11)为主。津液不足的，佐以甘寒生津。至于湿热下注，当清热化湿，用二妙丸(12)。

【评讲】 顽固性热痹，变节性关节炎，个人难以治愈。

桂枝芍药知母汤用过，效果不大。二妙丸为湿热两治方法而已。

结语

痹证是由于风寒湿邪乘虚侵袭，痹阻脉络所致，它的主症是肌肉关节疼痛、肿大、重着，或红肿灼热。发病原因与气候变化、生活环境以及个人体质有密切的关系。

在治疗方面以祛除外邪，疏通脉络为原则。风寒湿痹采取祛风、散寒、除湿相结合的方法，并按风寒湿邪的偏胜，分别主次，进行治疗。对病久体虚者，更应注意培补气血，滋养肝肾，病久不愈，疼痛屡发，应予化痰破瘀，甚则虫类搜刮，芳香透络，亦可酌用。对于热痹，当分别病势轻重，应用疏风清热解毒等方法，如热甚伤津耗液者，参以生津养阴。

【评讲】 对杂病方的研究，要看《外台》、《千金》、《肘后》、《巢源》。

湿证养阴——此燥比热燥难治，否则便不得其长而独得其短。

补充内容

一、发病机理方面

痹证痛是以寒气多，寒性凝敛，营卫运行不畅，不通则痛。凡受风寒湿邪侵袭，使气机运行不畅，风引邪而中于脉络，深则凝固久，相争外为剧烈性疼痛——营卫凝涩，气闭不通，相争而痛。

热则混浊，蒸变湿气，营血化浊，热性急迫，痛也厉害。

着痹不太痛，因为其湿偏重，阻滞气机比较缓，气机不如前者那样悍利，而相争力小，闭住力大，所以为不仁，而不痛。

寒湿成燥，闭着以致旧不去，新不得生，故成燥象，湿胜可化，热胜化就更多。

二、五 痹

依邪侵犯部位而分。

皮痹：邪袭皮毛，搔如隔布，或隐疹风疮。治疗时使用皮药会发生一点作用，如五皮饮之类。

肉痹：邪着肌肉，浑身麻木，身体沉重，湿偏胜有关节肿大，治疗时结合脾胃，还要比较走表，如桂枝、苡仁、红枣之类调补，又黄芪、白术、茯苓等多用脾胃药。

又肉痹，脉虚弱，微肿，恶风，防己黄芪汤，防己茯苓汤（防己、黄芪、桂枝、茯苓、甘草）很好！（可助气祛湿）。

脉痹：邪入于脉，一身尽痛，不能自转侧。治疗时一定要通脉络，尤要结合血分，如秦艽四物汤（四物、秦艽、苡仁、蚕砂、甘草）。若兼血虚挟风湿，以风湿为主，用当归拈痛汤（羌活、防风、升麻、当归、黄芩、葛根、茵陈、猪苓、泽泻、白术、苦参、知母、甘草）。

筋痹：邪客于筋，历节疼痛，走注无常或拘挛（诸风皆属于肝，诸筋皆属于节）。治疗时养血以濡筋，生津以濡筋，如用大活血、青风藤、犀角、木瓜、蚕砂等入肝入筋的药；以及酸甘化阴如白芍、甘草等。

骨痹：脚膝疼痛，阴寒益甚，甚则腰膝无力，行步艰难。治疗时用虎骨、千年健、十大功劳、杜仲、续断等。要补中兼通，通中寓补，牵涉肾，可用独活寄生汤（独活、桑寄生、秦艽、防风、细辛、川芎、当归、杜仲、牛膝、人参、茯苓、桂心、地黄、芍药、甘草）。

中风与痹证鉴别点：中风为半身不遂；痹则但痹不遂。

治疗：治疗顽固病一定要了解疗效机理：由痛到不痛，由不痛到痛。

不仁比痛机制重，用辛窜药使其痛——痛一分则灵活一分。

附方

（1）防风汤：防风 当归 赤苓 杏仁 黄芩 秦艽 葛根 羌活 桂枝 甘草 生姜

(2)乌头汤：麻黄　芍药　黄芪　甘草　川乌

(3)薏苡仁汤：薏苡仁　芍药　当归　麻黄　桂枝　苍术　甘草　生姜

(4)黄芪桂枝五物汤：黄芪　桂枝　白芍　生姜　大枣

(5)三痹汤：地黄　芍药　当归　川芎　人参　黄芪　茯苓　甘草　防风　独活　杜仲　牛膝　续断　桂心　细辛　秦艽　生姜　大枣

(6)大活络丹：白花蛇　乌梢蛇　威灵仙　两头尖　草乌　天麻　全蝎　麻黄　首乌　龟板（炙）　贯众　炙草　羌活　官桂　藿香　乌药　黄连　熟地　大黄　木香　沉香　细辛　赤芍　丁香　白僵蚕　没药　乳香　天南星　青皮　骨碎补　安息香　白蔻仁　黑附子　黄芩　茯苓　香附　玄参　白术　人参　防风　葛根　虎胫骨（炙）　当归　地龙（炙）　犀角　麝香　松脂　血竭　牛黄　片脑

(7)小活络丹：川乌头　草乌头　陈胆星　地龙　乳香　地龙

(8)麝香丸：麝香　生全蝎　生黑豆　生地龙　川乌头

(9)桂枝白虎汤：石膏　知母　粳米　甘草　桂枝

(10)桂枝芍药知母汤：桂枝　芍药　知母　甘草　麻黄　生姜　白术　防风　附子

(11)千金犀角散：犀角　羚羊角　前胡　黄芩　栀子　大黄　升麻　射干　豆豉

(12)二妙丸：苍术　黄柏

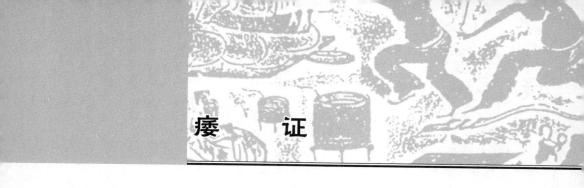

痿　证

概说

痿是筋脉弛缓手足痿软无力，或仅见两足痿弱，不能运动的疾患。

【评讲】 这篇着重四肢，脚痿占多数，这是事实，而一般谈五痿与痹证同。故五痿知识也必须具备。

痿证中的筋脉弛松，是临床上比较多见的一种。本讲义以此作为指导思想。

按五痿言，也没有包括所有的痿，如肺痿、阳痿等。

痿痹，如筋痿筋痹之类有时很难分开。

痿证的记载，最早见于《内经》，《素问·痿论》说："肺热叶焦，则皮毛虚弱、急薄，着则生痿躄。"并指出了五脏气热，都可以伤其所主，而各自为痿，故除痿躄外，又有脉痿、筋痿、肉痿、骨痿等名称。大概内热伤津，及心脾血虚或肝肾精血不足者，均能使筋骨失养，肢弱不用。

【评讲】《素问·痿论》所提的实指皮痿，着重在热伤津液这一点。

脚痿也有因肺热叶焦而产生兼挟皮痿的症状。

躄，个人体会以为别脚，不为跛，如瘖、聋、跛、躄不能混提。

其实五痿中均有病邪夹杂，详见姚国美氏所论。

由于治疗本病一般采用滋养精血，补益后天，故《内经》有"治痿独取阳明"的说法；

【评讲】 本讲义以为阳明为多气多血之府，故取《内经》这一说法。

阳明对发痿的机制，见《内经·痿论》篇，录其原文如下：

"帝曰：……论言治痿独取阳明，何也？岐伯曰：阳明者，五脏六腑之海，主闰宗筋，宗筋主束骨而利机关也，冲脉者经络之海也，主渗灌豀谷，与阳明合于宗筋，阳明摠宗筋之会，会于气街，而阳明为之长，皆属于带脉，而络于督脉，故阳明虚则宗筋纵，带脉不引，故足痿不用也。"

痿证以偏虚为主，要有这个概念，但又不可以虚论及一切，如《内经》中湿热浸淫所致痿证。

但湿热浸淫也能导致本病，故《内经》又说："湿热不攘，大筋软短，小筋弛长，软短为拘，弛长为痿。"

【评讲】　湿热浸淫所致痿证在临床上不少，决不可忽略。

病因

痿证发病原因，《内经》着重于肺热叶焦，发为痿躄，而情志、房劳、湿热以及病后、产后都可以导致本病。

【评讲】　其中情志应看其伤气、伤血，或甚至伤精，悲哀则心系急、生火，悲哀则动中、耗气多。

房劳为伤精；产后也有伤气、伤血、伤精的不同。产后伤气伤血以血亏为主。因此提及情志、房劳、病后、产后都可以并于他因（如气血、精亏）之下，只湿热具有独立意义。

张景岳说："观《内经》列五痿之证，皆言为热，而五脏之证，又总于肺热叶焦，以致金燥水亏，乃成痿证。又悲哀太甚，思想无穷，有渐于湿，则又非尽为火症……故因此而生火者有之，因此败伤元气者亦有之。元气败伤则精虚不能灌溉，血虚不能营养者，亦不少矣。"张氏此说，对本病的致病因素有了进一步补充。

【评讲】　张氏推演《内经》一说，痿以热为主，以亏形成，然临床所见并不尽然。

兹将痿证病因分述于后：

1. 肺热熏灼，邪热伤津，水亏火旺，筋脉失润，《内经》说："肺热叶焦，则生痿躄。"张子和说："大抵痿之为病，皆因客热而成。"故温热病后，每因阴虚络热，津液被伤，而成痿证。

【评讲】　温热病后，肺阴、胃阴同虚致痿于临床上多见。

治痿独取阳明，养胃阴（这可在温病中找其内容），因为若补肺阴则路远了。

"阴虚络热，津液被伤"，比邪热伤津更全面。

2. 《内经·痿论》列举："有所失亡，所求不得"、"悲哀太甚"、"思想无穷"等情志因素，也为形成痿证的原因之一。盖七情所伤，势必损及心脾，气血虚衰，筋脉失养，而成痿证。

【评讲】　伤心，心主血，伤脾，脾主气，气为血之帅，气滞血不行，血不行则碍生新，故气血不足而筋脉失养。

3. 《内经·痿论》曰："意淫于外，入房太甚，宗筋弛缓，发为筋痿。"这说明房劳过度，可致肝肾俱亏，精血不足，也成痿证。

【评讲】　宗筋弛缓，系指阳痿，而有的阳痿与骨痿同现。

治痿独取阳明是这里的主要机制，因为阳明主闰宗筋。

【总评讲】　以上三个原因，着重指出痿以偏虚为主。

4. 雨湿浸淫，或多食膏粱厚味，湿热郁蒸，以致筋脉弛缓，此即《内经》所说："有渐于湿，以水为事；若有所留，居处相湿，肌肉濡渍，痹而不仁，发为肉痿。"

【评讲】 此前说筋痿，而后引肉痿，不相符合。

《内经》说的是湿热不攘——湿热郁蒸，湿热窜筋——筋痿，其机制为"湿热不攘，大筋软短，小筋弛长，软短为拘，弛长为痿。"若湿热侵肉——肉痿，其机制已如上述。

此外，更有大病之后，或产后而痿者，大都由于气血虚损，筋脉失养而来。

【评讲】 详见前按。

辨证

痿证多见下肢痿躄，或有手足痿弱不用，甚至足不能任身，手不能握物，膝踝肘腕等关节宛如脱失，久则肌肉瘦削，以致不起。兹按不同病因，结合脉证，分述于下：

1. 肺热熏灼　多发生在热病中或热病之后，症见心烦口渴，咳呛喉干，小便短赤热痛，舌红苔黄，脉见细数。

【评讲】 所现为火有余之证，热偏重而非津液虚偏重。

2. 心脾亏损　其人平素易怒善悲，手足掌心发热，口舌干燥，脉细而数，病久则兼见心悸惊惕，失眠头晕，饮食少进，面色干萎不泽，舌多淡红，脉象虚弱无力。

【评讲】 注意病久以下现象——久而成痿，又为气血两亏，其形成痿的症状——心悸惊惕，惊惕可作神志病变，也可作"筋惕肉瞤"筋脉的病变，此作筋脉肌肉病变解。

3. 肝肾不足　必兼遗精早泄，或腰脊痿软、头晕目眩等症；阴虚有热者，脉见细数，舌红绛；阴阳两虚者，脉见沉细无力，舌淡红。

【评讲】 主要症状为腰脊痿软。本来骨痿症状可以放入此，如（两）脚膝无力，站时会颤动不安，轻者站不稳，重的根本不能站。

至精亏，无不气血两亏。

4. 湿热浸淫　则身重面黄，胸脘痞闷，小便赤涩热痛，两足觉热，得凉则舒，舌苔黄腻，脉象濡数；若湿热伤阴，则舌边尖转红，或见中剥，脉形濡细。

【评讲】 此主要症状为两足觉热，筋痿，肉痿均有。

其叙症是针对筋痿呢？抑为针对肉痿呢？未明言。

临床上若非阴虚，而专现足心热，或某一段肌肉觉热，或踝、膝关节中热，这为成痿的早期症状！不可不注意。

肉痿不光由于湿热，就是寒湿、精亏亦可致痿。

本病与痹证的辨别：痿证筋脉弛缓不用，故以痿弱无力，不能行动为主症，一般均不疼痛；而痹证则以疼痛为主症。

【评讲】 痿与痹的鉴别：

痿为不用；痹为不仁。若有时气血俱亏，不仁且不用，则痿痹难分。

痿一般均不疼痛，但痛的也有，如血虚挟有风热的，自觉痛如小针刺；痹证亦有不痛，如着痹之类。

痿着重正虚，没有多大搏斗，故不疼痛，血虚挟有风热的疼痛，为筋脉失去营养，虚风窃作，不得安宁，筋惕肉瞤亦如此；而痹证以邪为主，邪正相争才痛，其不痛为邪力大而迫于麻木，用药通络为主，引起邪正相搏，故由不痛到痛。

治疗

痿证的治疗，由于热甚津伤者，治宜清润，用门冬清肺饮⁽¹⁾、清燥救肺汤⁽²⁾，或益胃汤⁽³⁾随证选用。

【评讲】 温热病后——肺热叶焦，选用门冬清肺饮、清燥救肺汤，诚能治肺热叶焦，兼顾脾胃，但决定意义为"独取阳明"这点。

这里皮痿没有提及。肺热叶焦——皮痿，甚至发为痿躄，用"独取阳明"法很对！

气血亏虚的，当补养心脾用五痿汤⁽⁴⁾、归脾汤⁽⁵⁾。

【评讲】 五痿汤有独取阳明之意，是脾胃两脏的方剂。

归脾汤为一般助气养血。

肝肾不足的，宜补益肝肾，用虎潜丸⁽⁶⁾或鹿角胶丸⁽⁷⁾。

【评讲】 虎潜丸、鹿角胶丸对骨痿有一定效果。

至于湿热浸淫，又当以清化为法，宜加味二妙散⁽⁸⁾。

【评讲】 湿热浸淫，清化法对！或兼祛风。

加味二妙散其好处有兼养血药，但其作用在筋呢？还是在肉呢？含混不清，若对筋痿要兼养血，此方可用，但也不好，因为其中通窜经络药少，若对肉痿，这方面也不够。

结语

手足痿弱或两足痿躄，不能行动，是痿证的主要症状，本病一般不出现疼痛，但必须与痹证鉴别。

《内经》论痿虽分述五脏的症状，但是在临床上则各类见症每多混杂出现，不能绝对划分。

【评讲】　临床混杂出现，对！但又各有其重点。

造成本病的原因，大致有肺热熏灼、情志内伤，房劳过度以及湿热不攘等。本病一般多属虚证，故治病以滋养精血为主，根据不同病因，采用清肺生津，或补养心脾，或补益肝肾等法。

【评讲】　痿多偏虚，治以滋养精血，是这样，但又不可奉为教条。

皮痿用清肺生津有效果，若着则生痿躄，用此法则很难取效，必须用独取阳明法才行。

独取阳明一法，须在津液与血这范围内有效，至精亏就不行了，精亏应以补养肝肾为主。

其中湿热不攘一证，又多属虚中实证，当予清化湿热；湿热伤阴的，又宜清润化湿之法治之。

附方

(1)门冬清肺饮：紫菀茸　黄芪　白芍药　甘草　人参　麦冬　当归身　五味子

(2)清燥救肺汤：桑叶　石膏　杏仁　甘草　枇杷叶　黑芝麻　麦冬　人参　阿胶

(3)益胃汤：沙参　麦冬　生地　玉竹　冰糖

(4)五痿汤：人参　白术　茯苓　甘草　当归　苡仁　麦冬　黄柏　知母　木香　大枣　姜

(5)归脾汤：人参　白术（土炒）　茯神　枣仁（炒）　龙眼肉　炙黄芪　当归　远志　木香　炙甘草　生姜　大枣

(6)虎潜丸：龟板　黄柏　知母　熟地　白芍　锁阳　陈皮　虎骨　干姜

(7)鹿角胶丸：鹿角胶　鹿角霜　熟地　人参　当归　牛膝　茯苓　菟丝子　白术　杜仲　虎骨　龟板

(8)加味二妙散：黄柏　苍术　当归　牛膝　防己　草薢　龟板

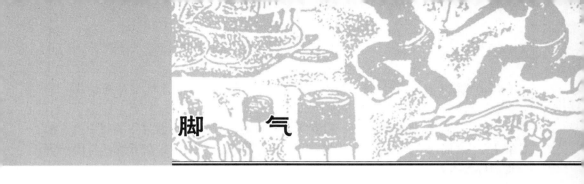

脚　　气

概说

脚气病的名称，始自晋代，因病从脚起，故以为名。本病足胫强直，或缓纵不随，在《内经》里面曾称之为厥（蹶）或缓风。后世以其腿足软弱无力，故又有"脚弱""软脚病"等名称。

【评讲】　个人体会脚气是属痹证，但限定下肢（属着痹类）。

本病主症是足胫强直，像痹证，用丝虫病冬瓜腿来形容，因为临床上有用治疗脚气办法治疗丝虫病冬瓜腿（属湿脚气，寒湿与湿热）有效。

还有缓纵不随，《内经》中"着则生痿躄"，与此类似。

唐《千金要方》《外台秘要》对脚气病有较详细的论列，其中谈到风土与饮食方面的关系，并且把足肿的叫"湿脚气"，不肿的叫"干脚气"，气促胸闷的叫"脚气入心。"这样分类，对于辨证和治疗，都有极大的便利。在用药方面，提出了大豆、乌豆、赤豆等名，这也是一个可贵的发现。

【评讲】　以上就疾病分类，从医学史眼光来看很好！

干脚气与湿脚气不一定互相转归，而"脚气入心"则为干、湿脚气的最后转归，不过有原发病变很急，在未形成干、湿脚气显著症状前，即在很短时间内就表现为脚气冲心。

用药方面，大豆等品在脚气早期治疗或治疗过程中使用为解毒营养，而不是对脚气尤其于晚期有决定意义。

病因

引起本病的原因，不外内因和外因两方面，外因又可分为湿邪袭虚和风水之毒；内因则由于饮食所伤。

【评讲】　湿邪袭虚，风水之毒及饮食所伤是否对立，有点问题。

首先肯定上面那句话一般是对的，湿与水为同类，但形成水后就不得以湿论了，而两者又分不开，故湿邪乘虚与风水之毒有轻重不同，且有转归。

饮食所伤并未脱离风水之毒，决不能认为错食某物就会形成脚气，所以把饮食所伤看作与风水湿毒无关是有问题的。

1. 得之于水湿雨露之气，或坐卧湿地，湿邪袭人皮肉筋脉。所以，此病在东南水湿之地及夏令湿土旺盛之时，比较多发，故《灵枢·百病始生》篇说："清湿袭虚，则病起于下。"

【评讲】　这形容脚气病一般有水湿、雨雾之气形成，因为"清邪中上，浊邪中下"，而雨雾虽上受，但因久浸渍而就下，这为水湿有余所致，与内伤脾胃虚停湿有别。

此条指出病与风土有关是对的！

个人以为干脆写为"水湿有余"（或因涉水，或因南下）。

2. 得之于风毒或水毒。巢氏《诸病源候论》说："凡脚气病，皆由感风毒所致。"《千金要方》认为"风毒之气，为寒暑风湿所作之蒸气，足常履之，所以风毒中人，必先中脚。"《脚气钩要》认为是"一种水毒、地气所生，其发必始于夏，终于秋，稀有涉冬矣。""其毒慓悍猛烈，外之则瘙痹不仁，内之则呕吐冲心，侵入血隧，壅塞水道，毙人于数日之间。"

【评讲】　从文字上看，此条很难看出其特殊意义。

《巢源》肯定脚气为风毒，《千金》指出风毒为寒暑风湿之混合蒸气，为《巢源》之进一步发挥，但又未指出其毒的特殊性。

《脚气钩要》认为水中有毒，但是其毒到底与"风毒"有何区别呢？其毒用临床症状如何来显示？

通过调查病史，东南之地多在山岚瘴气及水泽之乡的地带，这其中是否有瘴毒的成分在里面呢？应该有！最顽固的脚气冲心，应该包括山岚瘴气在内。

这段中心意思是病因不光为水湿有余，而且为水湿中毒素很重。

由于饮食无节，脾胃有伤，不能运化，以致湿热壅于下焦，专注足胫，而日渐肿痛。

【评讲】　脾胃为饮食所伤，脾虚水湿内停，走注于下，故仍与水湿分不开，只途径不同而已。

【总评讲】　上述三种因素，都未提及干脚气（热不突出）。

据此，脚气之成，其外因为风毒水湿所袭，其内因乃系饮食无节，无论内因外因，其发病机理主要在于湿。但亦有因风热偏盛，损伤津血，而致筋脉蜷缩掣痛的，在临证上亦所常见。

【评讲】　外因——风毒水湿有余；内因——脾虚停湿，主要在湿。

风热（热重）挟湿所犯气分少而犯血分多，虽有湿仍形成干脚气，所以干脚气的形成，为湿中挟热偏盛，窜扰血分偏多，肾虚足痿亦属。湿挟热犯血分也可以为湿脚气，但较少，这时湿比热多，或者湿热均等，犯气分多于犯血分。

辨证

此证初起，人多不觉，仅感两脚软弱，行动不便，或肿或不肿，或顽痹，或弛缓，或挛急。及其病势深入，或见头痛，或少腹不仁，或唇指麻木，或上气喘急，或昏愦呕逆，症状不一。

【评讲】 这段扼要突出，很好！

行动不便，一偏于重着，一偏于软弱无力。或肿，为湿脚气，不过湿也有不肿，而干则不肿。挛急为血分偏枯。头痛，若风湿外感则首如裹；如脚气冲心则痛如劈，胀痛。唇指麻木，重的有，如一般则指有，唇倒不一定有。

若初见少腹不仁，或唇指麻木，无寒热而头痛，此时就有上冲先兆。上气喘急（冲心），或昏愦呕逆（中毒），多接连出现，此时为冲心已成。

又因其肿与不肿，而有干湿之分，浮肿者为湿脚气；不肿者为干脚气；其呕吐喘满者，为脚气冲心之候。

【评讲】 此段很好！

兹分述于后：

湿脚气：主要症状为两胫肿大，一般先从两脚肿起，渐及少腹，但鲜有及于周身者，腰脚重着，行动不便，小便不利或频数；而其麻痹之程度，亦不如干脚气之甚，且很少及于少腹部。若兼风兼寒，则麻痹走痛，形寒胫冷；若湿热相搏，则两腿多不发冷，苔多黄腻，脉多濡缓。

【评讲】 此肿限于腰下；若上冲心则有腿、少腹肿。

麻痹之程度……很少及于少腹，因为其气分偏多，逆传心包不快，故麻木只在脚，其机理为湿性重浊下趋。

两腿多不发冷，为肿红觉热。

干脚气：主要症状为两腿不肿，渐觉枯燥，皮肤甲错，挚痛或麻木，食减体瘦，大便秘滞，小溲黄赤，烦躁不安，时作干呕，脉弦缓，舌淡红者易愈；脉弦数，舌红绛者难治。

【评讲】 因为其所犯血分多，故势急而冲心状也多见。

挚痛为热重；麻木为热不重。大便秘滞，甚则溏也不畅。

烦躁不安显示有扰心之势，甚则时作干呕，则肯定冲心。

弦为血亏肝旺，缓为弦之对待，应该为弦软或虚弦。

脚气冲心：无论干湿脚气，若病程中突然出现上气喘急，呕吐不食，烦渴，心胸动悸，甚则恍惚，语言错乱，面色暗晦，鼻煽唇紫，即为脚气冲心之恶候，死亡甚速。巢氏《诸病源候论》所说："若治之缓，便上入腹，或肿或不肿，胸胁满，上气便杀人。"就是说脚气冲心的危险。因为，脚气冲心，很容易造成死亡，所以我们对于本病在未达冲心之前，就须预防有这样的趋势，前人在这方面也积累了很多经验，可以作为我们在临证上的参考。

【评讲】　无论干、湿脚气都有此转归！有的急性发作即逆转恶化，这以干脚气居多，因为干脚气往往犯血分多，故循血上冲犯心较速，而湿脚气于气分多，则为慢性进展。

脚气冲心，为风毒循血犯心、肺、胃。在临证上多见先呕吐，再是喘气，而至昏迷则濒死。

脚气至呕吐、少腹不仁就要预防，而慢性进展则仅见下肢，甚至仅在膝下。

脚气冲心昏迷非阳明证之谵语狂妄，而为恍惚，语音错乱，心里明白，为心血偏虚，心神不定的现象。鼻煽唇紫，此为缺氧，病已极重。

预防就要驱风毒，注意血分，进行早期治疗。

脚气冲心初起仍有办法，至人恍惚就十分困难，这时处理办法是重镇安中，因为这时扶正又有湿毒，而专攻又虑正虚，个人体会治疗脚气冲心要注意冲脉机制。另外，经验告诉我们，凡人恍惚多见于老年人而青年人则不常见。

个人以为脚气分干、湿两种，只能显示气分偏多或血分偏多、热偏多或湿偏多，不足以显示病所，此病机理属厥阴、阳明、少阴心、厥阴心包，甚至肾，而发展至急性冲心，个人体会为冲气（冲脉）上升，而降冲就为理想之法了。同时冲脉与肝、脾、肾有关，这样就不仅限于阳明，而道路就多了。

《脚气概论》说："盖此病虽自足发，而病根在腹，故心下解豁者，纵令诸症重者多易愈，心下硬紧则难治。故欲治此证者，不问足，须问腹如何；虽肿消麻解，而腹里病不除，必再发。"

【评讲】　预防经验很多，如《千金》、《外台》中就很多，《脚气概论》说得好！

逆转根源在腹，个人以为在小腹，（冲与任督，一源三歧，起于胞中……其源于外者，循腹上行，会于咽喉，别而络唇口）肾虽有关，但不为主，因为临床上少见虚象。

虽肿消麻解，但心下硬紧，少腹不仁，又兼大便秘结，或小便秘或大便泄泻不止等腹里病不除，则必再发，而且不发则已，一发则更急更骤（因为此时耗正太多！）。

至于脉象方面，不论干湿脚气，概以"缓为吉，急为凶，短促为险"。这在临证诊断时，也是值得我们特别留意的。

【评讲】　脉象预后很好！

缓急不仅对至数言，而且包含硬度。急数：数则为热，数则为虚，而至脚气上冲，数一定为虚（即数有力与无力）。于此，急缓代表硬度。

急为紧急，缓为弛缓。

虚弦而软——吉；紧急而硬——凶（硬为胃气将绝）；弦硬鼓指——死。

短——上不及寸，下不及尺，二者有其一即为短脉，而下不及尺较上不及寸更凶。促为数中一止。

治法

脚气自昔称为壅疾，为其风毒水湿之气，袭于经络，壅遏气血，不得疏通，故治法当以宣通为主。其水气胜者，则以祛湿为重，如湿脚气是也。其风气胜者，则兼和其血，如干脚气是也。其有属寒属热，又当随其偏而调之，此治脚气之大法。

【评讲】 所叙仅示范而已。

湿热濡滞，壅阻，着而为脚气，故治法以宣通为主，不过这仅适用于慢性迁延，限于局部之时，若上逆则要救逆，非宣通所能胜任。

兹具述如下：

湿脚气：由于水湿下壅，治以疏通化湿为主，用鸡鸣散[1]或除湿汤[2]。湿热相搏，治以清利湿热，用防己饮[3]。

【评讲】 鸡鸣散是一个好方，不仅表里兼治，而且擒贼擒王——掌握了肝。在不过分顽痹，限于局部时有效。若至顽痹不仁，则取效不大。

鸡鸣散服法：初啼（二三点钟）空腹服有效，实验区报道此等服法有效，这时正是子、丑肝时，而方中木瓜、槟榔、吴萸配合得好，更合苏叶驱风毒。

除湿汤于初起仍可用，个人用于治丝虫病顽固证不行，须用麻、附、辛，温燥除湿解毒。

防己饮中有犀角，能解毒，应记住！丝虫病于临床要解毒。多选用马勃、板蓝根、地龙、山慈菇等，而此是否就是丝虫病，待考。于此，萆薢分清饮仍可用。其实，倘挟热，越婢加术汤（麻黄、石膏、甘草、生姜、大枣、白术）可用。

另外，有麻黄附子细辛汤、麻附薏甘汤、甘草附子汤（甘草、白术、附子、桂枝）等可酌情选用。

干脚气：由于热重营血虚燥，宜四物汤[4]加牛膝、木瓜、黄柏、知母、米仁之类以和营利湿清热。

【评讲】 若肾亏太甚，则干脚气热不多，光湿而不热，但毕竟着重热偏多、血分偏多，故用四物汤加味，此也仅为示范。

其他如当归四逆汤对于干脚气很好！有养血通络之意，若热偏重再加清热药。

脚气冲心：宜分别寒热用药，属寒或湿重者，用吴茱萸汤[5]。属热者宜犀角散[6]。

【评讲】　上面两方选得有意思。但结合冲脉上逆机制，吴茱萸汤从肝胃定冲降逆有点效果，而个人干脆用旋覆代赭石汤（旋覆花、人参、甘草、半夏、代赭石、生姜、大枣）方中用高丽参五钱，丁头赭石降逆有补血作用很好。这对冲气上逆犯血分会起决定性作用。

辅助疗法：赤豆、鲤鱼杂食《孟诜食疗本草》；甘豆汤（黑豆、甘草，《验方新编》）；花生米、赤豆、红枣煮食（经验方）。

【评讲】　赤豆入血，除湿解毒，尤其黑豆解毒作用大，如可制附毒，黑豆又可入肾。花生米润肺，红枣健脾。

外治法：白矾，地浆水十六碗，新杉木三四片，煮六七沸，用杉木桶盛之，浸脚；留一半，徐徐添入，上用衣被围身，使略有微汗。洗毕饮稀粥一碗，如不愈，用前方加硫磺三钱。

【评讲】　此治法在临床上经常使用。能治脚气冲心，属外治法，有《金匮》矾石汤（治脚气冲心，矾石二两，右一味，以浆水一斗五升，煎三、五沸，浸脚良）为据。个人多用为熏法。

结语

脚气病以其病从脚起，故有此名；此外，尚有"厥""缓风""脚弱""软脚病"等名称。

《金匮要略》虽有脚气的治法，乃出于后人附加，前人已多论列。《千金要方》、《外台秘要》对脚气均有较详细的记载，既谈到风土与饮食方面的关系，又把它分为干、湿脚气及脚气冲心三种类型。这在辨证与治疗上都有极大的便利。在药物方面，提出大豆、乌豆、赤豆等作为治疗，它的效果非常显著，我们至今还广泛地应用着。

【评讲】　"厥"，《内经》上此称只有几条为脚气，查考《至真要大论》、《逆顺肥瘦篇》、《百病始生篇》、《厥论》。

《金匮》本文说脚气有两条，见中风历节篇、趺厥篇，而《千金》、《外台》对脚气介绍系统详细。

其中饮食包括酒，饮食最后转归也形成湿毒。

干、湿脚气关于肝、肾特多，冲心则要考虑冲脉机制。

《金匮》崔氏八味丸（治脚气上入少腹不仁，干地、山萸、薯蓣、泽泻、云苓、丹皮，桂枝，附子）——掌握了肾；

《证治准绳》鸡鸣散——掌握了肝。

脚气机制仅凭偏气分偏血分还不够深入，须进一步阐明之。

本病的原因，可分为内因和外因两方面，外因为湿邪袭虚和风水之毒，袭入经络，注于足胫。内因为饮食无节，脾胃有伤，或津血不足所引起。而两者趋势，总不离乎湿气为患，而其中又以内因之发病为多。

除此以外，在临证上常可见有作客异乡，不服水土而引起的，如能促其返乡休养，向愈较速。

此证初起，仅感两脚软弱，麻痹痿疼，但须随时注意胸腹满闷，此每为脚气冲心的预兆，如胸腹宽快，诸症虽重，尚无大碍；如诸症渐解，而胸腹不舒者，仍当注意。前人"不问足，须问腹"之语，就是说明注意胸腹的重要性。

治疗脚气，先宜宣通为主，也就是去其所壅，使邪毒不致壅结为患。一般常用的药物，如吴茱萸、槟榔、木瓜以调气舒筋，苍术、陈皮、厚朴以健脾化湿，羌活、独活以利关节，当归、赤芍以和营血，兼用木通、防己、牛膝引诸药下行，消肿行湿。总的说来，大致不出以上范围，临证时随其宜而用之。

【评讲】 补充一下临床治疗时的顺转现象：

下肢由紧而松（非肿消），小便畅利，大便通畅，先上而渐下开始消。

附方

(1)鸡鸣散：槟榔　陈皮　木瓜　吴茱萸　紫苏叶　桔梗　生姜连皮（一方无陈皮）

(2)除湿汤：半夏曲　厚朴　苍术　藿香叶　陈皮　生白术　茯苓　甘草

(3)防己饮：防己　苍术　木通　槟榔　黄柏　生地　犀角　川芎　甘草

(4)四物汤：当归　川芎　白芍　熟地（凉血用生地，活血用赤芍）

(5)吴茱萸汤：吴茱萸　木瓜　槟榔

(6)犀角散：犀角　枳壳　防风　沉香　紫苏叶梗　槟榔　麦冬　木香　赤苓

诸痛(头痛　胸胁痛　胃脘痛　腹痛　腰痛)

【评讲】　讲义为专指发某一痛的疾病而言。下面概说中的很多内容还好，需要记住！痛证常见，无论某种疾病或兼发或单独都可出现。

概说

痛，是病人的自觉症状之一。

【评讲】　痛是病人的自觉症状之一。自觉症状在诊察时主要依靠问，并且要善于问。问诊包括很多内容，其重点就在于问病情，而病情的突出点是自觉症状，自觉症状的突出点是痛。仅仅客观检查不够满意，而中医直观检查又其次，病者自诉最低限度有错觉，除去伪装外，错觉仍很难避免，错觉要避免，就应该善问。否则差之毫厘，谬以千里。错觉——似痛非痛，很容易出现。例如是痛说胀，是胀说痛，痛势很难描绘准确。痛的部位也很难描述正确，如中医的牵引痛，中医凭症诊断，更要弄清其主其次。如胃痛，中医说是心下起，包含会放散到背部和腰部；又如剧烈头痛（头风），我们欲辨其所属，必须善问。

痛势应辨虚、实，或喜冷、喜热等，部位应明确经络，说明我们对发病机制、生理学、病理学基础以及对疾病一系列认识必须熟知，只有这样，才能使我们发现其是否与主诉相矛盾，从而得到确诊，故诊断并非纯经验。

它可以出现于外感内伤等疾病中，也可以单独发生。不但到处可以发生疼痛，而且疼痛的原因又甚复杂。因此，它是一种既广泛而又复杂的病证。

【评讲】　这段话很好！单独发生，痛证为主，虽有其他因素，但不致构成疾病。

疼痛的机理，总的是由于气血失调，脉络阻痹。其致病原因，或因邪阻脉络，营卫凝涩；或因气血不足，脉络失养。

【评讲】　痛证机理，这基本是对的。这两句话有独立性，前者偏于内伤，后者偏于外感。"邪之所凑，其气必虚"，此其一；又有联贯性，内有顽固因素，又可以招致外邪，此其二。病邪阻痹不通则痛，血不养筋也会致痛。

至其痛的性质，按《内经·举痛论》所列举的诸痛来看，有寒、热、虚、实四者之分。可作治疗本病的纲领。

【评讲】　痛的性质仅为寒、热、虚、实四者之分，这是不够的！应该包括

280

阴、阳，因为阴阳有其独立意义。南京讲义以阴为寒、阳为热，个人以为是大不以为然的。

此说寒热虚实四者可作本病的纲领，其实岂但治疗而已，诊断亦然。

痛的出现于某些疾病中者，另有专篇叙述，本篇仅就以痛为主症的疾病，分头痛、胸胁痛、胃脘痛、腹痛及腰痛等五种，分别加以讨论。

一、头 痛

【评讲】 头痛在五种痛中最为复杂，这节内容介绍，一般还好！

头为诸阳之会，六腑清阳之气，五脏精华之血，都聚会于此。

【评讲】 应该复习了解头为什么为诸阳之会？为什么六腑清阳之气及五脏精华之血都聚会于此？并且六腑为什么为清阳之气？

这几句话镕铸了文献，基本是对的！

因此，不论外感诸邪，或内伤诸不足，或瘀阻其经络，皆令清阳不得舒展，发生头痛之证。

【评讲】 "皆令清阳不得舒展"这句话为扣紧"头为诸阳之会"，但有语病，因此倘如此，岂都是寒证了吗？其实不然，此处"清阳"为一个原则性的提法。

其久而深者，概称之为头风。

【评讲】 头风亦有突然发作的，久而深成为顽固性头痛的占多数。

病因

兹按外感、内伤两大类，叙述如下：

外感头痛：多因起居不慎，或坐卧当风，或受寒冒暑，以致外感六淫之邪，侵犯三阳之经，着于头部，皆成头痛。若病久不愈，使络中痰瘀留着，遂成头风病。

【评讲】 外感六淫之邪侵犯三阳之经，对！阴经虽不上头，但厥阴上头，厥阴属肝，虽偏重于内伤，但有内风招致外风的外感头痛，如川芎茶调散证然。

六淫之邪中的"燥头痛"是一个问题，有没有？临床上以什么作特征？如何治疗？

内伤头痛：大抵由于情志不和，劳倦过度，房室不节，饮食失调，或病后致虚等原因。

【评讲】 此既包括了不内外因在内，因此，病理产物痰浊与瘀血也应该包括进去，否则就无着落。

辨证

头痛一证，大抵平素体健，属于初起者，多外感；平素体弱，属于久病者，多内伤。并须按全身形症结合舌脉，详为审察，以资分辨。

1. 外因

【评讲】　以下各条，是从临床出手，并非理论推论，镕铸得好！

（1）风寒头痛：头痛恶寒，或鼻塞流涕，兼有咳嗽，或头连项背，吹风遇寒则痛剧，故喜以绵帛裹头，口不作渴，舌苔薄白，脉象浮紧。

【评讲】　所叙述症状很好！

寒随风至，风挟寒来，风寒很难单独出现，这很好！故头痛恶寒，为头痛恶风寒。

或鼻塞流涕，兼有咳嗽——此为寒风上受的机理。

或痛连项背——为寒风外受，阻痹脉络（太阳证）。

吹风遇寒则痛剧，通俗明白，描绘很好！口不渴，与风热有别。

脉浮紧——因为上面有上受和外受两种机理，故：

$$寒风 \begin{cases} 上受 —— 为脉浮 \\ 外受 —— 为脉浮紧 \end{cases}$$ 此处应为：脉浮，甚或兼紧

（2）风热头痛：头痛恶风，或发热，咽痛，口渴欲饮，小便短赤，舌苔薄黄，脉浮数。甚则头痛如裂，烦渴饮冷，面红目赤，唇鼻口舌生疮，小便热痛，或大便闭结，舌苔黄，脉滑数。

【评讲】　恶风为见风则恶，不见风未必恶，故较恶寒为轻，为微恶寒。或发热，此为多，也有不发热的。

小便短赤，可能出现，也未必，如桑菊饮证就不一定小便短赤。

苔薄黄，也未必，也有苔薄白。脉应为"脉浮，或兼数"。

甚则一般，包括有外感风火头痛，如头痛如裂，或如鸡啄、目赤。此火证往往兼涉一点内伤，但以表为主，形容风火之"唇鼻口舌生疮"一症，因此来点明火，故可有可无。

小便热痛，对！或大便闭结，于火中多，有时大便虽不闭而灼热的也有。脉象滑数，火证则弦数多，浮弦而数，口苦，甚则有耳鸣。

（3）风湿头痛：头痛而重，脘闷肢倦，面色晦滞，小便短少，或大便溏薄，苔腻，脉濡。挟寒则口不渴，溲不赤；挟热则口渴欲饮，溲赤，或鼻流浊涕。

【评讲】　表证湿头痛，未有不兼风的。

头痛而重，此描绘得好！也可以加"或首如裹"、"肢体酸重"。

大便溏薄应看其是否兼里湿重。

脉濡，应为"脉浮而濡"，濡为湿本脉，兼风则从浮。

挟寒则口不渴，溲不赤，概括得好！

挟热则口渴欲饮，溲赤，或鼻流浊涕，此描绘太武断，鉴别也不够，应为：挟热口渴者多喜冷饮，或不多饮，小便黄，或鼻流浊涕。或鼻流浊涕，可有可无，然又应有，如鼻炎挟湿就应有。此时脉濡不静，有点数。

又有雷头风者，乃风湿挟热毒上壅，症见头中如雷鸣，外生疙瘩，肿痛红赤，并有恶寒壮热，舌苔黄腻，脉浮数。

【评讲】 雷头风有突然发作的，也有病久不愈的。

雷头风为风湿挟热毒上壅，这在临床上不多见，但也不过分少见。

脉浮数，多数为脉弦数。

风湿热毒不重，也有偏寒重的，要用白附子。

2. 内因

(1)肾虚头痛：每兼眩晕耳鸣，腰膝无力，男子遗精，女子带下。舌红脉细者，属肾阴不足；或兼见畏寒面白，手足不温，舌淡脉沉紧者，属肾阳不足。

【评讲】 此节作者费了心思概括。

三阴经只有厥阴经脉上头，肾脉不上头，而肾虚亦乎有头痛，此非经脉机制，为肾主骨髓，藏精，脑为髓之海，精为髓之源，故肾虚有头痛。

痰厥头痛，包括太阴头痛，不言太阴头痛，因为痰头痛有兼涉。

内伤也无不兼风，不过为虚风，也有不兼风的，这又为另外机制。

肝阳头痛，因为肝脉直接上头。

叙症中每兼眩晕耳鸣，肝阳头痛亦乎有，故眩晕应为："或眩晕，头重不欲举"，耳鸣后面应有"声小如蝉鸣"。

舌红脉细，口渴不欲饮或醒后口干，属肾阴不足。

若兼见畏寒面白一段，属肾阳不足，阴寒甚。

补充：精气空虚——不恶寒，不怕热，头脑空痛（遇风若入骨髓）甚则厥冷（偏寒）——龟鹿二仙膏证。

偏头痛属肝阳多固者是，然属肾阴虚亦乎不少。

(2)肝阳头痛：思虑劳累或暴怒则头痛，或头胀眩晕，睡眠不宁，喜静恶烦，苔薄，脉弦者为肝阳。若头痛面红口干，便闭溺赤，苔黄，脉弦数者属肝火。痛且眩晕，不能张目，头巅重压作麻，筋惕肉瞤，舌红，脉弦细，属肝风。大都与肾虚不能涵木，血虚不能养肝有关。

【评讲】 头胀为肝阳偏亢的特征！有的主诉头胀的实是瘀而非胀。

这节叙症，肝阳为总纲，其中形容程度不同，有风偏重者，有火偏重者。

补充：肝阳虚，阴寒上逆的头痛——吴茱萸汤证，否则认为木无补法。木得温则旺，这是错误的。在临床上，这类肝寒头痛就不少。

（3）痰厥头痛：头痛昏晕，胸膈支满，呕恶痰涎，舌苔白腻，脉弦滑。

【评讲】　所叙诸症都对！

补充：未必等到呕恶痰涎，只是见到想呕，就可以投以半夏白术天麻汤。

治法

外感头痛，以疏邪为主。如风寒头痛，宜疏风散寒，以川芎茶调散[(1)]加减。

风热头痛，以疏风散热，用桑菊饮[(2)]。

风湿头痛，挟寒者，宜疏风胜湿，用神术汤[(3)]。挟热者，宜清化湿热，用清空膏[(4)]。

雷头风痛，宜清宣升散，用清震汤[(5)]。

挟有痰瘀者，根据上法治疗外，并用化痰祛瘀之药，如南星、半夏、白附子、僵蚕、乳香、没药等。若顽固难愈者，酌加虫类搜风通络之药，如蜈蚣、全蝎、地龙、蜂房之类。

内伤头痛，肾虚头痛之属阴虚者，宜养阴补肾，用杞菊地黄丸[(6)]、左归丸[(7)]等。属于阳虚者，宜温阳补肾，用右归丸[(8)]。

肝阳头痛，宜平肝熄风，用天麻钩藤饮[(9)]，加羚羊角。如肝火偏旺的，可兼用当归龙荟丸[(10)]等。

痰浊头痛，宜健脾化痰，用半夏白术天麻汤[(11)]。

二、胸　胁　痛

胸胁痛系指痛的部位而言，《金匮要略》胸痹心痛短气篇中的胸痹证，即属胸痛。

【评讲】　胸痛引了一个胸痹，固是个独立的病变，比较通用，而胁痛则难说明为一个疾病了。

此篇内容比较贫乏。作为专门疾病如胸痹谈胸痛，遗漏不多。然胁痛成立为一专门病例很困难。文献中的资料本来就不多，而且例外又很多，因而了解就不全面了。

胸胁痛系指部位而言，但作者未放明言"胸痛有其专门疾病，如胸痹，而其余均散见于其他疾病中"，这是一个苦衷。

胸痛作为一个专门病例谈不够好。而作为症状谈则遗漏更多。

《金匮》中关于胸痹有六条，各有独立涵义，此未谈及这点。

以下即指胸痹与胁痛，分别叙述。

1. 胸痹

胸居阳位，为清旷之区，内藏心肺。若胸中阳气不足，则易为阴寒痰浊所盘踞，使胸阳痹阻而为痛，固称"胸痹"。

【评讲】 只就《金匮》约略谈了胸痹发病机理，例外的就没有了。

专就胸痹谈胸痹，温病中就有。不过叶天士说为"胸痞"，因为《金匮》中的"胸痹"狭义了。它只是阴寒致成胸痹，温病家以为湿热也可以，痰浊亦可以。

温病家的胸痹，是属于湿热范围，《温病条辨》中的宣痹汤即是对此而发。（湿热之浊，占据清阳之地，兼犯血分，以致络中痛，故方中有用郁金。）

叶天士因为《金匮》关于胸痹的病因、症状、治疗比较完备，框框很紧，使他本人未敢突破，而他是懂得有湿热之因的，他在这种情况下，为遵经起见，而提出"胸痞"，其实胸痞即是胸痹。

吴鞠通未引叶氏此说，而其宣痹汤（上焦篇）却是针对叶氏胸痞。附引吴氏宣痹汤条——上焦篇46条：太阴湿温，气分痹郁而哕者（俗名为呃），宣痹汤主之。上焦清阳膹郁，亦能致哕，治法故以轻宣肺痹为主。宣痹汤：枇杷叶二钱 郁金钱半 射干一钱 白通草一钱 香豆豉钱半。

临床上湿热之浊，居清阳之地形成的胸痹，比《金匮》的胸痹还要多。

病因

阳气不足之人，或伏案少动，气机失于流布，以致痰浊滋生，胸阳痹阻；或嗜食生冷，中焦积寒，上逆胸中，故使胸阳痹阻而作痛。此外，因痰饮、肺痈等所发生的胸痛，另详专篇。

【评讲】 讲义的意思是胸痹的主要原因，为胸中阳气阻塞致成胸痹，而其阳气阻塞则系由痰浊、饮冷、积寒上逆胸中，使胸阳阻痹而作痛。然而痰饮阻塞胸中之阳，与痰浊机制其实是一个。既按《金匮》就不应该牵涉到这么多藤葛。

《金匮》所述，胸中阴寒之气，阻塞清阳，不能输布，虽兼涉有痰饮，但不以痰饮为主，故有胸痹篇、痰饮篇，所以讲义对《金匮》分析不好。

【又评讲】 编好的《内科学》，就必须打乱伤寒、温病、杂病的界限，甚至包括《内经》在内。

中医疾病与证候分类界说是一个很大的问题。这不妨作为一个诸痛谈，而胸痹附于此。

辨证

阴寒内盛，阳不运行，胸中痹结，一般可见咳唾、胸背痛、短气等症，舌多白腻，脉象沉迟或弦紧；

【评讲】　阴寒内盛，阳不运行，胸中痹结，为《金匮》胸痹原因，此以寒凝为主，痰饮次要。

此叙症不敢把《金匮》六条条文分纲，而含混其辞地一系列包括进来。

其中咳唾、胸背痛、短气等症为临床上常见。

舌多白腻——《金匮》中的胸痹"舌白"未必腻，若痰重可见腻，"白腻"为有痰浊、湿浊，而胸痹完全以阴寒胜，则白腻是未必的未必！应为"舌淡溶溶"。

脉象有《金匮》根据，尤其弦紧有根据。《金匮》中"寸口脉沉迟"、"脉阳微阴弦"。其中"脉阳微阴弦"，是其胸痹的主脉，《金匮》中何以有此脉？临床上是否见到此脉？

　《伤寒》小结胸脉 —— 寸脉浮,关脉沉

　　《金匮》胸痹脉 —— 阳微阴弦

这有一定的发病机制,结胸在中下,上稍牵涉,两脉一点也不假

胸痹主脉——阳微即寸脉微弱，阴弦即关脉弦，关后亦如此，这是一个鉴别诊断之一。

寒重或表寒重见此脉的胸痹，用栝蒌薤白白酒汤或栝蒌薤白桂枝汤开痹，一剂而愈。

脉紧为寒重，讲义上把《金匮》所述的"阳微阴弦"这个主脉也丢了，此脉既符合发病机制，又有临床事实，是一个千真万确的鉴别点！

温病胸痹为湿热在上焦气分，症脉均轻，而用药也轻，此症脉重（阴寒盛到极点）而用药也重，相差天渊。

甚则不能卧，心痛彻背，背痛彻心，是阴寒极盛之征。

【评讲】　咳逆倚息不得卧，应以痰为主，胸痹尽管阴寒凝结，痰浊并不过分为主。其间区别：痰饮咳逆倚息不得卧，形成到"心痛彻背，背痛彻心"，为其人背寒冷如掌大；此则不然。故栝蒌薤白汤或有用桂枝（表寒偏重）；或有用白酒（里寒）；或有用半夏（痰饮）。

又有痛无休止，时缓时急者，乃属寒湿留著，故阳胜则暂缓，阴胜则转急。

【评讲】　痛无休止，时缓时急——此语不独痛证然，此为有余之邪与不足之邪的鉴别之处！时缓时急——为必兼有虚象，故其属于寒湿留著，其湿不为主要，而为寒湿虚证。

这条提出，有独立意义！

本病久发不愈，必因气滞而致血瘀，则痛势如刺，固定不移。

【评讲】　此时应参考吴氏宣痹汤用郁金意。

治法

胸痹的治疗，宜辛温通阳，滑利痰气，栝蒌薤白白酒汤⁽¹²⁾为主；痰浊甚可加半夏以顺气化痰，并可用橘枳生姜汤⁽¹³⁾、茯苓杏仁甘草汤⁽¹⁴⁾为佐。

阴寒极甚，疼痛剧烈者，宜温通止痛，乌头赤石脂丸⁽¹⁵⁾主之。

寒湿留著，发作缓急者，宜助阳利湿，薏苡附子散⁽¹⁶⁾主之。

气滞血瘀刺痛不移者，均宜行气活血，用栝蒌薤白白酒汤⁽¹²⁾加郁金、枳壳、桂枝、归尾、桃仁等。

2.胁痛

两胁为肝胆之区，盖肝脉布胁，故胁痛多与肝胆两经有关。胁痛之由于肝气郁结，血不畅行，最为多见。又有痰饮留聚的，属悬饮内痛，已详痰饮篇内。

【评讲】 这更侧重症候。胁痛除非肝气郁结常有此病例外，再说到瘀血，就瘀血停著套上来，勉强并不常见。

两胁为肝胆之区……最为多见，这段写得较好。

胁痛除了气血痰外，很难牵涉到其他。

病因

(1)肝气郁结：《金匮翼》云："肝郁胁痛者，悲哀恼怒，郁伤肝气。"这是由于情志失调，以致肝气郁结，引起胁痛。

【评讲】 此解释肝气郁结好！引文也好。

肝居胁下，肝志为怒，肝气主疏泄条达，各脏之气应通畅为主，不通畅即发病，而气逆即发病最显著莫过于肝了，其发病主要是胁痛。临床上见到郁伤恼怒即气逆，而并无其他夹杂，就有这种现象。

(2)瘀血停著：肝气郁结，久而不愈，每致血随气凝，瘀阻经络，著而不行，故《金匮要略》称之为"肝著"。

【评讲】 其病因作为瘀血，或瘀阻络间，可以发生胁痛，这样提还好！在引起实质病变后更会有胁痛出现。但临床常见痰饮引起胁痛比瘀血更多。

辨证

(1)肝气郁结：胸脘不舒，胁痛而胀，随情志的变动而胁痛有所增减，舌苔薄白，脉见小弦。

【评讲】 肝气郁结在中医是突出的独立病变，是现代医学所没有的，中医谈得详细但比较零碎，若集录全部文献所叙肝气郁结症状是比较全面的。

讲义所叙症状从临床看来是不够全面的，"胸脘不舒，胁痛而胀"许多疾病都可形成，我们如何鉴别？讲义说："随情志变动而胁痛有所增减"，对！但这还不完全，这到底为有形之邪，抑局限为无形之气，我们问病人或一天到晚痛不止，或时作时止。若为气郁，则时作时止，这时又应问：在什么情况下痛，在什么情况下不痛，若说沤气即痛，快活即好，我们便得到了其中的鉴别——为无形之气。这还不算，有的讳疾忌医，于是就应问胀否，再把噫气否、矢气否，以及是否因矢气、噫气后等舒否的情况联系起来，如是，亦纯是无形之气。

　　肝病有胁痛，少阳亦乎以胁痛为主症，其区别何在呢？此在《内经》上作了鉴别：

　　　　　厥阴胁痛 —— 下引少腹。

　　　　　少阳胁痛 —— 就不一定，当然也可以有，因为两者相为表里，但正从这里可以区别其病位浅深，牵引中下（厥阴），如不，则未牵涉。

　　若气郁化火，每见烦热口干，二便不畅，胁痛较剧，舌绛苔黄，脉象弦数。

　　【评讲】 此仅讲"气郁化火"，未言"气郁兼寒"，显示作者偏颇。其实，胁痛"气郁化火"在临床上还不及"气郁兼寒"者多。

　　气郁化火为一般推理性叙述，在临床上肝火旺也可能如此。

　　二便不畅——无论寒郁热郁均不畅，无非溏而不畅（寒），硬而不畅（热）。

　　胁痛未向两极（火、寒）分化时，未必有这么多症状可凭，应该是：

　　肝郁挟寒——得热则舒或得冷则剧。肝有郁热——喜凉恶热。肝有寒郁——喜温恶寒。此外，还可从饮食喜凉喜热去鉴别。

　　二便不畅：有热——硬而不畅。兼湿热——溏而坠胀不畅。气郁而寒——软而不畅，解也解不尽一样。

　　肝寒痛，甚者有厥冷，一般气滞兼寒见手足清凉，而肝热不会，甚则手会红，肝郁到化火后鉴别不难。

　　于此治疗应注意，因为仅属气逆，郁金列为重药，只能轻清通畅、疏气，逍遥散是规矩药了，不可用重剂。

　　（2）瘀血停著：胁痛如刺，入夜尤甚，痛处不移，轻加按摩，则略觉减轻，脉象沉涩。

　　【评讲】 瘀血主症如是。

　　胁痛如刺，入夜尤甚，脉象沉涩，这很厉害，甚至进入肝实质性病变后也未必有甚于此。

　　肝区痛突然发作会有剧烈表现，如饮食大刺激、大怒之后，甚至有跌扑闪挫，都有这些出现，其他则为慢慢出现的。

痛处不移——系有瘀血，这个症状描绘好！与气郁作痛流走性、窜动性可作鉴别。

这里面又牵涉到肝左肺右的问题：

痛处不移，其部位在何处？个人得新医学帮忙，若肝瘀血停著至实质病变，为在右胁不移，一般两胁作痛，其痛处或左或右，均不移。这里"右胁不移"有文献根据，说得最明显的是叶天士，他说："肝气虽从左升，而其现病（痛）多在右。"温病家对血络研究得好，故知此。肝在右胁，而其痛却在两胁，或其痛在左胁，可不可断为肝病，这是一个问题。联系经络说，肝经有两条，两胁痛得到来源。左边是否是肝痛？又是否为肝气痛？回答是肝气痛。这是因为肝气从左升，在未有实质病变前，援引现代医学为肝气有问题时，多数还为左胁痛，这正是肝（气）从左升，由气及血，故发于左，我们即根据左胁痛肯定为肝气。由气及血后，才到右胁痛，且痛处不移。

断肝病在气分左脉弦，右不弦；至实质病变后虽两手脉弦，但右脉弦于左脉，若硬化程度相当，则见右关独沉！

脉沉涩——此为胁痛而有瘀血的脉象，千真万确！不过是在晚期才有，初期则非，此时也为肝硬化到相当程度了，而且若出现此脉则一般诊治困难，否则脉均为弦，无论有瘀血或无瘀血。

治法

肝气郁结，宜舒肝理气，用逍遥散[17]；气郁化火的，宜清肝调气，用清肝汤[18]、金铃子散[19]等。

【评讲】 肝气郁结中肝寒重的用吴茱萸汤，轻的用逍遥散加桂枝也可。

瘀血停著的，宜祛瘀通络，用旋覆花汤[20]、复元活血汤[21]等。

【评讲】 旋覆花汤中的新绛一味，是由猩猩血染红缎而成，现在一般少有。我们仿升降意，倘在中上用茜草，在中下用玄胡，但临床事实表明，这对于肝实质病变效果不大，由此可见，肝实质病变并不关乎血药，而重要的在于辨证施治。杨志一大夫在搞血吸虫病时使用肝病实脾法比个人从血分缩肝的柔肝丸更有效即其例。

三、胃脘痛（附：吐酸　嘈杂）

胃脘痛，俗称肝胃气痛或心痛。疼痛的主要部位是在上腹近心窝处，但不能与心痛混为一谈。

【评讲】 这是一个疾病，部位也基本对。

　　肝胃气痛，须肝与胃分开才成，而且这也并非俗称，俗称为气痛，其次为胃痛或胃气痛（因为胃痛有不牵涉肝的！），其次才是肝气痛，至于肝胃连称，这是对胃病稍有研究的医师对胃痛的某一种诊断名称。

　　"或心痛"，心痛在文献中存在问题，直到元·朱丹溪手中才加以解决，他把以前文献中所描述的"心痛"明确指出心痛即胃脘痛，但这还是有问题，因为心痛硬是存在，而文献中只是混称的多，朱氏也承认有心痛存在，本讲义没有提及。

　　临床上须鉴别什么是胃痛，什么是心痛，文献中强调的心痛为真心痛，"旦发夕死，夕发旦死"，而一般心痛未必如此，此心痛与胃痛如何鉴别？

病因

　　【评讲】　病因与辨证中须要作适当补充，尤其是独立原因。在胃脘痛中，七情郁结的气滞、火郁、血瘀之外，还有一个寒证，这还不只是脾胃虚寒，而为肝寒犯胃；三因之外，还应补充一个虫痛。

　　(1)七情郁结：凡忧愁思虑、恼怒等七情过甚，每易引起肝气郁结，而七情之中，又以恼怒、忧郁易发本病。由于愤怒动肝，忧郁伤肝，肝木横逆犯胃而引起。此种胃痛，在初起属于肝失条达，气滞不舒，亦有久郁火化，或由气及血。如是，则发作频繁，缠绵难愈。

　　【评讲】　胃痛由于情志变化发生的是忧、思、怒，其中忧、怒更易发生。
　　愤怒动肝（兴奋性）；忧郁伤肝（抑制性）。其实两者在文献中都提伤肝。木喜条达，其抑愈甚，则更要求其伸张舒展，故忧郁虽为抑制性仍可横强，而愤怒兴奋过之则使条达失司，所以均可使肝气滞而不舒。

　　"木郁化火"，这为更甚。抑郁、愤怒可使气分发生病变，使肝气失去其正常疏泄功能，而血也为之运行不畅。若化火，则为由气伤及血。至此为一恶性循环，发作频繁，演变成一个慢性病。

　　此段除须补充之外，其余叙症还好！

　　肝气郁而肝阳不舒，发展成肝寒犯胃以致胃痛，比单纯木郁化火还更多，若肝木化火，兼涉一点热象也多见。

　　　脾胃虚寒 —— 香砂六君子汤,甚则理中汤
　　　　　　　　　　　　　　　　　　　　　　　　阴凝程度不同
　　　　　肝寒 —— 吴茱萸汤,甚则乌梅丸

　　(2)脾胃虚寒：脾主运，胃主纳。胃之本身虚寒，固然能引起疼痛，而脾脏虚寒，运化失权，亦能累及胃腑失和而发生脘痛，此为寒自内生。又有外感寒邪，饮食生冷，以致寒积脏腑，阳气失其舒展，而成脘痛，此乃寒自外入。故《内经·举痛论》说："有寒故痛也。"

【评讲】 脾胃虚寒引起脘痛，临床也很多见。

在临证时，脾寒认作为胃寒治好的少数。因为脾更深一层，且脾要补，胃不必补，只香燥到底，而香燥消耗，甚至还会引起病势恶化，胃寒认作脾寒好一些。

"寒自内生"，此为夙因，为里寒（从表里言），未必为客寒，如《伤寒论》所谓："内有久寒故也"，不纯是受外寒。

外感寒邪形成胃痛，须看气其机制，外邪影响胃很直接，如桂枝汤干呕——及胃；杂病受暑呕泻——及胃；　机制 ⟨ 横传入 —— 胃主肌肉
直传入 —— 饮食直接伤胃。

"寒积脏腑"，胃痛中有寒积存在，中医以为至此病势很不轻，不若认为"寒气阴凝"。

《内经》此说，为其脉凝涩不通故痛。

（3）饮食不节：饮食过多，或饥饱失常，以致脾胃运化不得，食滞内停，胃气不和，发生胃脘疼痛。

【评讲】 此种胃痛在临床上也多见。饮食不节可形成顽固性胃痛，但不及由其他原因又夹杂食滞而形成顽固性胃痛者为多。

辨证

（1）七情郁结：恼怒忧郁，肝木侮其所胜，脾胃受克，升降失司，气机郁滞，或久郁化火，均能由气及血，症状各有异同。兹分述如下：

气滞：胃脘胀满，或痛时连胁，按之较舒，嗳气频繁，苔多薄白，脉多沉弦。

【评讲】 痛时连胁——是肝胃气痛，应与单纯胃脘痛、痛处不移作出鉴别。

按之较舒，嗳气频繁——为有形之物较少而又纯是胃气痛。此处应补充："得矢气后较舒"。

脉沉弦——此描绘为过甚其辞。这差不多到肝寒犯胃所致的气痛了。应为："脉多弦，甚则沉弦"。

火郁：痛势急迫，烦躁易怒，口干口苦，呕酸嘈杂，喜冷畏热，苔多黄糙，脉象弦数。

【评讲】 脉象弦数——也未必，当然联系口干口苦者有脉数。

在临证上，纯属木郁化火成分并不多，甚至绝无仅有，因此，木郁化火应视其为兼挟，不可看作有独立意义。

临证上木郁气郁生热的特别多，"喜冷畏热、呕酸嘈杂"为其特征！

胃痛中单纯寒，单纯热，单纯属胃均有。但往往寒热错杂，阴阳错杂。

　　胃痛或虚寒夹杂，或挟有形之物，或当停留在气分阶段，应视其机转用药。

　　血瘀：痛有定所，食后多发，痛势如刺；甚者，脘痛拒按不移，舌质带紫，脉涩。

　　【评讲】　症状基本描绘还好！

　　瘀血胃痛单独比火郁为多，但仍少，临床上都是兼挟的多。

　　痛有定所，拒按不移——证明有形之邪。

　　血分特点——痛势如刺，舌质带紫，关于舌质，临证上多描绘为舌质暗红，一般有瘀黑斑点，或边现紫暗，也未必全舌暗红。

　　食后多发——有点结合胃溃疡言。

　　(2)脾胃虚寒：胃虚而痛，痛必喜按，食少嘈杂，或呕吐清水，面白神疲懒言；甚者口出冷涎，四肢不温，畏冷喜暖，舌淡苔薄白，脉虚软沉迟，每因受寒饮冷或劳倦过度而诱发。由于感受外寒而发病者，更兼形寒、头痛、脉浮等表证。

　　【评讲】　叙症不可能分清为脾寒痛，抑为胃寒痛，而其间是有鉴别点的。虽然胃寒、胃虚寒痛都是牵涉太阴脾的。

　　食少嘈杂，或呕吐清水——与火郁"呕酸嘈杂"不同：脾胃虚寒，肝胃虚寒与有郁热的胃痛，均有呕水嘈杂，不过酸为木郁的机理，若无木贼土败，肝病传脾的机理，即一般无木郁，热郁的不致作酸，所以要作酸，还必须兼有热，挟热——为辛酸、酸辣；虚寒不酸，但也有酸的，其酸为酸馊、酸腐。

　　面白神疲，口出冷涎——为脾虚，尤其"口出冷涎"为突出表现——脾不摄液。

　　脉沉迟——脾寒更重，虚软则虚更多。

　　受寒饮冷——侧重胃寒；劳倦过度——侧重脾虚。

　　由于感受外寒一段，不可理解为桂枝汤证，因为胃痛为一慢性病。

　　可能客寒会产生这些症状，这是或然症状，因此应懂兼治法。

　　(3)饮食不节：食滞内停，胃脘作痛，并见胸脘胀满、嗳腐食臭、不欲饮食等症。舌苔厚腻，脉来弦滑。

　　【评讲】　以胀满为主，虚证、寒证都有。

　　嗳腐食臭，不欲饮食——是其特征！若郁热或虚热则为饥而不欲食。

　　舌苔未必腻。脉滑是表示有力，兼挟热是这样，若挟寒就滑不起来。

　　胃脘痛除分别上述不同类型外，还宜注意寒热错杂之证。若肝热内郁，脾胃虚寒而痛者，症见泛酸呕吐，饥不欲食，心中烦热，而四肢不温，舌苔黄白相间，脉见弦细。

【评讲】 注意寒热错杂之证，对！阴阳寒热虚实错杂之证在临床上最多常见。肝热内郁，脾胃虚寒而痛，为寒热虚实夹杂举例而已。又如临床所见"胃溃疡"就是一个肝胃寒热虚实夹杂的例子。

治法

【评讲】 以下选方都可用，但仅为举例而已。

肝气横逆，侮脾犯胃，初起治宜泄肝理气和胃，用金铃子散⁽¹⁹⁾、沉香降气散⁽²²⁾等。

【评讲】 气滞宜舒气，而上两方以疏气为主，其中金铃子散为疏气名方。

【又评讲】 其实在临床上都是寒热虚实夹杂的，选方未必如此。

倘郁结化火，宜辛开苦降，用左金丸⁽²³⁾、化肝煎⁽²⁴⁾之类。此治肝所以安胃也。

【评讲】 左金丸为一名方，疗效高，在挟有郁热，并不是纯属木郁化火的病例可用，若肝寒挟有郁热的仍可用，此时吴萸就应重于黄连，左金丸同时还是治吞酸吐酸的名方。

若病久伤阴，舌红津少，宜滋水养肝，用滋水清肝饮⁽²⁵⁾、一贯煎⁽²⁶⁾等。

【评讲】 兼阴伤——用一贯煎。单纯阴伤胃痛，大便秘结如羊矢，用大剂滋阴剂，赖老先生^①于此方面有特长，如用大剂玄参、生地、玉竹等等。

胃痛兼阴伤的不少，而且很不易治。

肝郁甚者，往往导致气滞血凝，宜行血活血，用失笑散⁽²⁷⁾。若面色不华，脉象虚细，则宜养血柔肝，用调营敛肝饮⁽²⁸⁾加白及等。

【评讲】 用失笑散是好的，但这仍是兼用。

脾胃虚寒，宜温脾健胃，以香砂六君子汤⁽²⁹⁾为主。寒甚者，合大建中汤⁽³⁰⁾、良附丸⁽³¹⁾等。感受外寒，宜温中散寒，用小建中汤⁽³²⁾、吴茱萸汤⁽³³⁾等。

【评讲】 脾胃虚寒好治，并且能根治！

大建中汤为在又虚又寒时用。良附丸兼疏气。小建中汤好！

吴茱萸汤为肝寒犯胃方，脾胃虚寒时不好用，此时宁愿用理中汤。但方所引为吴茱萸汤（吴萸、木瓜、槟榔）。是否有误，阙疑待考。

饮食过多，食滞内停的，宜和中消食，用保和丸⁽³⁴⁾、越鞠丸⁽³⁵⁾等。若寒热错杂，宜苦辛酸并用，以乌梅丸⁽³⁶⁾为主。

【评讲】 保和、越鞠两方尚好。

乌梅丸在使用时，一定得辨明寒热错杂，并且须以肝为主，此方很好！不过应善辨善用。但胃溃疡到后期虽有寒热错杂，用此方须慎重，否则会引起出血。

补充内容

1. 肝寒犯胃　此为最多见，而又比较难以解决。

症状——脘痛牵连两胁，喜近热物，痛时欲呕，或干呕吐涎沫，或呕酸水，头眩或痛，手指厥冷，面色苍白，或黄中夹青，舌淡苔白，脉弦。

肝寒犯胃，治疗若着重在胃会吃亏，故从吴茱萸汤以针对肝为主。

肝寒犯胃，与胃寒的香砂平胃或脾寒的丁叩理中证（倾囊倒泻而出）不同——此为干呕吐涎沫，症轻时为欲呕，以干呕吐涎沫为突出！

手指厥冷，在轻者时有手足清冷，其特甚时为手足厥逆，此时应用乌梅丸、椒梅汤（《温病条辨》方：川椒（炒黑）　乌梅去核　生白芍　黄连　黄芩　干姜　人参　半夏　枳实）、椒萸理中汤。

2. 胃脘痛有因虫，尤其是因蛔虫引起，此常见又易忽略。

虫痛特征——中脘阵痛（文献有忽来忽去的描述）；时静时烦（蚘厥经文）；痛多自下而上（痛在腹部则有时梗起），按摩稍止；得食呕逆或得食痛稍止（小儿喜食香物，夜寐多龁齿流涎）；甚则吐蚘或下蚘虫；甚则痛时手足厥逆；面色乍青乍红；唇红；舌苔白有圆红点（梅花点）；脉弦或曲，或不静。

虫痛不是独立的，肝寒、肝热中均可兼挟，但有一种寒热证不及虫痛突出，如其描述然。

虫痛特征，只但俱一二点便是。

蛔厥于成年人不会少见，其发病症状多与胃痛分不开。仲师再三明言此与脏厥有别。

唇红不论寒热都会出现。

梅花点，其文献根据未查出，平的，非凸非凹，甚则有晕，呈散见性，陈修园有白花点之称，形容不好，北京方面认为梅杨舌不可靠，其实错了。

脉曲文献根据也未查明，不多见，不静比曲可靠。

针对虫，杀虫固然可以，但个人以为除专门杀虫外，还有办法杀虫——具备酸苦辣，如乌梅丸具有酸苦辛法能杀虫然。故能杀虫的药有——乌梅、黄连、干姜、花椒。

3. 心痛与胃痛夹杂不清，尽管《内经》有说明胃心痛为胃脘当心而痛，而临床上有真正心痛，其间鉴别如何呢？

胃痛与心痛文献鉴别方法是：

秦皇士《症因脉治》：痛而能食者心包络痛也；痛而不能食者，胃脘痛也。比较接近临床事实。

心包络痛与《内经》中真心痛有别，心包络痛不会是真心痛朝发夕死，此不会死。《灵枢》心包络痛症——胸痛支满、烦心、心痛。

4. 此外，专门性的冲气上逆犯胃——旋覆代赭石汤证，以及杀血心痛，因其专门，少见，故不补充。又若纯属虚寒 {脾寒——丁叩理中 / 胃寒——香砂平胃} 在疗效上，可以一剂知，二剂已。

附：吐酸　嘈杂

吐酸和嘈杂，是胃痛常见的两个症状，往往与胃脘痛并见，所以附述于此。

【评讲】　文献中吐酸吞酸独立的多，而嘈杂有的附带在懊侬中讲，独立性不大。

在胃痛中谈，应了解嘈杂并不专限于胃病。吞酸吐酸往往在肝郁中谈，尽管为肝郁，但仍与胃脘痛有直接联系，虽然有胃不痛而见吐酸吞酸的（尤其吞酸），因为其原因系与水饮郁滞分不开，故吐酸吞酸与胃直接有关。

嘈杂虽症状在胃，而其病原则截然不同，胃中有水会嘈杂，而胃中无水，胃阴亏亦乎有嘈杂，故胃脘痛中有此症状，然而不是胃脘痛。内伤阴虚证的五更嘈杂，就与胃脘痛的嘈杂为两途。

其附述意图为专谈胃脘痛中的两个症状。

吐酸，就是吞吐酸水，有寒热之分。《内经》说："诸呕吐酸，皆属于热。"以及刘河间所称："酸者肝木之味也，由火盛制金，不能平木，则木自甚，故为酸也。"都是指属热的吐酸，治宜泻肝清火，以左金丸(23)为主。李东垣认为吐酸属寒，系指脾胃虚寒，以致嗳腐吐酸，治宜温养脾胃，如香砂六君子汤(29)、吴茱萸汤(33)等，都可采用。

【评讲】　吐酸有寒热之分，提法对！且较全面。而历代文献往往偏于一边，但实际上寒热均可形成。

刘说以为无寒的成分，李重于脾胃，且重于脾胃虚，肝胃虚寒不能运化水谷，寒致令发酸，以为无热在其中，我们以为作酸决非单纯的原因，无论寒热，都不能单纯地来作酸，而为偏于寒的或偏于热的才会作酸。

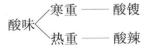
酸味 {寒重——酸镀 / 热重——酸辣}

现代认识的发酵，为一定水分与热气蕴酿变化而成，故水火两个条件具备（水火交郁）才可作酸，我们治疗只擒贼擒王，或偏于寒，治之以热药，或偏于热，治之以寒药。在临床上见酸很明显的话，则很难用一单纯方见效，而为寒热并用。

左金丸为吐酸吞酸的必用方。寒热偏重不同，其中份量亦不同，或遵六一之比，或遵三一之比，治疗胃溃疡针对酸源用左金丸，按寒热之偏而用六一之比，会见效。在酸言酸，无论寒多、热多，此方好！

香砂六君——虚多者可用；吴茱萸汤——偏于寒重，非虚，但却兼顾肝。

两方（香砂六君，吴茱萸汤）不如香砂平胃和温胆汤。

【又评讲】　个人以为《伤寒论》中的一切寒热虚实并用的方剂均属于和解法，和法主要意义为调和其寒热，调和其虚实，当然和缓意义也在其中。如柴胡、陷胸、泻心、乌梅等。

嘈杂：就是脘中饥嘈，甚则懊𢙐不可名状，或得食暂止，或食后复嘈，往往与吐酸并见。有胃热与胃寒的不同。因于胃热的，宜和中清热，温胆汤[37]加黑山栀为主。因于胃虚，宜健脾和胃，用四君子汤[38]加山药、扁豆等。如因血虚而嘈杂的，宜养血益脾，用归脾汤[39]。

【评讲】　嘈杂有胃热胃寒的不同。

嘈杂症状的描绘——如食生萝卜一样，似饥似辣，虚证往往如此。

懊𢙐包括嘈杂在内，若懊𢙐为一郁闷情况时未必有酸水，而嘈杂在胃脘痛中有酸水，故嘈杂不等于懊𢙐。

胃溃疡兼涉血分，有饥则嘈杂，杂甚则痛，饱了消化不动亦会嘈杂。

食后暂止——为一虚象；食后复嘈——又为一实象。

在胃脘痛中往往与吐酸并现，而在虚证中如五更嘈杂就不吐酸。

偏寒——水多；偏热——热郁。

胃热——和中清热——法对！温胆汤合适，如胃中停水郁热作嘈杂，用此方可与左金丸在吐酸中等同对待。此外，干姜芩连、栀子枳实亦可用，而温胆汤后加山栀则系画蛇添足。

纯属胃虚嘈杂不在胃脘痛中，若因胃虚停痰郁热，可用六君子，若因血虚而嘈杂的，就根本不在胃脘痛中。

胃脘痛中有水热互结的，非一味补之能事。

此段中因于胃虚的和因于血虚的应当作病案讨论来对待。

四、腹痛（附：少腹痛）

腹痛可兼见于某些疾病中，如痢疾、泄泻、胃痛、虫病、积聚等，已有专篇叙述，不再赘述，这里仅就单独出现的腹痛作一简单的介绍。

【评讲】　讲义中的腹痛，若作症状看则太乏，为腹痛证候中应有的内容之一、二、三，而如作疾病看，又嫌其太多。

腹痛单独出现，于寒疝、疝气比较可能，其是以腹痛为主症的疾病，然亦有佐症存在，故仍非一单独出现。

单独出现腹痛的原因，大抵可分为寒邪、郁热、食积、气郁等。《金匮要略》所说的寒疝，就是属于寒邪腹痛的范围。

【评讲】 寒邪——寒疝为例。以《金匮》寒疝举例来充实腹痛单独出现的疾病，其他则难以举出。

食积若以腹痛形式出现，莫若以伤食出现。

气郁所举不好！疝气是以腹痛为主症出现的，气郁中似有寒、热郁之分。

病因

（1）寒邪：由于寒气侵袭，或多食生冷，脾胃不能运化，以致寒积留滞。《内经》说："寒气客于肠胃之间，膜原之下，血不得散，小络急引，故痛。"《金匮要略》说："夫瘦人绕脐痛，必有风冷。"

【评讲】 叙述中前段为受寒肚子痛，与《金匮》寒疝（寒疝腹痛也属寒邪之一）很难等量齐观，而机理也有轻重之别。

《金匮》寒疝原因，一为寒积留滞；一为阳虚寒凝，并非有什么积，于此分辨不清。本来只要用偏热消导药可以胜任的，而用破积之大乌头煎，就是杀鸡用牛刀了。其机理——不仅在里，而且牵涉到肾，在阳虚寒疝中，还以肾为主。而一般肚子痛则为外受客寒。

引《内经》经文一段，客寒可解，寒积亦可解，阴寒凝滞亦可解，但有深浅程度的不同（由小络而大络而经脉），寒主凝敛，寒虽中于气，会影响到血之运行，因为中医生理唯气与血，而气为血之帅，气行则血行。

引《金匮》只能作为经典论据，说明有腹部痛是关于风冷的，而瘦人不能作为申述点，绕脐痛不是一般寒疝的代表，只是寒疝中的一个症状特征，于此申述如下：

《金匮》中绕脐痛必有风冷一语武断，固者寒积，或阴寒凝滞虽没有寒积都可以出现绕脐痛，因为寒可凝结，而肚脐为中枢地带，内通于脾，下接关元，为脾所主，又属于肾所主，故阴寒之气凝聚可出现绕脐痛与脐下痛。如三物备急丸证、温脾汤证、半硫丸证。但燥亦可结，所以《伤寒论》中大承气之燥结证也会绕脐痛，其间鉴别：

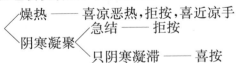

《内经》引文与《金匮》引文有轻重之别，《内经》所述为客寒多，但寒积亦可援引，《金匮》则为寒结或阴寒凝滞所致。

（2）气郁：每因恼怒忧思过度，情怀不畅，肝失条达，逆而乘土，中气郁滞所致。

【评讲】　一般气郁是否突出显示腹痛？下段所述是谈木土不舒的症状。很难体会它是一个疾病。

疝气（如天台乌药散证）也脱离不了寒疝，但主要为肝气不舒的问题。此段所述太泛泛言，我们的印象：此为有气机阻滞的腹痛。

木克土为木郁不能疏土，而形成这个原因如停痰饮水等等很多。

（3）食积：饮食不节、或饥饱不时，以致食物不化，停阻而痛。或膏粱酒食，过嗜辛辣，以致热结肠胃，大便不通，如《内经》所说："热气留于小肠，肠中热，瘅热，焦渴，则坚干不得出，故痛而闭不通矣。"

【评讲】　食积很常见，腹痛在食积中只是作为一个症状，而作为疾病言，莫若称为伤食。伤食中除外了寒滞而专谈热滞，此作热滞看，对！《内经》解释为对热积热滞腹痛言。

辨证

腹痛拒按，或食后痛甚者为实；

【评讲】　此热偏多，寒也有。

喜按，或得食则减者为虚。

【评讲】　胃痛、腹痛均如此辨。

走窜攻痛，痛无定所，或痛时有形，痛止则散者，属气。若痛处不移，按之有块，始终不散者，属血。

【评讲】　属气之辨很好！属血之辨也好！

腹痛也有兼涉血的原因，为应以其他病证为主而有腹痛一症的。

再根据症状，辨寒热，辨新久，辨浅深，方能正确论治。

【评讲】　此应记住！

寒积腹痛：有轻重之分，轻者，痛易消失，较重者，则腹痛不止，遇冷则痛甚，欲得热熨则较舒。

【评讲】　寒积腹痛，标题不好，只言寒邪就行。有轻重之分，对！

口不渴，小便清利，或大便溏薄，舌苔薄白，脉弦迟。

【评讲】　口不渴，小便清利，大便溏薄，对于分辨寒热，不独腹痛，都可适用。

脉弦——寒凝腹痛，为肝之脉，肝风、肝寒、肝热都可出现。病因所至，一为饮，一为阴寒，而一般寒则未必然。

《金匮要略》寒疝病："寒疝，绕脐痛……手足厥冷，其脉沉弦。"这时阴寒独盛于内，其病更甚。又如："寒疝腹中痛，逆冷，手足不仁；若身疼痛，灸刺诸药不能治。"这就是内外皆寒的现象。

【评讲】　寒疝——阴寒腹痛是在绕脐处。

脉沉弦为里寒重，不得以客寒论，纵使内外相引，似以阴寒独盛于内为主。

《金匮》后段引文为表里俱有寒，应联系《伤寒论》下利清谷，身体疼痛条谈。灸刺诸药能治，非不能治，而且治得快！

本病具有发作性，如《诸病源候论》寒疝候说："遇寒即发，故名寒疝也。"

【评讲】　此说指出了发作性。

《金匮要略》又提出"寒疝腹中痛，及胁痛里急"等症状，多见于妇人产后受寒所致。

【评讲】　此为阴寒寒疝腹痛证，凡肝肾虚寒，即有胁痛里急，腹中寒痛，脉细弦，不独妇人产后受寒，男子亦不少，可联系《伤寒论》厥阴篇，此时用当归四逆合吴茱萸生姜汤辄效。

气郁腹痛：每遇忧虑恼怒，肝木乘脾，其痛易发，脘闷腹胀，得嗳气或矢气，痛即减轻，脉象弦细。

【评讲】　此叙症若用于胃脘痛是一好文章！

作为鉴别气郁，寒痛未必胀，六淫中湿作胀多，热主丰隆亦胀，寒而胀则兼湿，气血或情志中，气突出时为胀非痛。气痛而痛甚者——寒或挟 〈 热 / 血瘀

气机不舒——胀多。

脘腹胀闷，得嗳气或矢气，痛即减轻——此为气机郁滞。

脉弦为气机（肝气）不舒，但未必细。

天台乌药散证比此要重些。

食积腹痛：脘腹胀满疼痛，甚则拒按，恶食嗳腐，或痛而欲泻，泻后痛减，苔腻，脉滑；若热结肠胃，便闭不通，则胀痛更甚。

【评讲】　食积腹痛特点——脘腹胀满疼痛，甚则拒按，恶食嗳腐。

泻后痛减 —— 鉴别 〈 虚寒下利 —— 越泻越剧 / 食积下利 —— 泻后痛减。

苔腻不及苔厚；脉滑为有力，未必滑。

【总评讲】　本讲义用六淫作提纲不全面。用腹痛作症状，以病所为提纲，分大腹痛，侧重脾胃；小腹痛，侧重肾，膀胱也有；少腹痛，侧重肝。再围绕这个中心去提病因，就比较完全，文献也是这样。此则以病因为提纲，况且除外疾病，所以就很不完全。

治法

寒积腹痛，宜温中散寒，用良附丸[31]，重证阴寒独甚，宜辛温散寒，大

乌头煎⁽⁴⁰⁾主之。若内外皆寒者，兼宜解表，乌头桂枝汤⁽⁴¹⁾主之。若寒气上逆而呕者，宜温中和降，附子粳米汤⁽⁴²⁾主之。腹痛时发时愈，久则脾胃必虚，则当着重温养脾胃，用小建中汤⁽³²⁾。血虚内寒的，宜温补精血，用当归生姜羊肉汤⁽⁴³⁾。

【评讲】　内外皆寒，还必须判别轻重，未必用乌头桂枝。

温养脾胃用小建中汤比较常见。

血虚内寒，当归生姜羊肉汤很好！不独妇科，男子亦有。而当归四逆合吴茱萸生姜汤为血分少、气分多。

忧虑气郁，肝木乘脾的，宜酸以敛肝，甘以和脾，用芍药甘草汤⁽⁴⁴⁾为主。若痛连胃脘，呕吐不食的，宜和胃降逆，用新定吴茱萸汤⁽⁴⁵⁾为主。

【评讲】　衔接肝木乘脾，还不如用逍遥散，当然逍遥散又不是治肚子痛的。

芍药甘草汤在腹痛中为和营止痛。

伤食之后，脘腹胀满，疼痛轻微的，宜和中消食，用保和丸⁽³⁴⁾，痛较甚而大便不畅的，宜行气导滞，用厚朴三物汤⁽⁴⁶⁾、枳实导滞丸⁽⁴⁷⁾等。

【评讲】　食滞用保和丸好！且常用。

【后评讲】　腹痛还应包括肠痈、盲肠炎初起者。

中医目前情况下，若以腹痛作疾病很难谈，处于目前情况，应该是疾病与症状并存。

附：少腹痛

少腹处于下焦，为足厥阴肝经之所属，更为冲任二脉之所起，故少腹痛多见于疝瘕、奔豚、癃淋、肠痈等疾患，以及妇女经带诸病；若因肝经之气不和，多属下焦受寒之病，少腹拘急而冷痛，脉沉紧，苔白滑，治当泄肝温通，用金铃子散⁽¹⁹⁾加吴萸、肉桂、细辛、茴香、青皮之类。妇人少腹痛，多因瘀血，每见于经产，或经来不畅，或产后恶露不净，以致少腹胀痛拒按；亦有经闭不通，日久之后，少腹结瘀成块而痛。治当活血通瘀，桂枝茯苓丸⁽⁴⁸⁾加减治之。

【评讲】　少腹痛机理——为足厥阴肝经之所属，更为冲任二脉之所起。

少腹痛认为是两侧则牵涉冲脉多。

少腹痛以血分占极大多数。

五、腰　　痛

腰为肾之府，肾虚则腰痛；但亦有因外感寒湿或湿热引起的，《金匮要略》

五脏风寒积聚篇中有肾着一证，即属此类。兹就此二者加以讨论。

【评讲】　本讲义掌握了临床常见，此为一疾病，非一症状。

以腰痛单独存在作为病例而又常见的就是：一为肾虚，一为有湿（无论寒热）两个。外感证以腰痛为主，算寒湿与湿热，此可算是腰痛的疾病。当然外感证又不只有寒湿与湿热腰痛，如太阳病有腰痛，而以发热恶寒为主，故此不能算作是腰痛的疾病。

肾着一证原因侧重寒湿，但仍有肾虚成分，慢性肾脏炎不得以肾着论。

病因

腰痛之因于寒湿外侵者，每由于坐卧冷湿之地，以及"身劳汗出，衣（一作表）里冷湿，久久得之"（《金匮要略》）。

【评讲】　坐卧冷湿之地，有文献根据，《金匮》条文为肾着条文。

"汗出入水中浴"，冒雨，走泥泞湿地等，都可造成腰痛。不过，上述为寒湿一方面的主要常见原因。

在长夏每因湿热所侵，属湿阻经络，使气血流行不畅而作痛。

【评讲】　此为湿热腰痛常见原因，但其语焉不详，试申述如下：

湿热腰痛未必得于长夏，而长夏湿热亦未必使人腰痛。固然长夏季节暑湿交蒸时期，容易产生腰痛，但应有居住因素、饮食因素、本身的因素（如阳虚的受湿，还会从寒化而成寒湿）。

湿阻经络，使气血流行不畅而作痛——此为寒湿、湿热产生腰痛的机理。湿热交蒸成浊反应如此，寒主凝，兼湿也有浊。

若遗滑房劳致肾精耗伤，亦使肾虚而痛。《内经》说："转摇不能，肾将惫矣。"就是指肾虚腰痛的重症而言。

【评讲】　肾虚往往因遗精、房劳致虚，其经脉得不到充养而痛。

【后评讲】　就病而言，此抓住了要点。

若以症状言，兼涉其他发病机制，需要补充很多。若以疾病言，则仍有补充的余地。如：

牵涉外科而又不纯属外科——闪挫、岔气（其出处待查，为咳嗽、呵欠、喷嚏、大笑、大哭等抑住气，其机理与闪挫同）而致痛。

内科中瘀血致成腰痛，这在妇科（经期前后）中多，男科亦有。

外科的跌仆损伤成腰痛，此均以腰痛单独出现，文献中有，临床上也常见到。

临床上无论寒湿、肾虚等腰痛，应注意除开血分，有瘀血的不及上面虚实两个常见。

辨证

外感寒湿，初起觉痠痛重着，转侧不利，渐渐加重，虽睡卧亦不稍减，遇阴雨之时，辄复增剧。脉沉舌薄白，

【评讲】 初起觉痠痛重着——湿证不以痠突出（肾虚时则特别突出！），当然也可能兼痠者。有湿时重痛突出，甚至连脚也重，而外感风寒无湿则腰痛不重。

腰痛多数转侧不利，即使肾虚腰痛也转侧不利，寒湿腰痛转侧不利为特重；转侧不利，转动而痛为有瘀血；转不动，若不很严重（无论寒湿或湿热腰痛），于坐久、睡久反不舒服，希望走动，此为湿欲通未通之时，活动可帮助其通经，而肾虚则欲坐、欲睡。

虽睡卧亦不稍减——此与肾虚可作鉴别，此为属实，经络阻塞。

遇阴雨之时，辄复增剧——湿腰痛非常准确！

脉沉——符合机理，不过未必沉。舌薄白——湿重苔会厚。

《金匮要略》说："肾着之病，其人身体重，腰中冷，如坐水中，形如水状，反不渴，小便自利，饮食如故，病属下焦……"此系湿邪偏重之症，其脉沉迟，舌必白腻。

【评讲】《金匮》此段不仅湿重，而且阳虚，非一般湿重腰痛。

腰中冷——此条自觉症状，肾虚风湿、寒湿非常突出。

形如水状——有点浮肿，像水肿状，而非水肿。

反不渴——水证真正停水，水不化气会口渴，这证明形如水状并非停水，故反不渴。

小便自利——肾为二便之关，肾若真正停水，关门不利，故聚水而从其类。水湿同类，但有程度不同，虽然慢性肾脏炎、肾阳虚，金匮肾气丸证，尽管有水肿，但小便未必不利，甚至夜尿反多，然而此为变例，不是常例，此则从常例显示肾水与肾着的区别。

饮食如故——脾属中土，脾恶湿，有寒湿本会侵犯脾脏。今饮食如故，说明湿重点着于肾，而非着于脾胃，非中焦受湿，而为湿在下焦。

引文说明寒湿特别重。

以上均为寒湿一面的症状，前段为一般寒湿症状，其突出症状则借《金匮》条文说了。《金匮》所叙症状，并非一般寒湿都有。

若为湿热所侵，则腰髋弛痛，脉象濡数，舌苔黄腻。

【评讲】 腰髋弛痛——湿热不攘，大筋软短，小筋弛长，固可以有，但这只是如肾虚之无力，非肾虚之无力。这不突出，临床上不及胀痛多见。

湿热往往有胀痛，甚则内部觉热，得冷物敷之舒服，同时小便较黄，甚至

小便还比较短。

湿热兼涉血分——为抽掣痛；瘀血——为锥刺痛。

脉濡数，舌苔黄——可能有的。

肾虚而致腰痛，兼现腿膝无力，遇劳则痛，卧则减轻。

【评讲】 肾虚腰痛，多为痠软而痛，其痛不甚，妇科中很常见，男科中也有，不耐久坐久行，遇劳则痛，卧则减轻。

如偏于阳虚，则少腹拘急，脉虚弱或沉细，舌色淡白；

【评讲】 少腹拘急，得温暖稍舒。

脉虚弱或沉细——常见；舌淡白——与阴虚可作鉴别。

如偏于阴虚，可见心烦失眠，口燥舌红，脉象细数。

【评讲】 此叙症一般。临证可见习惯性便秘，多见梦遗，作为其鉴别点。

腰膝无力，不耐劳，甚则有抽掣痛。

心烦失眠，口燥舌红，此为一般鉴别。

脉细，未必数，肾阴虚、阳虚腰痛都可遗精，但阴虚则更多见梦遗。

治法

寒湿腰痛，宜温化寒湿，用甘姜苓术汤[49]；如不应，则宜祛寒行湿，用独活寄生汤[50]为主。

【评讲】 "如不应"应删掉！因为前方重而后方轻，应为：偏于风湿着于筋脉，独活寄生汤主之。独活寄生汤为治风湿入筋脉的一个好方！

肾着——风湿不仅入筋脉，而且脏器亦为湿气所困。

湿热腰痛，宜清热化湿，加味二妙汤[51]为主。

【评讲】 此方合法，还应该在湿热中求药，其他如木瓜、桑枝等可兼用。

若肾虚兼有湿热——可加金毛狗脊。加味时应分辨湿入脏多，还是在筋脉多。

肾虚腰痛，偏于阳虚的，宜温补肾阳，如金匮肾气丸[52]、景岳右归丸[8]，均可应用；又如青娥丸[53]，药性和平，也是常用之方，可以配合施用。

【评讲】 阳虚中的金匮肾气丸和右归丸常用，青娥丸方意好，但药味不够，须在肾虚中补充药，如参考虎潜丸，这可作为法。

偏于阴虚的，治以滋阴清火，如大补阴丸[54]等。

【评讲】 阴虚用大补阴丸好！比青娥丸效果大，还须补充走筋脉药。

结语

诸痛有外感内伤以及虚实、寒热、气血之分。外感多实，实者，邪留经络，络道闭阻；内伤多虚，虚者，气血不足，经络失养。以上为发生疼痛的两个主要因素。因此，在治法上实证当以祛邪为主或用去瘀行气；虚证当以调养气血为主。

【评讲】　此可作腰痛看待，但又不独腰痛然，诸痛亦然。

痛为气血两个界限，牵涉血分须去瘀，但气为血之帅，故去瘀亦兼行气。

调气养血于腰痛突出，腹痛不然。

诸痛的部位不同，与各个脏器的关系也不同。例如，头居高巅，下虚则上盛，故头痛每与肝肾有关。胸居膈上，为心肺之分，故胸痛每见咳嗽喘促之症。胃主纳谷，肝气郁滞，饮食所伤，均能引起胃痛。胁为肝经循行之区，故胁痛每与肝病有关。腹为脾胃所属，故饮食不节，都能发生腹痛。腰为肾之府，故气滞寒疝肾虚之人及外感寒湿或湿热所侵，皆能导致腰痛。

【评讲】　诸痛的部位不同，与各个脏器的关系也不同，好！应注意。此为认识痛证的要诀！

痛往往只能作为症候处理，要辨，首先用部位分，故问痛处，辨部位，因为其产生的部位与所属脏器的牵涉有关，如大腹、小腹、少腹之分而知其牵涉的有关脏器。这样，虽不中亦不远（《内经》所举症状，在外与经脉地带有关，在内与脏腑所属部位有关，因而认识痛必须从部位着手）。

下面举例：头痛——不好！头痛应以经脉为主，与肝肾有关模糊。

胸痛——好！胃痛也好！胁痛——可以，扼住了其主要处。腹痛——也可以。腰痛——都对。

先部位，再研究病情（喜恶）、病势，这样，对痛证就有比较明确的认识。

补充内容

有瘀血腰痛在男科中于跌仆多见，而在寒湿、湿热、肾虚中，有时都可兼挟瘀血，虽然其常见不及讲义所举，但又不能不明确其特征：

瘀血——腰间痛如锥刺；日轻夜重，甚或大便色黑，痛有定处，拒按，或左右有所偏重。以上但现一症便是，不必悉具。

若兼有瘀血，其治法就不同，应去瘀，最低限度为和血定痛。

岔气——或咳嗽一声，或因悲哭啼泣，或抬举重物（抬举重物，名之闪挫可，其他不可），以致腰痛气滞不能转侧及不能出气者，可用药取嚏，此为一独立腰痛的病例。

附方

(1)川芎茶调散：薄荷　川芎　羌活　甘草　白芷　细辛　防风　荆芥　茶调服。

(2)桑菊饮：桑叶　菊花　杏仁　甘草　桔梗　芦根　连翘　薄荷

(3)神术汤：苍术　藁本　川芎　羌活　白芷　甘草　细辛　姜　葱

(4)清空膏：羌活　黄连　防风　柴胡　川芎　甘草　黄芩

(5)清震汤：升麻　苍术　荷叶　陈皮　甘草

(6)杞菊地黄丸：熟地　山药　萸肉　丹皮　茯苓　泽泻　杞子　菊花

(7)左归丸：即右归丸去附子、肉桂、当归、杜仲，加龟板胶、茯苓、牛膝。

(8)右归丸：鹿角胶　甘杞子　菟丝子　熟地　山药　山茱萸　杜仲　当归　附子　肉桂

(9)天麻钩藤饮：天麻　钩藤　生石决　山栀　黄芩　牛膝　杜仲　益母草　桑寄生　夜交藤　朱茯神

(10)当归龙荟丸：当归　龙胆草　栀子　黄连　黄柏　黄芩　大黄　青黛　芦荟　木香　麝香　蜜丸。

(11)半夏白术天麻汤：半夏　白术　天麻　陈皮　茯苓　甘草

(12)栝蒌薤白白酒汤：栝蒌实　薤白　白酒

(13)橘枳生姜汤：橘皮　枳实　生姜

(14)茯苓杏仁甘草汤：茯苓　杏仁　甘草

(15)乌头赤石脂丸：蜀椒　乌头　附子　干姜　赤石脂

(16)薏苡附子散：薏苡仁　大附子

(17)逍遥散：当归　白芍　白术　柴胡　茯苓　甘草　薄荷

(18)清肝汤：白芍　当归　川芎　山栀　丹皮　柴胡

(19)金铃子散：金铃子　玄胡索

(20)旋覆花汤：旋覆花　新绛　葱

(21)复元活血汤：柴胡　栝蒌根　当归　红花　甘草　山甲　大黄　桃仁

(22)沉香降气散：沉香　砂仁　香附　甘草

(23)左金丸：吴茱萸　黄连

(24)化肝煎：青皮　陈皮　芍药　丹皮　栀子　泽泻　贝母

(25)滋水清肝饮：生地　萸肉　茯苓　归身　山药　丹皮　泽泻　白芍　柴胡　山栀　大枣

(26)一贯煎：北沙参　麦冬　当归身　生地黄　甘杞子　川楝子

(27)失笑散：蒲黄　五灵脂

(28)调营敛肝饮：归身　白芍　阿胶（蛤粉炒）　杞子　五味子　川芎　枣仁　茯苓　广皮　木香　姜　枣

(29)香砂六君子汤：人参　白术　茯苓　甘草　半夏　陈皮　木香　砂仁

(30)大建中汤：蜀椒　干姜　人参

(31)良附丸：高良姜　制香附

（32）小建中汤：桂枝　芍药　甘草　生姜　大枣　饴糖

（33）吴茱萸汤：吴茱萸　人参　生姜　大枣

（34）保和丸：山楂　神曲　茯苓　半夏　陈皮　莱菔子　连翘

（35）越鞠丸：香附　苍术　川芎　神曲　栀子

（36）乌梅丸：乌梅　细辛　桂枝　附子　人参　黄柏　干姜　黄连　蜀椒
当归

（37）温胆汤：竹茹　枳实　半夏　橘红　茯苓　甘草

（38）四君子汤：人参　白术　茯苓　甘草

（39）归脾汤：人参　白术（土炒）　茯神　枣仁（炒）　龙眼肉　炙黄芪
当归　远志　木香　炙甘草　生姜　大枣

（40）大乌头煎：乌头　蜜

（41）乌头桂枝汤：桂枝汤（桂枝　芍药　甘草　生姜　大枣）加乌头

（42）附子粳米汤：附子　半夏　甘草　大枣　粳米

（43）当归生姜羊肉汤：当归　生姜　羊肉

（44）芍药甘草汤：芍药　甘草

（45）新定吴茱萸汤：人参　吴茱萸　川连　茯苓　半夏　木瓜

（46）厚朴三物汤：厚朴　大黄　枳实

（47）枳实导滞丸：枳实　白术　茯苓　黄芩　黄连　大黄　泽泻　神曲

（48）桂枝茯苓丸：桂枝　桃仁　茯苓　丹皮　芍药

（49）甘姜苓术汤：甘草　干姜　茯苓　白术

（50）独活寄生汤：独活　桑寄生　秦艽　防风　细辛　川芎　当归　杜仲
牛膝　人参　茯苓　桂心　地黄　芍药　甘草

（51）加味二妙汤：生黄柏　苍术　牛膝　槟榔　泽泻　木瓜　乌药　归尾
黑豆　生姜

（52）金匮肾气丸：熟地　山药　山萸　丹皮　茯苓　泽泻　附子　桂枝

（53）青娥丸：破故纸　杜仲　胡桃肉

（54）大补阴丸：黄柏　知母　熟地　龟板　猪脊髓和蜜为丸。

注：

①赖老先生：全名赖良蒲，已故江西著名中医。

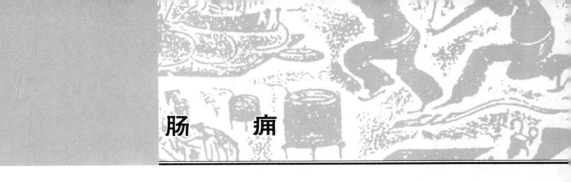

肠　痈

概论

肠痈是肠内生痈而腹部疼痛的病证。

【评讲】 肠痈是一个疾病，应分小肠痈与大肠痈。讲义内容隐隐有些针对阑尾炎，但小肠痈与阑尾炎不同。不过，个人经验较少。

《金匮要略》早有关于肠痈的记载。因其发生的部位不同，故有大肠痈与小肠痈之分；但由于性质相同，因此后世通称为肠痈。此外，又因其症状上所表现的特点不同，而又有"缩脚肠痈"和"盘肠痈"等名称。其名虽异，而在治疗上还是一致的。

【评讲】《金匮》上并未分出大、小肠痈。所谓"性质相同"，系指寒热虚实言。

病因

1. 由于饮食不节而造成　《冯氏锦囊》论："肠痈是膏粱积热所致。"陈实功也认为："饥饱劳伤，负担重物，致伤肠胃……或生冷并进，气血乖违，湿动痰生，多致肠胃痞塞，运化不通，气血凝滞而成。"因为暴饮暴食，不知节制，则肠内痞塞，运化无权，以致气血凝滞，郁结为热，留积不散，肉血腐败，化而为脓。

【评讲】 一偏于热，热积；一偏于冷，冷积。热积与冷积都可形成湿与痰的病理产物，而致肠胃痞塞、气血凝滞。附带有负担重物，就有气机奔迫的机理，其结果也造成肠胃痞塞、气血凝滞。

2. 由于劳伤过度或跌仆损伤所致　《外科正宗》载："暴急奔走，以致肠胃传送不能舒利，败血浊气壅遏而成。"《外科医镜》说："登高蹲下，跳蹦挫跌，致瘀血凝阻肠中而成肠痈。"这说明劳伤跌仆，易使气滞血凝，郁留日久，以致成痈。

【评讲】 跌仆损伤是一个独立的因素。首先因为外伤造成瘀血，其结果也是造成阻塞（直接由瘀血阻塞）。

劳伤过度与病因[1]中的负担重物是一个因素。而食积（热积与冷积）也是一个独立因素。

3. 由于妇人产后所致　陈实功说："妇人产后，体虚多卧，未经起坐。又或坐草艰难，用力太过，育后失逐败瘀，以致败血停积肠胃结滞而成。"这说明了产后败瘀不化，蕴积于肠而成肠痈。

【评讲】　其实，这也是瘀血因素。不过，因为其在产后而有虚的成分。其特点——是瘀血因产后虚了而有停积——血虚兼停有瘀滞。

根据以上三种情况看来，肠痈的病理，不外湿热与瘀血，所以，陈实功说："夫肠痈者，皆湿热瘀血流入小肠而成也。"根据一般临证经验：由湿热形成的发病迅速；由寒邪与瘀血引起而转化湿热的，发病缓慢。

【评讲】　总之，造成肠痈的原因，不外食积与瘀血，食积中分冷积与热积，瘀血有纯实证，也有血虚兼停瘀滞。

"不外湿热与瘀血"——此缺少食积，应为食积与瘀血为主。

要腐化的机理，未有不关乎血分，未有不关乎热的，但有所侧重。

因湿热形成的发病迅速，此隐隐针对阑尾炎。

由寒邪……转化为湿热的，不得言其病的性质属于热，有侧重不同，视其偏寒偏热。

辨证

本病在辨证上，一般可以分为三个阶段来辨别：①痈脓未成；②痈脓已成；③溃脓。前二个阶段，《金匮要略》已经说得很明白："肠痈之为病，其身甲错，腹皮急，按之濡，如肿状，腹无积聚，身无热，脉数，此为肠内有痈脓。"

【评讲】　其身甲错——为瘀血鉴别点，说明已入血分了。

腹无积聚——积聚系指块状物，非食积也。

身无热而脉数——此为有内热存在。要化脓是会发寒热的，是会有块状物。

此根据肌肤甲错，如肿状，脉数来辨别。讲义列为偏寒性的痈疡，并且相当近似于慢性阑尾炎。

又说："肠痈者，少腹肿痞，按之即痛如淋，小便自调，时时发热，自汗出，复恶寒，其脉迟紧者，脓未成，可下之，当有血；脉洪数者，脓已成，不可下也。"

【评讲】　此在《金匮》中偏于热。而加上缩脚肠痈，很像急性阑尾炎。

痛如淋——痛的程度如淋证病人那样拒按。

小便自调——为有瘀血的谛证！此可联系《伤寒论》："太阳病，身黄，脉沉结，少腹硬，小便不利者，为无血也；小便自利，其人如狂者，血证谛也"及"伤寒有热，少腹满，应小便不利，今反利者，为有血也。"来读。

时时发热，自汗出，复恶寒——气血有所阻滞，因而脉表现为迟而有力。此为急性肠痈很确切的描绘！

前一条是属于慢性而肠内已有脓液积聚；后一条是属于急性而肠内脓液尚未形成。

【评讲】《金匮》前一条属于慢性肠痈脓，偏于寒；后一条属于急性肠痈脓，偏于热。急性发作有脓已成，脓未成的，脓已成还有溃的。

如脓成以后，或可以出现脓自脐中出，绕脐生疮，大便出脓血，脐突腹胀，转侧闻水声等严重情况。

【评讲】 此段脓成以后的叙症描绘，为脓成且已溃。《金匮》中没有，而很多文献中有此记载。

【后评讲】 根据《金匮》辨寒热，辨脓已成、未成，应熟记！有参考价值。

治法

本病的形成，由于湿热瘀滞壅遏而成，因此，治疗的原则不外以清热化湿、祛瘀通便为主。

【评讲】 总的机制脱离不了积与瘀酝酿蒸变，阻遏气血。

如初起痈脓未成，用大黄牡丹汤[1]下之；或活血散瘀汤[2]以和利之。

【评讲】 急性偏热，脓还未成——大黄牡丹汤下之。

注家对《金匮》"肠痈者，少腹肿痞，按之即痛如淋，小便自调，时时发热，自汗出，复恶寒，其脉迟紧者，脓未成，可下之。当有血；脉洪数者，脓已成，不可下也。大黄牡丹汤主之。"此条意见一致以为大黄牡丹汤紧接着"可下之"句后，活血散瘀汤接"不可下之"句后。不可下之，《金匮》未尝出方。《金鉴》以为可内消，故以 ⎰ 脓未成 —— 可急下 ⎱ 为原则。
⎰ 脓已成 —— 内消、排脓 ⎱

如病势缓和，不须攻下的，可用清肠饮[3]。此外，张景岳的肠痈单方[4]亦可采用。

【评讲】 在可下之的阶段，有偏于热毒重，而食积（积热）又不及大黄牡丹汤那么重，此时可用清肠饮。

近代已经有人做过，使用肠痈单方（红藤煎用酒蒸，饮醉任其睡），治疗急性阑尾炎，疗效很高。

如失去治疗或不能及时控制，竟至形成痈脓，则在治疗方面，忌用攻下，宜以活血破瘀消肿为主。

【评讲】 此段为偏于寒积，或偏于有点虚的瘀滞，偏于慢性的，其中又分一为脓成未溃；一为脓成已溃。

偏寒或慢性未必尽为失去治疗或不能及时控制，还有发病条件不成熟，热并不重，体虚，邪正不能相搏，相安无事，所以不溃。

如脓成日久不溃，用薏苡附子败酱散⁽⁵⁾以温发之。

【评讲】 脓成日久不溃——此为偏寒一点。且兼体虚，不易排脓。

薏苡附子败酱散不仅可用于脓成久久不溃，就是溃而久久不能收口者仍可用。

有一种处在将溃未溃硬结的阶段，薏苡附子败酱散嫌其力还不足，用该方加马钱子（川木别）治疗，此不是用在治腹内，而为肛漏，不是阑尾，而是直肠。这是由推论而想到的，可见推论是不科学，但仍不可废止。

温发之——为温通解毒。

如脉见洪数，病势较急者，可用薏苡仁汤⁽⁶⁾凉血破瘀。

【评讲】 唐容川对薏苡仁排脓力强认识清楚。

如病势发展至溃脓时期，一般多见虚象。

【评讲】 见虚象就应助气助血。由此可知，以为化脓发炎就是有热，而动辄用什么盘尼西林之类，这是深恶痛绝的。把中医的补托法丢之于九霄云外，对于半阴半阳的固者是延长其病程，而对于阴毒，则会置人于死命（阴毒应用阳和解凝法，非但助血助气而已，还要用热药。）

如腹濡而痛，时时下脓，是脓毒未清，用牡丹皮散⁽⁷⁾。如脓从脐出，腹胀不除，饮食减少，面白神疲，此气血两虚，用八珍汤⁽⁸⁾加黄芪、肉桂、丹皮、五味子敛而补之。

【评讲】 牡丹皮散为助气助血。

脓何以溃而不清？中医以为正气不足以与邪相搏击，溃脓又不熟，而内消又不成，须助其气血，帮助正气驱邪外出。

一切溃疡或多或少都有虚实夹杂，虚中夹实（实中夹虚不论），但擒贼擒王，而达到正足邪自除的目的，如八珍汤加味然。八珍汤加味中的丹皮，甚则可以不加。

结语

肠痈是内痈的一种。以其部位不同，而有大、小肠痈之分。但在治疗上大都相同，故统称为肠痈。

本病的形成，主要由于湿热与瘀血壅遏所致，在发病过程中，由于湿热者，其病迅速；由于寒凝瘀滞而转化为湿热者，其病缓慢。治法当辨其有脓无脓以及溃脓的不同情况，脓未成的，可用祛瘀攻下，脓已成的。则下法在所当禁，宜用活血破瘀消肿等法。如脓已溃破，每多出现虚象，当补虚解毒排脓。

【评讲】 治法当辨一语，应注意！有参考价值。

脓未成，可下之，为下其热，杀其热势，可以不化脓；若脓已成，溃破须一定阶段，此时热势已弱，须借正气排脓，故禁下毋伤正气！

补充内容

大小肠痈文献鉴别点：

(1)《疡医大全》引《内经》：天枢隐隐痛者，大肠疽；其上肉微起者，大肠痈。关元隐隐痛者，小肠疽；其上肉微起者，小肠痈。

(2)《辨证冰鉴》：右足屈为大肠痈；左足屈为小肠痈。

(3)《类证治裁》：小便出脓血小肠痈；大便出脓血为大肠痈；脓从脐出为盘肠痈。

(4)《疮病全书》：脐中坚硬，小便疼痛，下利无度（小肠痈证）。

【评讲】 (1)说以天枢与关元部位区分可能有些价值；(2)说觉得价值不大；(3)说好像有些是，但未能信之；(4)说脐中部位可信，小肠主分清别浊，有热则疼痛，因而所叙症状有些相信。

附方

(1)大黄牡丹汤：大黄　牡丹皮　桃仁　瓜子　芒硝

(2)活血散瘀汤：川芎　归尾　赤芍　苏木　丹皮　枳壳　瓜蒌仁　桃仁　槟榔　大黄

(3)清肠饮：金银花　当归　地榆　麦冬　玄参　甘草　苡仁　黄芩

(4)张景岳肠痈单方：先用红藤一两许，以好酒两碗，煎一碗，午前一服，醉卧之；午后用紫花地丁一两许，亦如前煎服，服后痛渐止为效。

(5)薏苡附子败酱散：附子　薏苡　败酱草

(6)薏苡仁汤：薏苡仁　芍药　当归　麻黄　桂枝　苍术　甘草　生姜

(7)牡丹皮散：人参　黄芪　丹皮　白芍　茯苓　薏苡仁　桃仁　白芷　当归　川芎　甘草　官桂　木香

(8)八珍汤：当归　芍药　川芎　地黄　人参　甘草　白术　茯苓

疝气（附：奔豚气）

概说

疝，据古书记载，有两种不同涵义。一为指腹中攻击作痛之病；一为指少腹痛引睾丸或睾丸肿痛之病。

【评讲】 这是一个疾病的提法。讲义称有两种不同的涵义，对！一为以腹痛为突出主症；一为少腹（肚角）痛引睾丸（此为小肠疝），或睾丸肿痛（此为规规矩矩的睾丸疝）。一般文献均包括腹中疝与睾丸疝，腹痛中的寒疝并不少见也不算顶多，而小肠疝与睾丸疝在近代较常见。

《内经·骨空论》："经脉为病，男子内结七疝。"七疝，系指厥疝、冲疝、疝瘕、狐疝、癀疝、癀疝、癫疝而言。

【评讲】 文献一般只讲七疝，其名称也不一。《内经》男子内结七疝，后遵者多。不过，在临床上可不必从《内经》中的七疝着手。

而《金匮要略》之寒疝，但指腹痛，故载于腹痛篇。

【评讲】 讲义把寒疝归在腹痛门，故只为睾丸疝，包括肾囊。因其着重肾囊与肾子，故从后述张子和七疝之说，但又除外了其中的筋疝和血疝。

《诸病源候论》所称七疝为厥疝、癥疝、寒疝、气疝、盘疝、胕疝、狼疝等。至于张子和所论七疝：如寒疝、水疝、狐疝、筋疝、血疝、癀疝、气疝等，他是依据前人理论结合临证经验，加以推详的。所述除血疝、筋疝属于外科疾患外，大都属于痛引睾丸的疝气。

【评讲】 张子和所论七疝，这也未见得是持平之论，因为《内经》、《金匮》的疝还包括了腹中疝，这在临床也未必不常见，只是从后一种睾丸疝来说，张氏所分的比较接近临床事实。

另外，还应知道，无论哪种七疝，在临床上都未必全部能碰到，况且文献上七种疝的主要症状及其鉴别有时也不太清楚。

就侧重睾丸疝来谈，临床上能见到的为水疝、狐疝、气疝等。

奔豚气与《内经》所举冲疝之症状（从少腹上冲心而痛，不得前后为冲疝）颇有相似之处，故附论于此，以资辨别。

【评讲】 奔豚气，大家都似乎承认它就是疝气，但又感到模糊。如肾之积曰奔豚，其积在何处？如何形成此病变？其为气分病如何牵涉积？积是否为水？若为水疝，这两者（水疝与奔豚气）又是否为一？

病因

疝病虽说是任脉为病，但与肝的关系也最密切，《内经》也说："肝足厥阴之脉过阴器，抵少腹……丈夫癞疝，妇人少腹肿，是主肝所生者。"张子和说："诸疝皆归肝经。"确有其理。

【评讲】 后世文献总结病因病机都着重肝肾，《内经》更专门指出经脉为病而且又特别指出此是任脉病，实际上我们是要强调一下肝肾，而与经文所说任脉为病是否有矛盾？其实应为一个，因为脱离经脉说脏腑，或脱离脏腑谈经脉都不全面。而言疝尤其侧重为肾囊肿大或睾丸偏坠甚至小肠疝气，这与其说是脏腑为病，不如说是经脉为病更贴切（寒疝腹痛，当然是脏腑为病）。因而有些顽固杂病发作虽剧烈，但又不致致人于死命的，其病多发作在经脉，这不独疝然。故因为对经脉研究不清楚，影响对发病机制认识不够深透，所以对一些顽固杂病治疗未能取得预期效果。喻嘉言十分重视经脉，以为经脉不明则动手便错，而其重视仍然只为从经气上去推求，而未从解剖角度上去强调（中医内科倘要复兴，须应从"气化"中证实方能！）

后世所强调的肝肾，虽与实际相去已远，但至今仍站得住脚，其理由在：①拥护者多；②推求经脉所属，任脉通于胞宫，足厥阴之脉直接与之发生关系；督脉也发于胞宫，而足少阴肾脉与之发生联系，故奇经病变与肝肾关系很大。这样，就找出了与任脉有关系的内脏是肝肾。

在中医的一些大家如叶天士、徐灵胎的脉案中或论文中，可见到脱离脏腑而从经脉来谈的。

目前，中医内科忽略经脉发病机制，这值得注意！

从经脉推求到与之相关的脏腑，这是一个进步！但若舍其冲任而仅言肝肾，这就不恰当，甚至错了，这应该是经脉病变，所以张氏所说为后世诸家所遵守，但在临证时有时从肝经去想方却不灵，目前，我们可守住，但又不可固守。

《诸病源候论》疝候曰："诸疝者，阴气积于内，复为寒气所加，使荣卫不调，血气虚弱，故令风冷入其腹内而成疝也。"

【评讲】 此说对睾丸疝有部分用得着，对腹中疝好！

张景岳说："疝气之病，有寒证，亦有热证，然必先因受风湿，或犯生冷，以致邪聚阴分，此其肇端未有不因寒湿而致者。"可知风寒湿热之邪，均可发生疝气。

【评讲】 景岳说有寒有热，对！然必先因受风湿……此为多数。
有的坐卧湿地，客邪受湿，而有的为病理产物，我们认为是湿。

其他如号哭忿怒，气失疏泄，气虚下陷，亦能引起本病。如虞抟曰："大抵七疝为病，若非房劳所致，即是远行辛苦，涉水履冰。"李梃曰："气疝上连肾俞，下及阴囊，得于号哭忿怒之郁而胀，或劳役坐马，致核肿胀。"

【评讲】　虞说可以，是这种原因形成的好治。

李说中或劳役坐马，致核肿胀，是对睾丸肿大的发病原因经过观察后而得到的。

此外，疝气的发生，亦可由先天因素而来，张子和说："小儿亦有此疾，俗曰偏气，胎中病也。"

【评讲】　张子和指出胎中病，有，但难治。病家有说为其母亲怀孕时怄了一场很大的气，也有在发育（8～16岁）时调整消失的。

辨证

张子和所分的七疝，流传已久，后世皆从之，其中除血疝、筋疝不属于睾丸或肾囊病变外，其他五种疝气之症状，就《儒门事亲》所载分述如下：

【评讲】　以下所叙症状应记住，但作为唯一诊断依据，有时其局限性很大。

1. 寒疝　"其状囊冷，结硬如石，阴茎不举，或控睾丸而痛。"

【评讲】　此若从客观观察得来，比较少见，仅阴茎不举，肾脏炎有时会出现。若囊冷又结硬如石而阴茎不举者少见。

临床上还有一种名鹅公丹——清明透亮，茎不举，还成螺丝状，囊冷，但不肿硬如石。

2. 㿉疝　"其状阴囊肿锤，如升如斗，不痒不痛。"

【评讲】　此疝常见，描绘确实，还应加上"大如栲栳"（苍白又大又厚）。

3. 水疝　"其状肾囊肿痛，阴汗时出，或肾囊而状如水晶，或囊痒而燥出黄水，或少腹中按之作水声。"

【评讲】　这应该为刚才说的鹅公丹，治法应除湿行水。

或虽痒而燥出黄水，阴囊出汗，这在肾囊风湿中常见，而且肾囊会肿大，而肿得不难堪，故不可仅据此而断为水疝，而直言之为肾囊风湿。

以上三种疝病，均系阴囊睾丸或肿或痛之病。其特征为：寒疝结硬如石，㿉疝囊大如升斗，水疝内有水湿留聚。

4. 狐疝　"其状如瓦，卧则入小腹，行立则出小腹入囊中。"

【评讲】　此疝很常见，小肠疝也有此现象，睾丸偏坠也有此现象。

治狐疝至今还没有比《金匮》蜘蛛散更合理的，个人应用为睾丸偏坠，对小肠疝据个人看法也还合适。

小肠疝会上会下，有虚象，用补中益气汤见效过，然而针对任脉，用龟鹿二仙膏也有见好的。

5. 气疝　"其状上连肾区，下及阴囊，或因号哭忿怒，则气郁之而胀，怒哭号罢，则气散者是也。"此疝实因气滞所致，临证上最为多见。

【评讲】　临床上很多见。因哭而成，疏肝消滞会好，如台乌、小茴、橘核、胆大一点或用柴胡一升提，或香附、吴萸都可用。

此病有时会因得其他病而见好或见坏。

以上两种疝病，均系肾囊中病。狐疝之说始见于《内经》，《金匮要略》所说"阴狐疝气者，偏有大小，时时上下。"即偏坠或小肠气者是也。气疝因怒哭而发，多见于小孩，成人则每因过劳或一时用力而发，怒哭平息或静卧之后轻者亦能自愈。

【评讲】《金匮》"偏有大小，时时上下"，此为偏坠，蜘蛛散证。

气疝在成人因一时奔迫而发，而轻者得息而自愈，重者不可能，但可治。

以上除血疝、筋疝以外，均与肝经气血郁滞有关。寒疝由于阴寒凝结，故坚硬如石；癫疝由于湿重，故肿大重坠；水疝为水湿所聚；狐疝偏于气虚；而气疝属于气滞。更当审察病体之强弱，脉之盛衰，寒热之偏胜，才能明辨病情，进行治疗。

【评讲】　均与肝经气血郁滞有关，对！而且关系密切。肿大重坠为癫疝特征。狐疝仍有气滞，而时时上下，则说明其偏虚。更当审察一段，这说明七疝叙症不可拘泥。

治法

疝气，景岳以寒为证之本，湿热为证之标，而责之于肝气失于疏利，故治法以理气疏肝为主。偏湿者，则利湿以理其气；偏热者，则清热以理其气；若久疝元气虚陷，微劳即发，或偏坠日久不愈，当参合脉证，可用补益。盖此疝气实中有虚，不可不知。

【评讲】　以疏肝理气为大纲，以兼除湿、清热、补益为补充，这一套方法是常用方法，但非一切灵验，如有属情志然。补益若认准用补中益气很灵。

现将治疗方法，举例如下：

1. 温肝散寒法　治疝气因寒而发（寒疝），坠胀疼痛，宜用暖肝煎[(1)]、天台乌药散[(2)]等。狐疝时时上下，可参用《金匮》蜘蛛散[(3)]方。

【评讲】　无论病名，只要审察其脉沉细弦迟，囊冷等寒凝气滞多，用温化药有效。睾丸疝如用吴萸、肉桂末、花椒、川荜茇、胡芦巴、荜澄茄等；腹中疝则大乌头煎可用。（乌头大者五枚熬去皮，不咬咀，右以水三升，煮取一升，去滓，内蜜二升，煎令水气尽，取二升，强人服七合，弱人服五合，不差，明日更服，不可一日再服。）

2. 清利湿热法　治疝气胀坠疼痛，痛处色红，小便短赤，宜用大分清饮⁽⁴⁾。

【评讲】　合理。效力难说。

3. 行气消坚法　治疝气滞血瘀，肿痛坚硬，久而不消，宜荔香散⁽⁵⁾、济生橘核丸⁽⁶⁾、三层茴香丸⁽⁷⁾等。

【评讲】　三层茴香丸常用，但效未必大。

4. 补中升陷法　治气疝偏坠不收，或过劳即发，宜补中益气汤⁽⁶⁾等。

【评讲】　此好治好用，见效灵。

5. 行水消坚法　治水疝属热者，用大分清饮⁽⁴⁾；属寒者，用济生橘核丸⁽⁶⁾等。实证均可用禹功散⁽⁹⁾。

【评讲】　赖老可能对此有些研究。

结语

疝气之病，其主症或为睾丸偏坠胀痛，出入上下，即狐疝、气疝是也。或为肿大疼痛，即寒疝、水疝、癫疝是也。至于《内经》所称之厥疝、冲疝、瘕疝，以及《金匮要略》之寒疝，《诸病源候论》之七疝，除狼疝而外，如厥疝、瘕疝、寒疝、气疝、盘疝、胕疝等疝，则均系腹内疾患；张子和所称的七疝中之血疝、筋疝，则为外科疾病，均非本篇所讨论的疝气，不可混淆。寒疝、水疝、癫疝、气疝、狐疝，在临床上各有特征，惟气疝与狐疝相类，有时难于绝对划分。疝气乃属肝经之病，或因感受风寒湿热之邪，或因忿怒气郁，或因过劳气陷。治疗上当以理气疏肝为主，偏寒则加入温通，偏热则加入清化，坚硬不消者，则加入破瘀行水消坚之品。体气虚陷者，则宜用补气升陷之法。

【评讲】　价值不算顶大。

附方

（1）暖肝煎：肉桂　小茴香　茯苓　乌药　杞子　当归　沉香　生姜　寒甚者加吴萸、干姜，更甚加附子。

（2）天台乌药散：乌药　木香　小茴香　良姜　槟榔　青皮　川楝子（巴豆炒，去巴豆）

（3）《金匮》蜘蛛散：蜘蛛，桂枝为末，白汤和服，或蜜丸亦可。

（4）大分清饮：栀子　猪苓　茯苓　泽泻　木通　枳壳　车前子　内热甚者加黄芩、黄柏、龙胆草等。

（5）荔香散：小茴香　荔枝核　寒甚者加吴茱萸。

（6）济生橘核丸：橘核　海藻　昆布　桃仁　海带　川楝肉　厚朴　木通　枳实　元胡索　桂心　木香

（7）三层茴香丸：大茴香　川楝子　沙参　木香　荜茇　槟榔　茯苓　黑附子

（8）补中益气汤：黄芪　白术　陈皮　升麻　柴胡　党参　炙甘草　当归身

（9）禹功散：黑丑　茴香

附：奔豚气

本病主要由惊恐所引起，它的主症是自觉有气从少腹上冲胸咽，如豚之奔突。因此，称为奔豚气病。

【评讲】　奔豚承认其与冲疝相似，但从临床事实上去作严格界定是很难谈。

主要由惊恐所引起，此语概括力不大，主症描绘对！

称为奔豚气病，为结合了后世文献，原始文献即为奔豚。

奔豚之名，始见于《内经》，与伏梁、息贲、肥气、痞气等并称。《难经》更说明其部位与症状（见积聚篇）。

【评讲】《难经》所述肾之积名曰奔豚。与此奔豚气病，从理论上讲，有积与气之分，而事实上从积去看奔豚不够明确。因而谈奔豚是从奔豚气去谈呢？抑从肾之积去言？或《内经》所述冲疝即为肾之积呢？（倘肾之积即为奔豚气病，其与冲疝又如何鉴别）。

积为固定不移，有结块状物，与聚或散不同。肾之积描绘其气上冲而积又如何？其是否为少腹有积而气又会上冲？个人于此未见过，同时文献上也没有明显的记载。

五积名称，《内经》（见《素问·骨空论》，《灵枢·邪气病形篇》）但不全，《难经·五十六难》才齐全。

就奔豚的症状看来，似乎与《金匮要略》的奔豚气病相类似，但一为积病，一为气病。

【评讲】　此究竟为肾之积，或为疝气（冲疝、厥疝），或为奔豚气，个人虽发现过奔豚疝这一名称。

《金匮》中奔豚气是属于《内经》的冲疝、厥疝，还是为《难经》的肾之积的奔豚，很难得言。

一为积病，一为气病。为从理论上言，作者以为作鉴别处也在这里，这是否能以块状物作鉴别，临床事实不清楚。

【抄评讲】　本讲义所讲的奔豚气，实与《金匮》的奔豚气为一回事，这点在新订正的中医内科学讲义和《金匮》讲义中都作了说明，所不同者，为与《难经》的肾积奔豚有别。

关于奔豚病的病因，根据张仲景的说法，一为惊恐之后，引起肝肾之气上逆；一为寒水之气，自少腹上冲所致。

【评讲】 这两点又无形中否定了本病由于惊恐所致。临床所见奔豚证，根本为有水者，故言因惊恐引起者毋师之未然信。

以下把仲师四条条文按性质分为肝肾之气和寒水之气两类，此划分很好！这不如说：一为属气，气作怪；一为兼带有水，各有偏重。

兹分述如下：

1. 肝肾之气的证治 《金匮要略》说："奔豚气从少腹起，上冲咽喉，发作欲死，还复止，皆从惊恐得之。"又说："奔豚，气上冲胸腹痛，往来寒热，奔豚汤(1)主之。"说明本病由于惊恐所引起，主要病在肝肾两经；同时，这样的症状，可以反复发作。

【评讲】《金匮》前条所述合符临床事实，至今未能超出《金匮》范围。此纯限于气。

发作欲死——为闷得要死，透不过气，但又不气喘，又不心跳。

皆从惊恐得之——本来恐则气下，而气不能泄出，反乘冲脉上冲胸咽，这说明下焦显有阻滞，其阻滞因素往往兼有水。此外，惊与肝也分不开。《金匮》后条也纯限于气，而且有营卫不和而往来寒热的，其往来寒热，未必休作有时。

推论——气下盛——因为恐则气下，而下不能泄，反乘冲脉上冲，这个推论合符事实。对照奔豚汤意（养肝、疏肝、泄水），我们的推理是可能成立的。用奔豚汤治奔豚时，甘李根皮未用，然此药可除水。大凡反复发作之病，多有虚的成分，也可能有阻滞的成分。

病于中下，若以中为主，下不过盛，用降冲法可取效。如旋覆代赭汤。但若下盛不行。于此应辨清楚，中脘也有气上冲者，倘若以此言状如奔豚，则为笑话。

2. 水寒之气的证治 在《金匮要略》里，有："发汗后，烧针令其汗，针处被寒，核起赤者，必发奔豚。气从少腹上冲心，灸其核上各一壮，与桂枝加桂汤主之""发汗后，脐下悸者，欲作奔豚，茯苓桂枝甘草大枣汤主之"的条文。前者由于汗出过多，心阳不振，而针时又不慎于寒，则寒气乘袭，突然发作奔豚气病，主要是属于寒气上冲，故治疗以温中散寒为主，用桂枝加桂汤(2)，但亦当随证加减。后者亦由于汗后心阳不足，或其人凤有水气在下焦，乘心阳不足之际，跃跃欲动，故脐下悸而未至于上逆也，故治疗以助阳行水为主，用茯苓桂枝甘草大枣汤(3)为主。

【评讲】 此分得好！与水疝积水，蓄水下焦及水凌心肺不同。

必发奔豚——注家各有说法，有的主张从烧针其处立论，有的从寒气立论。个人以为，烧针逼汗，此乃误治，加之又不慎于寒，而使寒气乘袭，以致寒动水气，同时火势上冲，水气随之，又其冲势以客寒束表程度为转移，故而气从少腹上冲心，此时必有心下悸也，仲师施治并不利水，并不理气，而为"从外来者外去之"，故灸其核上各一壮，以除客寒。

桂枝加桂汤，一说为加重桂枝，一说为加肉桂，个人同意后说。

《金匮》后条，发汗后，脐下悸动，病不少。若用苓桂甘枣汤不可胜任，临证上有过这方面的经验教训，问题的关键在于条文中的"欲"字，欲作为作而未作之势，欲作非已作，没有冲上，只脐下悸，但有上冲的先兆，有寒水上冲的机理，这在临床上也不少见。讲义上说："后者亦由于汗后心阳不足……故脐下悸而未至于上逆也"此段话对！欲作奔豚，为水势不盛，仅限于脐下悸而不上冲，倘水势盛而往上冲者，用苓桂甘枣汤不会见效，甚至还不及苓桂术甘汤。此为早期发现，早期治疗的方法。

《金匮》前条属于寒气上冲，对！治法为温中散寒，桂枝加桂汤很有效！苓桂甘枣汤治寒水之气奔豚不效。

但是水寒之气上逆，并非都由治疗失当时引起，也可见于下焦虚寒之人。水寒下聚，逆而上奔，故《千金要方》用温养降逆之法，有奔气汤(4)，《医学心悟》有奔豚丸(5)，二方足以补《金匮要略》之不足。

【评讲】 并非都由治疗失当时引起——这说明读书未至，死于句下。

水寒下聚，逆而上奔——应与水蓄膀胱，以及寒水上逆凌心射肺相区别才好。故其言应贴切到"气"字上才对。

奔气丸，好！于寒气上逆，寒水之气上逆有效！此方妙在吴茱萸、桂心可用肉桂或肉桂末代。

奔豚丸与奔豚疝有关。

【后评讲】 总之，综合《内》《难》《金匮》条文，可以看出，它们均是气从少腹上冲心或胸咽，所以难以鉴别。

附方

(1)奔豚汤：甘草　芎藭　当归　半夏　黄芩　生葛　芍药　生姜　甘李根皮

(2)桂枝加桂汤：即桂枝汤中加重桂枝分量

(3)茯苓桂枝甘草大枣汤：茯苓　桂枝　甘草　大枣

(4)奔气汤：半夏　吴萸　生姜　桂心　人参　甘草

(5)奔豚丸：川楝子　茯苓　橘核　肉桂　附子　吴萸　荔子　小茴香　木香

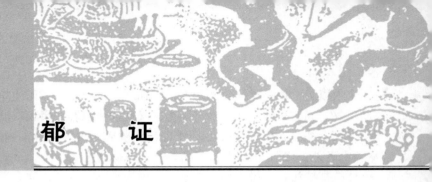

郁　　证

概说

郁证，是指由于情志怫郁所引起的疾患。

【评讲】　在祖国医学中，此为突出的一个疾病。没有祖国医学知识，就不能认识此病，它以病机命名，是一个独立的、为近代医学所没有的疾病。而讲义内容不全面，没有交待中医对郁证的含混。

关于疾病范围的含混，文献中有的承认其为一个疾病。而统言之曰"郁"，这样就显得漫无边际了，而有的文献只言"气郁"，又嫌其局限性大，不过，这对我们倒有启示作用。

郁证以病机命名，病机包括两个方面：一因郁而致病，一因病而致郁，而郁证的范围，应该是因郁而致病，明乎此，则治疗会得手。

朱丹溪说："血气冲和，万病不生，一有怫郁，诸病生焉。"并在这个观点上，创立了六郁之说；同时，还明确地指出六者之间，是先由气郁，而后湿、痰、热、血、食等随之而郁，从而为病。

【评讲】　丹溪"六郁"，是否都为郁证，这是一个问题。

郁证多由肝气怫郁而起，气郁即能化火，火盛又能动风，此为肝气、肝火、肝风的逐步发展，因之诸症随之而起。本篇仅就郁结所导致的肝气、肝火等症状及治法，概述如后。

【评讲】　讲义偏热一方面很好！可见作者偏于温病。

气郁即能化火，火盛又能动风——此为王旭高说，本讲义宗其说，对往热一方面的发展叙述得好。然而不可忘记也有偏寒一方面，应该补充由郁而偏寒的一面！有的往血分发展，有的往气分兼虚发展。肝气、肝火、肝风的逐步发展，而讲义仅叙肝气、肝火症状，因为肝风难郁，风性善行，到了此阶段难郁。

上段朱氏"血气冲和，万病不生，一有怫郁，诸病生焉。"此说不算是专门解释，专门解释见《临证指南医案》中华岫云论郁，录如下：

六气着人，皆能郁而致病，如伤寒之邪郁于卫，郁于营，或在经在腑在脏，如暑湿之郁结在三焦，瘟疫之邪客于募原，风寒湿三气杂至而成痹证，总之，邪不解散，即谓之郁。此外六气而成者也，前人论之详矣。今乃辑者，七情之郁居多，如思伤脾，怒伤肝之类是也。其原总由于心，因情志不遂，则郁而成病矣。其症心脾肝胆为多，案中治法，有清泄上焦郁火，或宣畅少阳，或开降肺气，通补肝胃，泄胆补脾，宣通脉络。若热郁至阴，则用咸补苦泄，种种治法，未能按症分析详论，今举其大纲，皆因郁则气滞，气滞久则必化热，热郁则津液耗而不流，升降之机失度。初伤气分，久延血分，延及郁劳沉疴。故先生用药大旨，每以苦辛凉润宣通，不投燥敛涩清呆补，此其治疗之大法也。此外，更有当发明者，郁则气滞，其滞或在形躯，或在脏腑，必有不舒之现症。盖气本无形，郁则气聚，聚则似有形而实无质，如胸膈似阻，心下虚痞，胁胀背胀，脘闷不食，气瘕攻冲，筋脉不舒，医家不察，误认有形之滞，放胆用破气攻削，迨至愈治愈剧。转方又属呆补，此不死于病，而死于药矣。不知情志之郁，由于隐情曲意不伸，故气之升降开阖枢机不利。虽《内经》有泄、折、达、发、夺五郁之治，犹虑难获全功，故《疏五过论》有始富后贫，故贵脱势，总属难治之例。盖郁症全在病者能移情易性，医者构思灵巧，不重在攻补，而在乎用苦泄热，而不损胃；用辛理气而不破气；用滑润濡燥涩，而不滋腻气机；用宣通而不揠苗助长，庶几或有幸成。

病因

本病原因为情志所伤，首先肝气横逆，而后影响脏腑经脉，出现各种不同的症候。

【评讲】 作者把因郁致病的概念记得清，此非泛泛而论。首先确定为情志所伤，其所伤为不遂，而肝主疏泄，理应顺畅而下，若一不遂则横逆。

由于情志郁结，木失条达，肝气横逆，顺乘脾胃，致脾不健运，胃失和降，积湿生痰，因痰阻气。

【评讲】 顺乘，为克其所不胜，非气机顺逆之顺也。

气不能布运，而津液亦不布运，从而停湿成痰，这又再阻气滞，此为停湿成痰再郁的机制。

有肝火的机制，有肝寒的机制。其机制"因痰阻气"都可，若痰阻气郁而化热，则往肝热方面发展；若痰阻气郁而肝火并不怎么有余，则往脾虚郁结方面发展。

或有恼怒伤肝，木郁化火，致肝火亢盛，影响心肺，引起心火内动，肺失清肃。

【评讲】 木郁化火，有的由肝木乘脾，停痰郁热而来。而有的直接木郁化火。木郁化火，肝火旺，火刑金，影响心、肺，肺失清肃，不能平木，肝火更旺，引动内风，至肺失清肃为一个阶段。

或肝火亢盛，下汲肾水，致肾阴亏耗，精血枯燥，筋脉失养，发现内风扰动等症。

【评讲】　另外有的并不经过肺部，即不火炎克金，而只下汲肾水，子盗母气，因而水不能供肝木生火消灼真阴的消耗，致令真阴损耗，此为枯木生火，火极动风。

总其机制：肝气一郁，有的很直接犯脾，再有的不一定经过犯脾而很直接的气郁化火，或上刑心肺，此时就可以是一个转归的极点，可以致死。或下汲肾水，子盗母气，致令阴液消耗，结果弗戢自焚。这个机转涉及肝、脾、心、肺、肾五脏。

至于寒象一面，绝大多数由木郁克土而来，其发展至积湿生痰就停止了，并且同样可以遍涉五脏，其机制为木郁克土，土不能制水，以致肾水上逆凌心射肺。

辨证

【评讲】　郁证无论寒热，木郁克土首先常见。若首先气郁化火，不经过木克土也多。在气郁阶段，无论偏寒偏热，气郁为主体，有形之邪也不见得多。影响到脾胃功能也未积湿停痰，为纯净一气郁所表现的现象，此为木郁必经阶段。此若不出现，则应考虑到是否为其他病邪邪滞气机。

肝气横逆，以胸胁胀痛为主症。

【评讲】　郁首先侵犯的部位为肝，而肝的主症为胁痛。

五脏皆忌郁，而最怕郁又最容易郁莫过于肝了。因为其本能为横疏直泄，同时又以将军之官的姿态出现。

郁本非气虚。胸胁胀痛，为肝气横强，殃及毗邻。

如侵犯脾胃，兼胃脘痞塞，嗳气吞酸，甚则腹痛、呕逆、大便失常；

【评讲】　木克土，克其所不胜，此为一定趋势。

所叙脾胃症状，初起并不常见，但这些症状可以与主症连带同来。而临床印象几乎是同来的，首先胸胁痛，再胃脘痞闷，嗳气跟着来了，并且几乎同时出现。胃部症状明显可见吞酸，未到吐水吐酸情况，甚者由胃及脾，脾主腹，其痛为闷痛，似胀似闷，更甚者就是腹痛。

大便失常，此描绘好！因为最起码郁机制其可有大便正常，略有不畅，气郁、湿郁均可有。其中：

郁 { 往热方面发展——大便秘，未必结，隔 2～3 天一次；火郁——结。

往寒方面发展——起初不畅，后软而稀，不畅，或溏，克土则甚至痛泻并行。

如痰气相搏，则兼咽中有物梗塞，吞不下，吐不出，亦称梅核气；

【评讲】 气郁不舒即停痰，因为胃为水谷之海，水与食均通过胃，脾不健运则谷不运而大便欠正常，水不运则有所停聚化为痰。痰气相搏，此时痰未及对气起完全压制作用。

郁证中的"梅核气"，为近代医学一个小尖端，此要掌握机窍，法用轻灵活泼，以少许胜多许。

由气（无形）→痰（有形），产生了病理产物，而病理产物本非致病因素，然既成之后却有影响，痰阻气滞，使郁结更甚，此时治疗仍要除痰，虽然"治痰先治气"，应喧宾夺主，解决一下痰的问题。

如血虚之人，每兼头眩心悸、健忘、少寐等症；

【评讲】 血虚叙症，说明为血虚体质之人经常出现的症候，未必郁后出现。讲义用意，借此过渡，提出血虚为化火的条件，如见头眩心悸、健忘少寐等证，此时气郁易于化火。

如气郁化火，兼头痛面红，心烦易怒，或火逆作咳，喉痒而痛等症。

【评讲】 头痛面红，心烦易怒——肝本证兼侵犯心，此已是化火。

火逆作咳，喉痒而痛——为气郁化火，火炎刑金，再发展下去就成劳，这就不在郁证中说到了。

或气逆而厥，逾时而平，即气厥之类。

【评讲】 此无论寒热均有，但都不以寒热算数。此为实发，非演复而来，有时与气郁化火有关系，但没有关系时更多。

如郁证暴发，有成气厥的，这正是郁甚而又有斗争的机制。不是气郁化火的转归（当然也可以有）。但一般此是独立的。

一般郁证，脉多沉弦，挟湿痰的，舌苔多腻，脉沉而滑；血虚的可见沉涩；气郁化火的，舌质红，苔薄黄，脉弦细而数。

【评讲】 舌脉可作参改，但不可拘死！在郁当中，其舌脉未必有如此显著。脉多沉弦—— 沉，绝大多数未必，但脉又难浮，尤其初起气郁，同时这就在一般肝寒郁中也都未必占主要。同时脉现于中部。

舌苔多腻也不一定，脉沉而滑，则更未必。

脉沉涩——血虚而见此脉，说明郁证脉象不流利，亦未必沉涩。滑、涩两脉象在郁证中都少出现，这与上述症候不相切合。至化火症候，与肝寒分别清楚。

脉弦细而数——数为化火，弦细有可能。此在火极伤阴兼现弦细有可能，若气郁化火，肝火旺盛，就简直不细而为假强象。

如久郁血瘀阻络，以胸胁痛为主症，兼形体消瘦，面色暗晦，舌质带紫，脉象沉涩。

【评讲】 久郁血瘀阻络，应为胸胁刺痛为主。久郁而结，由气及血，刺痛——显示血证特征！肝寒肝热均可以致成这种情况。

形体消瘦——寒热都是如此。面色暗晦——为不华貌，热或热甚可为红，局限性红，甚至全红，若㿠白或白中夹青，还如滞的，甚则黧黑，此为偏肝寒一方面。舌质带紫——比较暗一些，带紫，此为郁，甚则见瘀黑斑点。脉沉涩——气早滞而血又结，脉象如此，气虚、血虚者均如此。

如阴虚火旺，兼见面红潮热，惊悸少寐，舌红绛，脉细数。

【评讲】　从阴虚火旺叙症来看，此已成劳了。损至极点，气血久郁久结，其脉象可见细数，至这个损阶段，气血郁滞，面色黧黑如死，可以转归为死。

以上各证，为临证所常见，患者往往变化甚多，治法亦甚复杂，兹分述如下：

治法

1. 疏肝法　肝气郁于本经，胸闷胁痛，宜疏肝理气，用逍遥散[1]为主方，加香附、郁金、苏梗、青皮、橘叶等。气郁而湿滞的以四七汤[2]、越鞠丸[3]为主方，初起有寒加吴萸、肉桂等。

【评讲】　病在肝，病机为气机不舒，逍遥散养肝疏肝是主方。

越鞠丸为一名方，朱创"六郁"之说，然其未超过气郁阶段，这由越鞠丸方组可看出，为气郁（无形）刚刚侵犯有形。

在郁阶段，若非气郁化火，就应用温肝疏肝法，萸、桂用重了，且不扣题。

2. 泄肝法　肝气横逆，脘腹痛而呕逆，宜泄肝和胃，用金铃子散[4]、左金丸[5]为主方；或加川椒、肉桂之辛以通阳，乌梅、白芍之酸以和阴，此为苦辛酸合剂，乃是泄肝之大法，取其辛开苦降、散寒泄热。常于疏肝不应、病情复杂时用之。

【评讲】　左金丸是主方，不过此仍未扣题。

郁证寒热错杂占绝大多数，其法辛开苦降，散寒泄热，虽未扣题，但可取法。

3. 平肝法　肝气上逆，不仅脘腹痛而呕逆，渐至头晕目眩，甚则忽然气厥，逾时而醒；亦有气逆作咳，气平即止，宜平肝镇逆，用旋覆代赭石汤[6]为主方；或加龙齿、磁石、茯神、远志以镇心宁神；或加川贝、蒌皮，黛蛤散[7]，以肃肺治咳。

【评讲】　此包括镇肝法。或加龙齿……此偏寒多些；或加川贝……此偏热多。

4. 清肝泻肝法　肝火亢盛，最易引起心火，宜用清法，以逍遥散[1]为主方；如胃肠燥实，大便不解，宜用泻法，以龙胆泻肝汤[8]为主方。但火亢者必伤阴，泻下之后，仍用清肝养阴等法。

【评讲】　此阶段很快脱离郁证范围。

5.活血通络法　胁痛已久，曾与疏肝不应，营气不调，络脉瘀阻，利气之中，兼通血络，以旋覆花汤⁽⁹⁾为主方，加入归须、桃仁、郁金、泽兰之类。此法叶天士最善用之，盖从《金匮要略》旋覆花汤化裁而来。

【评讲】　此郁证在气血之间，温病家掌握通灵法，有独善处，此法很好！而且郁证在此阶段诊治比较困难。

6.养血柔肝法　病久体虚，阴血大亏，胸脘腹胁等部，时痛时止，曾用疏肝理气等法，久而不效，宜滋养肾阴，兼调营血，养其肝体，则肝用自柔，以一贯煎⁽¹⁰⁾、滋水清肝饮⁽¹¹⁾为主方，加入牡蛎、鳖甲、木瓜之类。

【评讲】　此未必在郁证中算数。

此外，一般理气药中，如香附、砂仁、木香、青皮、乌药、沉香等，其性香燥，久病宜慎用。又如白蒺藜、绿萼梅、陈香橼、陈佛手等，其性平和，无论初病或久病，均可用之。本病可配合针刺、气功等疗法。

结语

郁证的发展过程是：先由情志内伤，影响气机运行，以致气血失调，脏腑不和，而湿、痰、热、血、食等随之而郁，出现各种不同的症候。

清·王旭高，有肝气、肝火、肝风之论，大致谓三者同出一源，其病最杂而治法最多。本篇撮其大要，结合临证实践，病浅者，偏于实，应用疏肝、泄肝、平肝、清肝、泻肝等法；病久者，偏于虚，应用活血通络、养血柔肝等法。

同时，在治疗过程中，不能徒恃药物，应适当结合心理治疗，使患者胸怀旷达，可收事半功倍之效。

附方

(1)逍遥散：当归　白芍　白术　柴胡　茯苓　甘草　薄荷

(2)四七汤：半夏　茯苓　苏叶　厚朴

(3)越鞠丸：香附　苍术　川芎　神曲　栀子

(4)金铃子散：金铃子　玄胡索

(5)左金丸：吴茱萸　黄连

(6)旋覆代赭石汤：旋覆花　代赭石　人参　甘草　半夏　生姜　大枣

(7)黛蛤散：青黛　蛤壳

(8)龙胆泻肝汤：龙胆草　黄芩　木通　车前子　当归　生地　栀子泽泻

(9)旋覆花汤：旋覆花　新绛　葱

(10)一贯煎：北沙参　麦冬　当归身　生地黄　甘杞子　川楝子

(11)滋水清肝饮：生地　萸肉　茯苓　归身　山药　丹皮　泽泻　白芍　柴胡　山栀　大枣

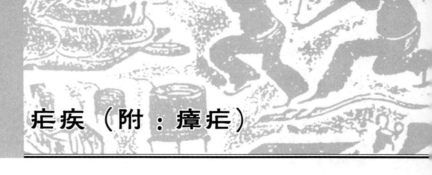

疟疾（附：瘴疟）

概说

【评讲】　这是一个疾病，在祖国医学中算是成熟得很！无论在理论、临床和中西对照方面都比较成熟一点。正因为如此，所以要求也就很高。

讲义中很多地方可取！但也有小小矛盾之处，然而这也是从高标准要求时提出的。

疟疾以寒热休作有时为主症。有一日一发的，有间日一发的，也有三日一发的。盛于夏秋之间，但在其他季节也有发生，正如林佩琴所说："疟疾四时皆有，多发于夏秋。"

【评讲】　疟疾主症——寒热往来，休作有时，很对！

一日一发，间日一发，三日一发，这很成熟，医生、民间均掌握了这点。

林说要言不烦，临床事实是这样。

有关疟疾的记载，早见于《内经》，《金匮要略》有"疟病脉症并治"一篇，对本病论述尤详，并指出疟久不愈，必致发生疟母。其后，各家在《内经》和《金匮要略》的基础上，又有进一步的阐述，如《诸病源候论》山瘴疟候说："此病生于岭南。"《医学入门》有："疫疟一方，长幼相似"的记载。据此可知本病是具有一定程度的季节性、地区性和传染性。

【评讲】　疟在《内经》中论得详。其中东西，至今犹有等待发掘之处。

《金匮》不详，但抓住了几个突出的典型。如疟久不愈，致生疟母（脾脏肿大），并提出了治法，这为《金匮》的突出点。

疟疾在古医籍上的名称很多，《内经》有六经疟、温疟、瘴疟、寒疟等，而《金匮要略》除温疟、瘴疟外，又有牡疟（牡改作牝）、疟母之名。

【评讲】　疟疾在古医籍中的名称，为一般常识。

《内经》还有痎疟，其中六经疟有伟大前途（提示）、其前途结合临床实际对疟疾疗效很高。论疗效，一为单方（包括针灸在内），但若辨证论治，则与其分什么疟，不如用六经疟，辨得确，疗效高。

记住六经皆有疟，很有意义！

《内经》谈疟，侧重六经经脉疟，《伤寒》为六经主证疟（综合经脉脏腑经气腑气而谈的）。《内经》只举了针灸治法，未提汤药。《伤寒》六经疟等于其主症再加上往来寒热，休作有时，这样掌握，虽不中亦不远矣（各变证又在外）。

后世医家更有风、寒、暑、湿、痰、食、瘴、疫、正、劳等疟名，这些名称或根据其症状上的某些差异，或因发病的地区性和流行性以及患者体质情况的不同而定。现参考前人有关本病的分类，并结合临床实践，分正疟、温疟、瘴疟、牝疟、疟母进行讨论，并附瘴疟于后。

【评讲】 后世医家更有风、寒等疟名，这不胜枚举，不必在病名上寻枝节，而应从六经上求根本。然六经只是病之所属，它包括了气化，因而概括了病原。

课文提纲未必全面，其中正疟证治错了。

病因

《内经》疟论对疟疾的病因和病机，均有较详细的叙述。在病因方面，指出暑湿内伏，复感风寒，是发生疟疾的主要原因。

【评讲】 发生疟疾的原因，要言不烦，很成熟！所以因此要有季节性，此亦"夏伤于暑，秋必痎疟"之意。

在病机方面，指出邪气在人体内与卫气相遇，正邪相争，则寒热交作；与卫气相离，则寒热休止。

【评讲】 此为通论，非结论。

更由于邪气所客之处有深浅的不同，所以有每日发、间日发、或数日一发的差别。

【评讲】 发时的差别与邪的深浅有关。浅则一日一发，深则间日一发，更深则数日一发，后世各家所述都不出此范围。

《内经》有"邪气客于风府，循膂而下……"（详见疟论）之说，这有待挖掘！明乎此，则可确指邪之所居处，这个机理应研究，同时有事实报道在脊柱上的穴位用针或药贴治疟确有效。这是一个研究途径！

后世医家在《内经》的理论基础上，有进一步的阐发，论病因则着重内、外因的关系，认为风寒暑湿等外邪之所以能侵袭，是由于饮食不慎以及居处失宜，内外合邪，疟病乃作。

【评讲】 虽六经皆有疟，而伤寒、杂病各别，故其六经疟非六经提纲主症加上往来寒热、休作有时两句，而为其一经的发病机制（这机制又不只是一种）加上那两句，这比单纯说伤寒或温病更复杂。

论病机则有"无痰不成疟""疟疾之舍于营卫，正属少阳半表半里"的论述。

【评讲】 三焦为营卫往来之道路，为少阳所主。

疟不离乎少阳，若不论其夹杂原因，不论其夹杂经气，则一个小柴胡汤当然不可胜任！各经疟疾发于少阳之枢，来源各别，轻重不同，同中有异，异中有同，故未掌握小柴胡汤解决不了疟疾，然而又应明确疟不离乎少阳。

于此，我们于六经、三焦、脏腑、营卫气血之外，又从病因上去了解各自的特点，相互关系，相互影响等，斯可谓之全材！

【又评讲】　有人统计所治疟方中有草果的占很大比例，可见其痰之因比重很大。

又如疟久不愈，则正气虚衰，邪痰凝聚，结于左侧胁下，成为疟母。杨仁斋说："弥年阅岁，经吐汗下，营卫亏损，邪气伏藏胁间结为癥瘕，谓之疟母。"这些理论，对疟疾的辨证施治都有现实的指导作用。

【评讲】　后世医家论病因、病机及杨说对疟疾辨治有指导作用，诚然。

辨证

疟疾的临床主征是寒热往来，休作有时。但患者的体质有阴或阳的偏虚，感受外邪有暑热或风寒的偏胜，因此，本病的热型也有所差异，或寒甚热微，或热甚寒微等等。经久不已，胁下结成癥块。兹分述如下：

正疟：寒热有时，在疟发开始时，先是毛孔粟起，继而呵欠乏力，接着寒颤鼓颌，肢体瘦楚，寒去而内外皆热，全身如烧，头痛如裂，面赤唇红，烦渴饮冷，胸胁痞满，口苦呕恶，终则遍体汗出，热退身凉。脉象在发冷时见沉弦；在发热时多洪大而数；汗出热退后，脉转平静。

【评讲】　此叙症好！一般疟疾都是如此。

认为倘有出入，应该注意兼挟经气不同。若用六经眼光论，此则着重为三阳合病表证而又以少阳为主，而且少阳阳明比太阳还要突出，因此其有出入在"疟脉自弦"，故少阳为主。发热脉洪大，阳明脱离不了。脉象于此应遵《金匮》，弦数者多热，弦迟者多寒，很对！

此第一为少阳，第二阳明，第三太阳之症略具，这里有纯属少阳，有偏于太阳，偏于阳明的不同。

正规的非一日二三度发，一般疟疾都是如此。但有出入，应视其着重哪一经。

正疟中太阳兼证多，九味羌活汤也可（于风湿重）；柴胡桂枝汤也可（于风寒重）。此种疟疾，小柴胡汤治不好，故治疗只出一个小柴胡汤，在临床上往往不灵。

疟疾内外皆热——不像感冒一面发热，一面怕冷；热退身凉——不像感冒，若不好，热便退不清。

温疟：热多寒少，甚或但热不寒，头痛肢楚，烦渴时呕，得汗而解，脉象弦数，舌苔薄黄，或质尖边见红。

【评讲】 特征为热多寒少一类，不像正疟寒热平均。

瘴疟：是温疟的进一步演变，故黄坤载说："温疟即瘴疟之轻者。"其症但热不寒，烦躁短气，口渴引饮，形体消瘦，舌质红，苔薄黄，甚或光红而干，脉见细弦而数。

【评讲】 疟疾伤阴（《金匮》中有根据），形体消瘦为瘴疟伤阴的特征。

牝疟：寒甚热微，或但寒不热，倦怠嗜卧，胸胁痞满，心烦不渴，舌苔薄白，脉象弦迟。

【评讲】 寒多热少，《金匮》内容不充实，此与温疟相对待。

疟母：左侧胁下癥块，扪之有形，寒热往来，时发时止，脘腹不舒，纳少乏力，形体消瘦，面色萎黄，脉见濡小。

本病与一般寒热疾病的辨别：一般寒热疾患，发作都无定时，寒热先后也无规律；疟疾则寒热往来，休作有时。正如沈金鳌所说："凡寒热发有定期者，疟也；无定期者，诸病也。"

治法

正疟：治宜和解，用小柴胡汤(1)或清脾饮(2)。迨疟发二三次，可兼用截疟，合截疟七宝饮(3)或常山饮(4)同用。疟久正虚，又当补截兼施，用何人饮(5)。

【评讲】 个人反对截疟，这是违背中医机理的，因为疟为湿热之因，应透湿清热，以免后患。

温疟：是暑热偏盛，治宜疏解清里，用桂枝白虎汤(6)。

瘴疟：为热盛津伤，治宜生津清热，用白虎加人参汤(7)；若舌见光红而干，是阴液偏虚，当甘寒生津，兼清其热，用青蒿鳖甲汤(8)合五汁饮(9)同用。

牝疟：是寒湿偏盛，治宜散寒达邪，用柴胡桂姜汤(10)或蜀漆散(11)。

至于温疟、瘴疟、牝疟如须兼用截疟时，可选用截疟七宝饮(3)或常山饮(4)。

疟母：治宜软坚消痞，攻瘀逐痰，用金匮鳖甲煎丸(12)。如气血已虚，宜与益气养血之品同服。在寒热发作时，则又当与治疟之剂同用。

在药物治疗的同时，可采用针灸疗法配合治疗。

结语

疟疾是一种流行在夏秋之间的疾患，具有一定程度的地区性和传染性。

本病以寒热休作有时为主症。有每日发、间日发、三日一发的不同。它的致病原因，主要是由于暑湿内伏，复感风寒所致。并因暑湿或风寒常有偏盛，所以在热型方面有寒多热少、热多寒少等差异。至于治疗方法，正疟以和解为主；温疟是暑热偏盛，宜疏解清热；瘅疟为热盛伤津，以生津清热为主；牝疟是寒湿较甚，治以散寒达邪。在疟发二三次后，均应兼用截疟。若疟久不已，转成疟母，则又当以软坚消痞，攻瘀逐痰为治。

附：瘴疟

瘴疟因多见于岭南烟瘴之地，故名。《诸病源候论》山瘴疟说："此病生于岭南……皆由山溪源岭瘴湿毒气故也。"王棐说："南方天气温暑，地气郁蒸……人生其间，元气不固，感而为病，是为之瘴。"说明本病的发生是由于感受瘴毒所致。它的症状轻重不一，或热重寒轻；或寒重热轻；甚则谵狂不语。其热重者名曰热瘴，寒重者名曰冷瘴。

【评讲】 瘴疟地区性更大，但由于今天交通便利，其地区性又小了。

恶性疟疾与瘴疟非常相似，但并不等于二而一。

从恶性疟疾观点来看，这很多见，然而真正瘴疟少。

恶性疟疾偏于寒性见过，而真正瘴疟偏寒型没有见过，而都是热瘴。

王棐所说，把瘴疟普通化了。

一般疟疾很少出现谵狂不语，只有恶性疟疾才有。

瘴疟并非等高烧才说胡话，而一天到晚都昏昏沉沉，神识完全是昏浊的。

兹分述证治如下：

热瘴：热甚寒微，昼夜如卧炭火中，面赤目赤，烦渴饮冷，胸闷呕吐，头痛，肢节烦疼，小便赤涩，大便秘结或自利，或见呕血、衄血，或皮肤发黄，其热多不间断，甚则神昏谵狂，脉见弦数。治宜清热解秽，可用清瘴汤[13]加减。若呕吐剧烈，加服玉枢丹[14]；壮热神昏谵语，加服紫雪丹[15]。

【评讲】 叙症中面赤目赤，描绘轻淡，应为面垢色紫酱（说明湿热毒特重）烦渴饮冷，还可见口唇糜烂。呕吐，有的为干呕。

头痛如破，难以言状。大便有的为下利垢腻。

皮肤发黄，有的为酱黑色者。热不间断，为一天到晚身如炭火，热退不清。脉有可见滑象（痰多，口也会吐涎）

治法在抗战逃难中见此曾用过蒲公英、紫花地丁，甚则人中黄、大青叶、银花、连翘、马勃、板蓝根、大黄等苦寒剂，苦以燥湿，寒以折热，而清瘴汤不可胜任。

湿热搏结稠粘在一起的，不能用苦寒泻下取胜，而应苦寒败毒，加服玉枢丹，加服紫雪丹，对！

冷瘴：恶寒战栗，微热头痛，腰痛脚软，寒时虽厚衣被不能温，甚则神迷不语，舌苔白厚腻，脉象在寒冷时微迟，热时弦数。治宜芳香化浊，可用加味不换金正气散⁽¹⁶⁾；神迷不语加服苏合香丸⁽¹⁷⁾。截疟加常山。

【评讲】 舌苔白腻——达原饮舌苔白如积粉，为从寒郁观点看的。

寒时脉象微迟——为脉象模糊，指数，体态不清爽。热时弦数——为洪大而软，无边。

只要见到舌苔白腻厚浊，神昏迟钝，于冷瘴可用苏合香丸。

附方

(1)小柴胡汤：柴胡　黄芩　半夏　人参　甘草　生姜　大枣

(2)清脾饮：青皮　厚朴　白术　黄芩　半夏　柴胡　茯苓　草果　甘草

(3)截疟七宝饮：常山　草果　槟榔　厚朴　青皮　陈皮　甘草

(4)常山饮：良姜　乌梅　知母　常山　甘草　草果

(5)何人饮：何首乌　当归　人参　陈皮　生姜

(6)桂枝白虎汤：石膏　知母　粳米　甘草　桂枝

(7)白虎加人参汤：石膏　知母　粳米　甘草　人参

(8)青蒿鳖甲汤：青蒿　知母　桑叶　鳖甲　丹皮　花粉

(9)五汁饮：梨汁　荸荠汁　鲜苇根汁　麦冬汁　藕汁（或甘蔗浆）

(10)柴胡桂姜汤：柴胡　桂枝　干姜　黄芩　栝蒌根　牡蛎　甘草

(11)蜀漆散：蜀漆　云母　龙骨

(12)金匮鳖甲煎丸：鳖甲　乌扇　黄芩　柴胡　鼠妇　干姜　大黄　芍药　桂枝　葶苈　石韦　厚朴　牡丹皮　瞿麦　紫威　半夏　人参　䗪虫　阿胶　蜂巢　赤硝　蜣螂　桃仁

(13)清瘴汤：青蒿　柴胡　茯苓　知母　陈皮　半夏　黄芩　黄连　枳实　常山　竹茹　益元散　（录自《福建中医药》，1958，8月号，《谈谈疟疾的辨证论治》）

(14)玉枢丹：山慈菇　续随子霜　大戟　麝香　腰黄　朱砂　五倍子

(15)紫雪丹：黄金　寒水石　石膏　滑石　磁石　升麻　元参　甘草　犀角　羚羊角　沉香　木香　丁香　朴硝　硝石　辰砂　麝香

(16)加味不换金正气散：厚朴　苍术　陈皮　甘草　藿香　佩兰　草果　半夏　槟榔　菖蒲　荷叶　（录自《福建中医药》，1958，8月号《谈谈疟疾的辨证论治》）

(17)苏合香丸：丁香　安息香　青木香　白檀香　荜拨　诃黎勒　犀角　朱砂　熏陆香　龙脑　麝香　苏合香　白术　沉香　附子

补充内容

姚国美《病理诊断学》疟疾综述

特征：往来寒热，休作有时，始则毫毛笔直、伸欠、寒栗鼓颔，继则烦渴发热，终则汗出而病暂休，移时病必复作，势如凌疟，令人难当，故名疟疾。其脉不离乎弦。

病因病机：四时之风寒（经所谓秋病者寒甚，春病者恶风，夏病者多汗），暑湿（经所谓痎疟皆生于风，风寒之气不常，汗出遇风，得之于浴等）皆能为病，但多因于夏伤于暑（《经》云夏伤于暑，秋必痎疟），未能即发，伏于募原，适秋风升凉外来，透发伏邪。

寒热　邪伏于膜原半表里之间，阻遏营卫出入之道，邪与日行之卫气交争，而并阴并阳，为寒为热，争极汗出，阴阳俱衰，卫气相离，故病暂休，邪尚未解，移时与卫气复值，故病复作。

先寒后热：多在阳分，邪浅伏于腠理。先犯卫分，初则卫阳不伸，故先寒，继则交争而邪不胜，卫气挟营气从阴出阳，与邪混扰，故成大热。

先热后寒：多在阴分，邪沦肌骨，得间从里达表。初则阳盛阴虚，故先热，热盛汗出过多，阳气反虚，邪复入阴，故后寒。

热多寒少：邪偏热偏阳。

寒多热少：邪偏寒偏阴。

但热不寒：阳邪重犯阳经，阴气孤绝，阳气独发（瘅疟）。

但寒不热：阴邪重犯阴经，遏绝阳气，不得外达（牝疟）。

发时：阳性动而行速，邪浅则出表为易；阴性缓而行迟，邪深则出表为难。

昼发，一日一发：邪浅，先寒后热，一日一发，多发在昼。

晚发，间日一发：邪深在阴分，与卫气相失必更历一周而后得遇，每多晚发，甚则间日乃发。

发日迟：由阳转阴，病势渐进。

发日早：内阴转阳，病势渐退。

六经论治：六经皆有疟，而不离少阳，犹咳不离乎肺。有少阳本经自病者，有由他经涉及少阳者，六经各具治法，不可拘于少阳一经而以柴胡一方为能事，总宜乘势利导，不可早截，亦不可因循。

1. 太阳

寒：寒已而热，头项强痛，身疼无汗，或汗出不彻，脉弦紧。当汗解，宜桂枝羌活汤（桂枝　羌活　防风　甘草）。

挟热：头眩口苦，小便不利。汗解佐以苦泄，羌活黄芩汤（羌活　黄芩　陈皮　甘草　前胡　猪苓　知母）。

2. 阳明

挟寒：热多寒少，口渴汗出，骨节疼烦。宜甘寒佐以辛温，白虎加桂枝汤（即白虎汤加桂枝）。

热胜：但热不寒。甘寒清热，白虎汤（石膏　知母　粳米　甘草）。

挟湿：兼身重足冷。白虎汤加苍术。

3. 少阳

热郁：寒热往来，口苦胁痛，喜呕，甚则身体解㑊。法宜和解，小柴胡汤（柴胡　黄芩　半夏　人参　炙草　生姜　大枣）。

挟寒：兼太阳，寒多热少，脉浮弦。治兼温散，柴胡桂姜汤（柴胡　桂枝　干姜　栝蒌根　黄芩　甘草　牡蛎）。

挟湿：兼太阴，则胸膈满闷，便溏脉迟。化湿浊，柴平汤（柴胡　半夏　黄芩　人参　甘草　苍术　厚朴　陈皮　生姜　大枣）。

4. 太阴

寒湿：惨然太息，腹满恶食，病至善呕，呕已乃衰。温中兼降逆，厚朴姜夏草参汤。

湿盛：寒多热少，身重脉迟。温脾燥湿，大建中汤（蜀椒　干姜　人参　饴糖）加苍术、半夏、草果之类。

挟热：热多寒少，口苦溺赤。清热化浊，清脾饮（青皮　厚朴　白术　黄芩　半夏　柴胡　茯苓　草果　甘草　加姜、枣）。

脾虚痰饮：久疟不已，脾胃多伤，运化失职。助正祛邪，四兽饮（六君子加草果、乌梅）

5. 少阴

热邪深入：但热不寒，少气烦冤，手足热而欲呕。育阴清热，黄连阿胶汤（黄连　阿胶　黄芩　芍药　鸡子黄）加橘皮、竹茹、蛇胆、半夏等。

阴寒内伏：无热恶寒，或虽热而引被自覆，口中和，小便自利。法宜温和，四逆汤（附子　干姜　甘草）加当归、桂枝、生姜、红枣。

6. 厥阴

阴阳寒热错杂：气上冲胸，胸中疼热，饥而不欲食，甚或消渴吐蛔。当调其虚实，适其寒温，用乌梅丸（乌梅　细辛　干姜　黄连　当归　附子　蜀椒　桂枝　人参　黄柏）。

血分虚寒：面色苍苍，手足厥寒，脉沉细，腰痛，少腹满，小便数而不利。和血通阳，当归四逆汤（当归　桂枝　芍药　细辛　木通　甘草　生姜　大枣）。

阴寒较甚：呕吐涎沫，厥寒较甚。温化阴寒，吴茱萸汤（吴萸　人参　生姜　大枣）加花椒。

肝阴受伤：恐惧不安，腹中悒悒，热多厥少，脉象沉细而数。养阴清热，知母鳖甲汤（知母　鳖甲　地骨皮　常山　竹叶　石膏），何人饮（何首乌　当归　人参　陈皮　生姜，似可加乌梅）。

诸虫(蛔虫 寸白虫 蛲虫)

概说

　　本篇主要讨论临证上常见的蛔虫、寸白虫、蛲虫三种肠寄生虫病。蛔虫即蛔虫,形长五六寸或一尺;蛲虫至细微,形如菜虫;寸白虫即绦虫,其形如《诸病源候论》说寸白虫:"长一寸而色白,形小扁。"

　　【评讲】　这些虫往往夹杂在其他疾病中,如蛔虫合并其他发作很多,像胃病,临床印象,有一种胃病,我们不必去治虫,只要治好其胃病,则虫难以兴风作浪,难以致病,而有一种则又非除虫不可,否则难治其病。

　　就我们说,凭临床症状去作出有虫诊断,其片断材料有,这对我们认识虫证有一定意义。

病因

　　本病发生的原因,前人多归于湿热,而饮食不洁,杂食生菜瓜果油腻之物,实为造成本病之最大原因。《金匮要略》对于寸白虫的感染,更明确地指出是由于食生肉,饱饮乳,变成白虫。《诸病源候论》有"以桑树枝贯串牛肉炙,并食生栗所作",以及"食生鱼后,即食乳酪,亦令生之"的记载。这都说明肉类含有传染病源,吃生鱼、炙肉和饮乳酪,都容易造成寸白虫的感染机会。

　　【评讲】　前人多归于湿热,也有人归并为风湿热,风能生虫,湿热蕴酿蒸变为虫,其"生"的意义如何?系指从无到有生出来了?还是给一个繁殖环境而生起来了?这里面有研究价值。

辨证

　　《金匮要略》:"问曰:'腹痛有虫,其脉何以别之?'师曰:'腹中痛其脉当沉若弦,反洪大,故有蛔虫'。"

　　【评讲】　诊虫病脉搏非常合符事实,好极了!

　　一般腹痛,属寒与气不舒的为沉或弦,以此为常见,今反洪大,不沉不

336

弦，与一般规律不同，临床观察结果，此为蛔虫。此也完全符合临床鉴别特点！个人临床体会，究竟为所有虫证俱如此呢？其临床印象是蛔虫上扰厉害时脉更洪大有力，痛势平静，脉也较平下来，但毕竟比一般阴寒腹痛的脉大得多，有力得多，（虽所有虫证脉不一定都是洪大，或虽所有蛔虫证脉不都是洪大）。

又："蛕虫之为病，令人吐涎，心痛发作有时。"

【评讲】 此条好！

吐涎，尤其小孩更是如此，儿科中的吐涎经常出现。成年人如蛔虫不多，痛不甚时吐涎不多，若虫多痛甚时也有涎（如一般成人晚上流涎湿枕。）

心痛为胃心痛，发作有时为阵发性的。

又："蛕厥者当吐蛕，今病者静而复时烦，此为脏寒，蛕上入膈，故烦，须臾复止，得食而呕；又烦者，蛕闻食臭出，其人常自吐蛕。

【评讲】 此条《伤寒》《金匮》俱有。

蛕厥证大家多不重视而忽略过去，蛔虫已经发病了，并且比较突出才会有所叙症状。

厥非形容厥冷，但痛甚至手足厥冷，更甚者痛得昏倒，见过。

蛕厥特点——当吐蛕。

今病者静而复时烦——其"今"字改"令"字，注家也有以为可解可不解的。此为脏寒——"为"应改为"非"，这是对的！与临床事实符合，脏寒症状有蛔虫的，但并不以蛔虫为突出症状出现，个人于此也少见，但见过虚寒证至死呕吐死蛔虫的，然考其病史，以前也非以蛔虫症状作为其主要症状的。

脏厥，只在阴盛格阳，或阳气将回时可见到，决不是蛕厥的静而复时烦，静时如常人，反复发作。

得食而呕又烦者——烦呕、烦渴在接连说时非两症各自独立存在，而为连锁反应，为因烦致呕，或因呕致烦。

以上作症状看，很准确！可靠！

蛕厥主症——痛时昏倒，附案可证：

一妇人言心气痛，痛时即会死过去，个人诊视其健康营养状况不过分衰弱，检查胃部并无什么发现，不发时也如常人，考虑从心悸不宁、心血亏、肝虚肾亏去着想，但脉弦而有力，比较大，中西医已经治过，未获一功，遍诊手足厥冷，舌上有梅花点，于是想到蛕厥。过去读文献已体会到手足厥冷，未体会到痛时会死过去。问其虫史，回答不确切，大便或秘结或溏，于是个人肯定为蛔厥，处以乌梅丸，当时连夜赶购乌梅丸（市售），一天用一两量，并交待服后若肚子有梗痛或痛至死，应来告诉，若稍甚则再服。过了三天未痛，诊脉也没有那么弦强鼓指，于是开成方，其中无蜜，药量加重，结果服后排出蛔虫，痛也不再发了。

《金匮要略》对于蛔虫的症状，虽有较详细的记载，但对于寸白虫、蛲虫则未曾提及。

【评讲】《金匮》后文提到了寸白虫，见禽兽鱼虫禁忌并治第二十四，"食生肉，饱饮乳，变成白虫。"

根据临床观察，诸虫有其共同的症状，亦有其各别的特征，兹再补充如下：

虫病的症状：一般常见食欲减退，或异常增加，大便闭结，有时溏，面生白斑，鼻孔发痒，睡中龂齿，面色萎黄，羸瘦，或唇内生疮如粟等。此外，蛲虫还有肛门发痒的显著症象；寸白虫在病人衬裤及衣被上常可发现虫的体节；蛔虫一般有心嘈腹痛，时作时止，痛止饮食如故及其他嗜异症。

【评讲】蛔虫发作时不欲食，不发作时则食欲增加。

蛲虫于正当食物不喜欢，表现食欲减退，而香燥物则特别喜欢。

面生白斑，个别留心过为白点点。

鼻孔发痒——儿科中很多，疳积中有很多虫，以什么虫起决定因素，目前不清楚。

睡中龂齿——此蛔虫、蛲虫均有。

面色萎黄、羸瘦——大人萎黄多见些，小儿疳积至萎黄、羸瘦无疑，大人至羸瘦少见。

唇内生疮如粟——儿科中多，成人不详，国内有报道以此诊断而准确率还高。个人用舌上梅花点诊断蛔虫效果很高！

蛲虫于舌心上见一丝丝白点，不成熟；钩虫有尖角的斑剥点，亦不成熟。

蛲虫见肛门发痒的多，寸白虫椐说也如此。

胃痛，有所谓虫痛，胃痛兼挟虫痛的很多，当其潜伏存在，治时不加计较，然胃痛治好了，蛔虫亦有自除的，其机制或为治胃药中有驱虫成分，抑为改变了其生活环境而虫自下，像这种情况，有时用驱虫药仍然不能下来的。

若身体不好，可能有虫或证实有虫，建议莫打虫，若要打，则劝其找西医，因为中药中毒量控制不住，像附方中的槟榔汤。槟榔用至四两，个人不敢开，如西医打不下来，则个人根据其全身症状，从改变蛔虫生活条件着想，虫有反下来的，针对中医病理，不专杀虫而治他病，有虫反被打下来的。

对黄胖证（钩虫）的认识比较成熟，舌上有瘀点丝丝，好食生米、柴炭，问其食此物香否，其不否认，结果证实有钩虫，用西医法驱虫解决问题。个人也有治钩虫法，并且相对有效，方用小温中丸（针砂 半夏 香附 苦参 白术 茯苓 黄连 神曲 甘草），矾与针砂，因为个人对黄胖病的认识为有湿有积。

治法

虫病的治疗，自以杀虫为主，但在某种情况下，应用这一方法，也须视病人体气的强弱而参酌施治，正气充实者，可用攻逐法，如追虫丸⁽¹⁾、化虫丸⁽²⁾之类。

如蛔厥或时静时烦，得食则呕，常自吐蛔，可用安蛔法，如乌梅丸⁽³⁾。

有积滞者，兼消其滞，用化虫消积法，如六味肥儿丸⁽⁴⁾。

又治寸白虫，用槟榔汤⁽⁵⁾。

蛲虫肛门痒甚，下细虫者，可用使君子粉生大黄粉⁽⁶⁾内服，外用生百部煎剂⁽⁷⁾于夜间灌肠。

结语

本篇所言诸虫，仅就蛔虫、蛲虫、寸白虫三种而言。诸虫的病因，主要为饮食不洁及杂食生菜瓜果肥甘之物。《金匮要略》和《诸病源候论》对于寸白虫的发生，说是由于食生肉、生鱼、炙牛肉而来。

《诸病源候论》又认为虫病"因脏腑虚弱而动。"这有它一定的意义，因为在气血旺盛、体质强壮的情况下，不致引起任何症状。张景岳说："欲杜其源，必须温养脾胃，脾胃气强，虫不自生。"这是在驱虫之后，必须及时调理，以防继续生长，而更重要的，还须避免感染，对日常卫生及饮食卫生，最当注意。

附方

（1）追虫丸：黑丑 槟榔 雷丸 南木香 茵陈 大皂角 苦楝根皮

（2）化虫丸：鹤虱（胡粉炒） 苦楝根 槟榔 芜荑 枯矾 使君子

（3）乌梅丸：乌梅 细辛 桂枝 附子 人参 黄柏 干姜 黄连 蜀椒 当归

（4）六味肥儿丸：黄连 陈皮 川楝子 神曲 麦芽 芜荑

(5)槟榔汤：槟榔，经验上一般用至四两，小量无效。

(6)使君子生大黄粉：大黄用量为使君子的八分之一，每岁用一分，最多不超过一钱二分，连服六天。

(7)生百部煎剂：百部一至二两，煎汤作保留灌肠，每晚一次，连用五天。

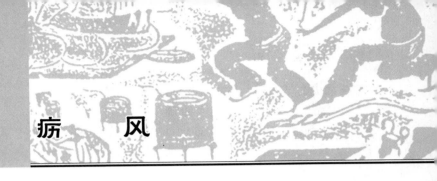

疠　风

概说

疠风之名，始见于《内经》，又名"大风"，《肘后方》《诸病源候论》都称为"癞"。《千金要方》、《外台秘要》则称"恶疾大风"。以后又有"恶癞""疠疡"等名称。现时通常叫做"大麻风"或"麻风"。是一种具有顽固性的传染病。

【评讲】　此为一疾病。

病因

本病原因，主要是风、虫、湿三种，与地区、气候、生活情况也有关系。

【评讲】　风、虫、湿认为是麻风发病原因，并且有指导临床治疗意义。

其中问题是遗传的问题，此到底为遗传，或为胎里感染？

1. 风　如《素问》风论说："风之伤人也……或为疠风。"又说："风寒客于脉而不去，名曰疠风。"说明风是形成本病的原因。

【评讲】　"风寒客于脉而不去"，这又是一个研究途径。

内科学往往不从有形实质去探讨，而喜欢去推论，至《诸病源候论》用五脏去解释，甚至有的初具五脏特征，病至深，而脏腑经络难以分开，但是这本质上还是经络病变，表现部位为在躯壳，或深者至五官，而非内脏病变。当然，经络受病，蕴酿蒸变而内传脏腑允许有之。

2. 虫　《诸病源候论》认为本病的许多症状，是虫侵蚀五脏的结果，并且指出了虫是"风毒入里"等因素而产生的。《三因方》更明确指出"也有因传染而得"的。

【评讲】　虫蚀五脏，缺疑待考。

《三因方》指出在临床上有成熟性，若因传染而来，病程不久，症状不过分突出，就虽发作稍厉害，经过治疗也有收获。

3. 湿　《诸病源候论》、《薛己医按》、《疯门全书》等，都强调地区、气候与生活环境对本病的关系。《薛己医按》有"……醉后房劳沐浴，登山涉水……淮扬岭南闽越间多患之"等。《疯门全书》有"东南地卑近水之处，此疾尤甚，天气较炎，地气卑湿"等说，都说明本病与气候湿热有关。

【评讲】 《疯门全书》对湿毒说得更清楚。

风湿热毒虫在麻风中相当准确。

至于预防方面，在隋唐时代，早已认识到它的重要性，故有"病人坊"的设立，或令患者离家独居深山等预防措施。

辨证

本病症状，约可分为前后两期：

（1）前期：面如红云油光，时深时淡，眉毛稀落，身有痹肉，顽木不仁；顽麻之处，或如钱大，或如掌大，不出汗液，针刺不痛；皮肤多疮，其状如疹如癣，或如鱼鳞如钱孔，其色或红或白；周身发痒，有如虫行；多见虎口肉珠瘦小。

【评讲】 面如红云油光……针刺不痛——此为麻风之一种，此很多。

面如红云油光——红云有，大有斑斑如锦纹状，有的无油光。

眉毛稀落——虽不脱落，但稀。

以上三症为主要症状。

身有痹肉——此与一般肌痹不同，此为聚合，固定一点，或固定一条死肌，不痒，无冷热感，针刺出血无痛感。

顽麻之处，或如钱大，或如掌大——有，不过，还有或如条索状，一条死肌，手上有，腿上也有。

不出汗液——有。　针刺不痛——有。

以上为一种，此为经脉病，并且根据条索状，怀疑其是否与经脉循行有关？

皮肤多疮——个人以为以下症状，属经脉肌肉都不会出现，而视作皮肤，临床上确诊程度不及经脉肌肉那么高。似风病而否定其为麻风，个人从白癜风去考虑。其状如鱼鳞，有；如钱孔未见过，应该有。

周身发痒，有如虫行——有时并非散慢，而为一处，或条状，有如虫行。

【又评讲】 鼻略塌，鼻头往上翘，说话声略嗡嗡，皮肤有疮癣——诊断其为麻风。

风湿热在皮肤，清湿解毒——紫背浮萍。

多见虎口肉珠瘦小——无论皮肤，无论肌肉，为早期诊断，还有鱼际肉萎薄或没有，而虎口肉珠反有的，但不高，也有灵验。

（2）后期：毛发显著稀少，身多死肉，颜面、肩臂、手足、小腿等处多发生疹疮溃烂，甚则可见唇翻齿落，眼扯脚吊，手足指节萎缩，足心穿破，鼻梁塌陷，损形变颜，偏身疡烂，臭不可闻。

本病病程较长，随时可由其他原因而发生兼证。总的来说，本病是属于实热的。若缠绵日久，必然引起正虚，《薛己医按》曾有如下的辨识："若口舌肿疼，秽水时流，作渴发热喜冷，此为上焦热毒。齿缝出血，发热而大便闭结，此为热毒内淫。秽水虽尽，口舌不愈，或发热作渴，而不饮冷，此为虚热也。"

诊断本病，还应注意流行情况、接触史等，同时可参用下列四种方法，作为帮助。

(1)火光映脸法：令病人站立于打钢铁之风炉火旁，望其脸色，红者是麻风，绿者非是；或于暗室燃火酒于炉中，验其面色，红者即是，青者则否；又于黑暗之处，用火柴数十根燃着，向病人面上一照，若现红色，即是麻风，平人则青白色。

(2)手掌验痛法：令患者两手掌用力合拍或试按手心，如麻风患者必痛不可忍，平人则否。

(3)举手验色法：令病人直立不动，一手高举，一手下垂，不论左右前后，无病者，向上之手掌其色必白，垂下之手掌其色必红，患本病者，则两掌全白。

(4)榕树验痒法：麻风病人最畏榕树，见之则一身痒甚，坐立不安，必爬剔净尽而后快。试之者，可令其站立榕树之下，或取榕树下垂之须，细剉，和"六安茶"与饮，如患麻风者，即搔痒不止，平人则不然。

治法

治疗方法，一般以祛风泄毒为主，祛风即发汗、泄毒。初期可用针刺放血法。王肯堂说："凡治麻风之法，以清营卫为主，其汗宜频发，血宜频刺，皆清营卫之捷法也。"张景岳说："若在外者，非砭刺遍身患处及两臂腿腕、两手足指缝各出血，其毒必不散。若表里俱受毒者，非外砭内泄，其毒必不能退。"

故初期，都以表里双解为主。方用苍耳膏[1]、防风通圣散[2]、万灵丹[3]等。

后期，毒邪已深，当以活血攻毒为主。方用驱风活血丸[4]、追风散[5]、换肌散[6]等。以上是一般的治疗方法，

如热毒盛的，用三黄解毒汤[7]；

出现虚象的，用何首乌酒[8]、补气泻营汤[9]等。

此外，如病势稳定的，作长期治疗，如大风子膏[10]、扫风丸[11]等。

有疙瘩溃烂的，则从外科治疗。

结语

本病在我国流行很早，所以《内经》、《诸病源候论》均有较详细的记载。明代以后更出现了不少治疗麻风的专书，如肖晓亭的《疯门全书》，沈之问的

《解围元薮》，薛立斋的《疠疡机要》等等，这对预防和治疗本病都起了一定的作用。本病在辨证施治上一般分前后二期，但在临证上必须根据患者体质强弱，予以适当的处理。

附方

(1)苍耳膏：用苍耳草（连子）五斤，在立秋前采取，弃根与须，断成二寸长，加水煮至六小时，榨取净汁，再添水满锅煮六小时，将前后两汁和匀再煮，约重九两为度。每饭后服二小匙，连服两月可见效。

(2)防风通圣散：防风　酒大黄　芒硝　荆芥　麻黄　黑栀　白芍　连翘　川芎　当归　薄荷　白术　桔梗　黄芩　石膏　甘草　滑石

(3)万灵丹：茅山苍术　麻黄　羌活　防风　荆芥　细辛　川乌　草乌　川芎　石斛　全蝎　当归　甘草　天麻　何首乌　雄黄　研末蜜丸，每粒三钱，朱砂为衣，葱白九支煎汤服，取汗；不汗，再用葱催之。

(4)驱风活血丸：皂角刺　山甲珠　酥油　蟾酥　地龙　蛇床子　青箱子　苍耳子　枫子肉　五加皮　苡仁　白芷　天麻　防风　薄荷　制草乌　净蝉衣　全蝎　白蒺藜　川芎　生地　龟板　赤芍　胡麻仁　赤苓　川牛膝　生甘草　黄连　玄参

(5)追风散：大黄　川郁金　皂角刺　每服五钱，加大风子油一钱五分　朴硝一钱，早晨空腹温酒调服，三四小时之后，再服一次，少加蜜，不可卧，腹泻数次，以稀粥补之。

(6)换肌散：乌梢蛇　白花蛇　地龙　细辛　木鳖子　白芷　天麻（连茎）赤芍　蔓荆子　当归　威灵仙　荆芥穗　甘菊花　不灰木　紫参　苦参　沙参　何首乌　石菖蒲　木贼　天门冬　川芎　白蒺藜　甘草　胡麻仁　苍术（米泔水浸）草乌　研末，每服五钱，温酒下（紫参，不灰木，如无亦可）。

(7)三黄解毒汤：黄连　黄柏　黄芩　赤芍　苦参　玄参　枳壳　槟榔　川芎　大黄　银花　蒺藜　白鲜皮　独活　甘草

(8)何首乌酒：何首乌　当归身　当归尾　穿山甲　生地　熟地　蛤蟆　侧柏叶　松针　五加皮　川乌　草乌　煮黄酒服，取汗避风。

(9)补气泻营汤：连翘　升麻　桔梗　黄芩　生地　黄连　地龙　当归　黄芪　苏木　全蝎　人参　白豆蔻　甘草　水二碗，酒一碗，煎一碗，去渣，用梧桐泪一分，水蛭、虻虫各三个（炒），麝香五厘，桃仁三个研泥，共为细末，入药汤内，煎至七分，饭后服。

(10)大风子膏：大风子一味，去壳，研烂，入瓷器密封，入滚汤内煎至色黑如膏。

(11)扫风丸：大风子　苡仁　荆芥　苦参　白蒺藜　小胡麻　苍耳子　防

风 白花蛇 苍术 白附子 桂枝 当归 秦艽 白芷 草乌 威灵仙 川芎 钩藤 木瓜 菟丝子 肉桂 天麻 川牛膝 何首乌 千年健 青礞石（制） 川乌 知母 栀子 研细，水注为丸。成人初用二钱，每日二次；三天后，无恶心呕吐反应，每次可加五分；第八天后，每天三次。饭前陈茶服，忌食鱼类、鸡、猪、鹅、牛、羊、毛笋、芥菜、油菜、海味、芋头、辣椒、生姜等。